新编骨科疾病手术学

主编 欧春培 等

河南大学出版社
HENAN UNIVERSITY PRESS
·郑州·

图书在版编目（ＣＩＰ）数据

新编骨科疾病手术学 / 欧春培等主编 . —— 郑州 : 河南大学出版社 , 2021.5
ISBN 978-7-5649-4700-2

Ⅰ . ①新… Ⅱ . ①欧… Ⅲ . ①骨疾病 – 外科手术 Ⅳ . ① R687.3

中国版本图书馆 CIP 数据核字 (2021) 第 091334 号

责任编辑：张雪彩
责任校对：聂会佳
封面设计：陈盛杰

出版发行：河南大学出版社
    地址：郑州市郑东新区商务外环中华大厦 2401 号
    邮编：450046
    电话：0371-86059750（高等教育与职业教育出版分社）
       0371-86059701（营销部）
    网址：hupress.henu.edu.cn
印 刷：广东虎彩云印刷有限公司
版 次：2021 年 5 月第 1 版
印 次：2021 年 5 月第 1 次印刷
开 本：880mm×1230mm 1/16
印 张：12.25
字 数：397 千字
定 价：75.00 元

（本书如有质量问题，请与河南大学出版社营销部联系调换）

编　委　会

前　言

　　骨科手术学是研究人体四肢骨与关节、脊柱及软组织伤病手术治疗的一门学科。随着交通工具的逐渐发展、工业化程度的日益提高、人们生活节奏的不断加快，骨科患者大量增加，骨科的学科地位逐渐上升，骨科手术学也成为近几年来发展迅速的医学学科。为了紧跟骨科日益发展的步伐，方便骨科相关工作者的应用，我们吸收国内外骨科的新理论、新技术与新方法，结合编者们多年的临床实践经验，编写了此书。

　　本书首先简要讲述了骨科基础理论、骨科常用诊断技术、骨科常用治疗方法、骨关节外科常用技术等基础理论；然后详细地介绍了上肢损伤、下肢损伤、足踝部损伤、脊柱脊髓损伤、周围神经及外周血管损伤、骨与关节感染性疾病、骨关节缺血性疾病和小儿先天性骨科疾病。本书选题新颖、资料翔实、内容丰富、通俗易懂，突出地介绍了创伤骨科疾病的诊断思路及治疗方法。本书适用于骨科医师、实习医生案头参考，亦可对医学院校学生有所帮助。

　　本书涉及的知识面广，处理的病情复杂多变，应用的技术和手段也是发展迅速，尽管编者们倾尽全力编写此书，但在医学知识日新月异的今天，编写过程中仍然会存在一些不足之处，恳请广大读者见谅，并给予批评指正，以更好地总结经验。

编　者

2021 年 5 月

目　录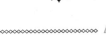

第一章　骨科基础理论

第一节　骨的发生学

在解剖学上，人的骨分为颅骨、中轴骨和附肢骨，共206块，它们通过关节连成一个整体，构成机体重要的支撑和保护体系。此外，机体内的软骨，如分布于外耳、呼吸系统、胸廓的软骨，也具有支持作用；构成关节的软骨则具有连接、支持和保护的功能。每一块骨或软骨都是具有一定形态和功能的器官，它们分别以骨组织或软骨组织为主体，外包骨膜或软骨膜及其分布其中的神经、血管和淋巴管。

在胚胎学上，骨骼起源于外胚层及中胚层。其中，外胚层来源的骨骼只限于头部，由一群来源于脑神经嵴的间充质细胞迁入面部和下颌。身体其他部位的骨骼则起源于中胚层，包括体节的生骨节和其他间充质来源。间充质细胞是多功能性的，可向不同的方向分化，在一定区域微环境下可以分化为成纤维细胞、成软骨细胞或成骨细胞。骨骼的发生在胚胎第4～5周时就已开始，但要到出生后20～25岁才最后完成，并且在此后还要不断更新和改建。

一、软骨的发生

（一）软骨的组织发生

软骨来源于胚胎中胚层间充质的分化。人软骨的发生约从胚胎第5周开始，在将要形成软骨的区域，有突起的间充质细胞缩回其突起，细胞变圆，并增殖聚集成团，称为软骨形成中心。此时细胞分化为大而圆的成软骨细胞，可合成和分泌软骨基质及纤维。当基质的量继续增加时，细胞之间的距离越来越大，细胞被包埋在基质的陷窝内，并进一步分化为成熟的软骨细胞。软骨细胞能产生蛋白多糖，其中含有嗜碱性较强的硫酸软骨素，使细胞周围浓度高于其他部位，称为软骨细胞囊。囊内的软骨细胞可进一步分裂增多而构成同源软骨细胞群。基质内的纤维逐渐增多，根据纤维种类不同，可将软骨分为透明软骨、弹性软骨和纤维软骨。

包围在软骨组织周围的间充质，则分化为软骨膜。软骨膜内层细胞为骨原细胞，具有终身分化为软骨细胞的能力，但在成年以后，往往处于潜能状态。

（二）软骨的生长

软骨的生长通常有两种并存的方式。

1. 软骨内生长

软骨内生长，又称间质内生长，是幼稚时期软骨生长的主要方式。此种方式表现为软骨细胞不断分裂增殖产生新的软骨细胞，新的软骨细胞产生新的基质，致使软骨从内部膨胀式扩展。细胞分裂所产生的子细胞通过分泌基质而相互分开，从而占据相互分开的软骨陷窝，子细胞进一步分裂所形成的成对的或4个乃至更多的软骨细胞相互靠近构成同源细胞群。由软骨内软骨细胞不断地长大，细胞增殖而产生新的软骨细胞，由新的软骨细胞产生新的基质和纤维，使软骨从内部不断向周围扩展。

2. 软骨膜下生长

软骨膜下生长，又称附加生长，即在整个胚胎时期，由软骨膜内的骨原细胞经过细胞分裂和分化而成为软骨细胞，由此产生新的基质和纤维。新生的软骨组织附加在原有软骨的表面，使软骨从表面逐渐增生。软骨膜这种形成软骨的能力可延续至出生后，并终身保持这种能力，但在成年期一般处于相对静止状态。

（三）软骨的再生

软骨具有一定的再生能力。软骨受伤后，如果软骨细胞保存完好，软骨基质可以迅速再生。例如，将粗制的木瓜蛋白酶注射入年幼家兔的外耳，可见耳塌陷，此时软骨基质的嗜碱性消失。电镜观察可见弹性纤维消失，但在48 h后，基质再生，耳也恢复到原有的形态。不过，软骨的再生能力比骨组织弱。软骨损伤或被切除一部分后，一般未见有直接的软骨再生，而是在损伤处首先出现组织的坏死和萎缩，随后由软骨膜或邻近筋膜所产生的结缔组织填充。这种肉芽组织中的成纤维细胞可转变为成软骨细胞，后者进一步分化为软骨细胞，从而产生新的基质，形成新的软骨。因此，成年哺乳动物软骨损伤后的修复主要表现为结缔组织化生，这种化生可在机械力作用的条件下产生，特别是在压力与摩擦相结合的部位。一般认为关节软骨的存在与关节运动时所承受的经常性机械作用有关；当这些机械影响消除时，例如脱臼，关节软骨便处于"解除分化"状态，即重新转变为结缔组织。

二、骨的发生

人体骨发生的基本方式可归纳为两类：大多数骨的发生都是先出现间充质细胞密集，形成透明软骨性雏形，继而经过软骨内成骨的方式骨化成骨；另有部分骨骼则通过膜内成骨方式直接发生于间充质。不论哪一种方式，在它们的发生和生长过程中都包括骨组织的形成和骨组织的吸收两种基本过程。

（一）骨的组织发生

1. 骨的组织发生基本过程

骨的组织发生基本过程包括骨组织形成和骨组织吸收两方面，两者在骨发生过程中总是同时存在，相辅相成，保持动态平衡，使骨的生长发育与个体的生长发育相适应。成骨细胞与破骨细胞通过相互调控机制，共同完成骨组织的形成和吸收，骨形成和骨吸收之间存在耦联。两者在骨组织发生过程中总是同时存在，且不限于胚胎期，在成人骨组织仍继续进行，一方面在形成新骨组织，另一方面旧骨组织在不断被吸收和改建，以适应身体发育的需要。

（1）骨组织的形成：骨组织的形成经过两个阶段，首先是形成类骨质，然后是类骨质经过矿化为骨组织。由成骨细胞合成和分泌前胶原蛋白分子，并在细胞外转变为Ⅰ型胶原蛋白分子，它们平行聚合而成胶原原纤维。胶原原纤维借黏合质连接组成胶原纤维，成骨细胞还分泌无定形基质，胶原纤维与无定形基质构成类骨质，当成骨细胞完全埋入类骨质就成为骨细胞。类骨质的矿化是无机盐有序地沉积于类骨质的过程。类骨质矿化包括细胞内和细胞外的复杂生物化学过程，其中最关键的是由无定形的磷酸钙形成羟基磷灰石结晶。一般认为，Ⅰ型胶原蛋白与骨钙蛋白等非胶原蛋白紧密结合，构成网格支架，为矿化提供结构场所，也就是说，如果没有骨有机质的形成，也就无从谈其矿化。Ca^{2+}和P^{3+}是矿化的基本物质，其矿化形式是以羟基磷灰石结晶沉积于类骨质。Ca^{2+}由成骨细胞、软骨细胞或血液提供。P^{3+}主要来源于代谢产物焦磷酸的裂解，然后再与磷脂或磷脂蛋白相结合，构成血液循环中的P^{3+}。

成骨细胞和软骨细胞通过膜芽生方式产生基质小泡，并以类似顶浆分泌方式向类骨质中释放。基质小泡近似圆形，大小不一，直径25～200 nm，有膜包被，膜内层有钙结合蛋白和碱性磷酸酶。钙结合蛋白把钙运送至基质小泡内膜的起始钙化点，这与碱性磷酸酶把无机磷酸盐运送到同一部位一样，钙结合蛋白在基质小泡膜内钙结合蛋白的位置与结晶最早沉积在小泡膜内层的部位是一致的。基质小泡为结晶形成提供一个稳定的小环境。然后，基质小泡破裂，将晶体释放到有机基质中，成为最初的羟基磷灰石结晶的晶核，并使矿化范围逐渐扩大，导致类骨质迅速矿化。基质小泡可能与类骨质矿化的启动、维持和停止有关。但是基质小泡如何从细胞转移到有机基质，晶体是怎样转至胶原蛋白结合位点目前尚不清楚。某些非胶原蛋白对羟基磷灰石有高度亲和力，既能促进又能抑制结晶的形成和生长。例如，酸性磷蛋白包括骨桥蛋白、骨唾液酸蛋白和骨酸性蛋白 –75，通常仅分布于矿化组织，这些大分子是阴离子，能与钙和羟基磷灰石结合，参与结晶体形成。骨粘连蛋白能与羟基磷灰石结合，它与钙结合后本身构型发生变化，影响骨粘连蛋白与无机盐的相互关系。骨钙蛋白在二价阳离子（如 Ca^{2+}）的存在下对羟基磷灰石有极高的亲和力，它的作用很可能是调节无机盐形成。

类骨质经矿化便成为骨组织，在形成的骨组织表面又有新的成骨细胞继续形成类骨质，然后矿化，如此不断地进行。新骨组织形成的同时，原有骨组织的某些部分又被吸收。

（2）骨组织的吸收：骨组织被侵蚀或溶解，称为骨组织的吸收，它涉及骨矿物质溶解和有机物的降解。在骨发生和生长过程中，不仅有骨组织的形成，同时也有骨组织的吸收。骨在不断增大时，尚需变形以适应胚胎时期其他器官的发育，因此已形成的骨组织需要通过再吸收以适应新环境的要求。参与骨组织吸收过程的细胞是破骨细胞，它由多个单核细胞融合而成，其核不再分裂，但可以有新的细胞加入，故与巨噬细胞同源，属于单核 – 吞噬细胞系统。破骨细胞溶骨过程包括 3 个阶段：首先是破骨细胞识别并黏附于骨基质表面；然后细胞产生极性，形成吸收装置并分泌有机酸和溶酶体酶；最后使骨矿物质溶解和有机物降解。破骨细胞与骨基质黏附，是破骨细胞募集和骨吸收的关键步骤。功能活跃的破骨细胞，胞质亮区内肌动蛋白微丝的作用使细胞移向骨基质表面，并以皱褶缘和亮区紧贴骨基质表面，两者共同构成破骨细胞的吸收装置。目前认为，骨吸收装置的形成有赖于破骨细胞表面整合素与特异的骨基质蛋白成分之间相互作用。整合素为连接细胞外环境与细胞内骨架之间的重要结构，是细胞膜表面黏附分子，亦是细胞膜表面糖蛋白受体。整合素主要通过识别配体的"精氨酸 – 甘氨酸 – 天冬氨酸"三肽序列（简称 RGD）介导黏附的骨基质中的骨桥蛋白，骨唾液酸蛋白和纤维连接蛋白均含 RGD 序列。破骨细胞膜上已鉴定出来的整合素主要有 $\alpha_v\beta_3$、$\alpha_2\beta_1$ 和 $\alpha_v\beta_1$ 三种，其中以整合素 $\alpha_v\beta_3$ 的表达水平最强，它是调节破骨细胞功能最重要的整合素，能介导破骨细胞与骨桥蛋白和骨唾液酸蛋白黏附，而膜内部分又可与 F– 肌动蛋白结合，将细胞骨架与细胞外基质联系起来。此外，整合素参与破骨细胞的形成和募集过程。

破骨细胞通过皱褶缘排出大量的有机酸，如碳酸、柠檬酸和乳酸，造成局部酸性环境（pH 为 4.5 ~ 5.5），使骨基质中的不溶性矿物质转变成可溶的酸性盐而被溶解。近年研究发现，破骨细胞存在泌 H^+ 体系，由液泡 H^+-ATP 酶（V-H^+ATPase）、碳酸酐酶 Ⅱ（CA- Ⅱ）和 Cl^--HCO_3^- 离子交换泵共同组成。破骨细胞存在碳酸酐酶 Ⅱ 异构体，它可催化 CO_2 和 H_2O，产生 H^+ 和 HCO_3^-。该酶的表达随破骨细胞功能状态的不同而变化，如在骨吸收状态下，破骨细胞 CA- Ⅱ 呈高表达，若抑制该酶活性可降低破骨细胞性溶骨作用。细胞排泌 H^+ 后，胞膜上的 Cl^--HCO_3^- 离子交换将 HCO_3^- 泵出细胞外，维持细胞内环境稳定，V-H^+-ATP 酶主要分布在破骨细胞皱褶缘区细胞膜上，细胞内外离子主动转运主要由 V-H^+-ATP 酶完成，并参与 H^+ 的排泌。使用特异性抑制剂巴佛洛霉素 A_1 和伴刀球霉素 B 可显著抑制破骨细胞骨吸收，表明 V-H^+-ATP 酶在骨吸收中起重要作用。

骨有机质中的 Ⅰ 型胶原，主要由破骨细胞分泌半胱氨酸蛋白酶（CP）和基质金属蛋白酶（MMP）降解。CP 分布于溶酶体，CP 类中起作用的是组织蛋白酶，它在酸性条件下可作用于 Ⅰ 型胶原蛋白分子交联处的调聚肽段，使胶原蛋白解聚、变性、降解；同时还参与有机质其他蛋白的降解。目前发现有多种组织蛋白酶能降解骨有机质，如组织蛋白酶 L、B 直接参与有机质降解；组织蛋白酶 D 可能通过激活胶原酶间接参与骨吸收；组织蛋白酶 K 在酸性环境下可降解 Ⅰ 型胶原。间质胶原酶（MMP）是参与降解有机质的另一类重要蛋白酶，包括胶原酶、明胶酶和基质分解素 3 类。胶原酶中的 MMP-1 直接参与 Ⅰ 型胶原降解。基质分解素中的基质分解素 -1（stromelysin-1，Sl-1，MMP3）参与 MMP-1 和明胶酶（GL）的激活，从而加强骨吸收。破骨细胞中呈特异性高表达分子量为 92 000 的明胶酶（GL-B，MMP-9），可降解 Ⅰ、Ⅲ、Ⅳ、Ⅴ 型胶原和明胶，且在酸性条件下仍可保持较高活性。因此，MMP-9 与 MMP-1 和 CP 共同参与 Ⅰ 型胶原及其片段（Ⅰ 型明胶）的降解吸收，亦可能降解Ⅳ型和Ⅴ型胶原，有利于破骨细胞在骨组织中聚集。

破骨细胞皱褶缘还能以胞吞作用摄取细胞外溶解的矿物质和降解的有机物，内吞小泡与初级溶酶体融合，成为次级溶酶体进行细胞内消化。研究发现，破骨细胞可通过细胞内转运，将降解的骨基质蛋白和无机盐运送到游离侧细胞膜顶端区并释放出，其机制可能是通过可溶性 N-乙基马来酰胺敏感因子吸附蛋白受体（SNARE）实现的。这种胞内转运过程是细胞清除降解产物和骨吸收作用的重要调节机制。清除产物有利于维持骨吸收微环境的稳定，促进骨基质进一步降解，而且通过转运释放出骨基质的活性蛋白如 β-转化生长因子（包括骨形态发生蛋白），调节成骨细胞活性和骨改建。

体外实验证明，在骨吸收中成骨细胞也具有重要作用。骨基质表面有一薄层未矿化的类骨质，被成骨细胞分泌的酶降解后，破骨细胞才能黏附在矿化基质上。成骨细胞可分泌破骨细胞刺激因子，使附近的静止破骨细胞活跃；成骨细胞还分泌前胶原酶和纤溶酶原激活剂，后者使血清胞质素原成为纤溶酶；同时前胶原酶转变为胶原酶。这两种酶使类骨质降解，因此，破骨细胞的活动似乎直接依赖于成骨细胞释放的破骨细胞刺激因子和分泌这些酶。

骨的形成和吸收之间存在耦联，例如成骨细胞产生的 IGF-Ⅰ，一方面以自分泌方式作用于成骨细胞前体细胞，分化为成骨细胞，并刺激成骨细胞分泌胶原蛋白分子，合成胶原纤维，促进骨形成；成骨细胞也合成 IGF-Ⅱ，其作用与 IGF-Ⅰ相似，但较 IGF-Ⅰ弱。另一方面 IGF-Ⅰ还可刺激破骨细胞的分化、形成和功能活性。

在胚胎时期，甲状腺发生和分化的时间比较早，并出现一定的生理功能，即分泌甲状腺素和降钙素。前者可使骨化按正常时间出现而不延迟，后者能激活成骨细胞，促进其线粒体摄取钙和降低细胞外基质中游离钙，有利于骨基质的进一步矿化。

2. 骨的组织发生基本方式

由于骨的类型不同，骨的组织发生的方式有两种：从胚胎性结缔组织直接骨化形成骨组织，而不经过软骨阶段，称为膜内成骨；先由间充质形成软骨雏形，在此基础上再骨化形成骨组织，称为软骨内成骨。

（1）膜内成骨：只发生在扁骨，如顶骨、额骨、枕骨、颞骨等，以及上、下颌骨和锁骨的一部分。

在将要形成骨的区域，间充质聚集成富含血管的原始结缔组织膜，间充质细胞以细长突起相互接触。膜内某些部位的未分化间充质细胞，即骨原细胞分化为成骨细胞，彼此通过短突起互相连接。成骨细胞产生胶原纤维和基质，并包埋于基质中，即类骨质形成。嗜酸性的类骨质呈细条索状，分支吻合成网。不久类骨质矿化，形成原始骨组织，称骨小梁。最先形成骨组织的部位，称骨化中心。颅顶骨通常有 2 个骨化中心，出现在胚胎第 8 周。骨小梁形成后，来自骨原细胞的成骨细胞排列在骨小梁表面，产生新的类骨质，使骨小梁增长、加粗。一旦成骨细胞耗竭时，立即由血管周围结缔组织中的骨原细胞增殖、分化为成骨细胞。膜内成骨是从 2 个骨化中心各向四周呈放射状地生长，最后融合起来，取代原来的原始结缔组织，成为由骨小梁构成的海绵状原始松质骨。与此同时，骨小梁内的胶原纤维由不规则排列逐渐转变为有规律地排列。由于破骨细胞的溶骨活动，将初建的骨松质吸收，改建形成具有骨板的骨密质和骨松质，即在骨的内外表面构成骨密质，其间为骨松质。在松质骨将保留的区域，骨小梁停止增厚，位于其间的具有血管的结缔组织，则逐渐转变为造血组织，骨周围的结缔组织则保留成为骨外膜。从骨膜内面分化来的成骨细胞又不断形成骨板，使骨不断加厚。在扁骨，其外表面往往以骨形成为主，内表面则以骨吸收为主，以适应脏器的发育。

（2）软骨内成骨：是指在将要发生骨的部位，先由局部间充质细胞分裂增殖，并形成透明软骨，之后透明软骨逐渐退化。伴随血管的侵入，骨原细胞和成骨细胞自软骨膜进入软骨组织，在退化的软骨组织中成骨，并逐渐代替软骨组织的方式，为软骨内成骨。人体的部分颅底骨、脊椎骨、四肢骨和盆骨等，以软骨内成骨的方式发生。

其发生过程是，先由间充质形成透明软骨，其外形与将要形成的骨的外形近似，称软骨雏形。然后，在软骨雏形中段的软骨膜出现血管增生，血供丰富，软骨膜内层的骨原细胞分裂增殖并分化为成骨细胞，进行造骨，在软骨膜下形成领围样的环行骨组织，称骨领。此时，骨领外侧的软骨膜即改称骨膜。

在骨领形成后，由于软骨雏形中段的软骨组织一时缺乏营养而发生退化，软骨细胞肥大变性，细胞质呈空泡样，软骨基质钙化，继而软骨细胞退化死亡，残留互相通连的软骨陷窝。因此处为软骨内部最先成骨的部位，故称初级骨化中心。

初级骨化中心出现之初，外周的骨膜组织包括血管及骨原细胞和破骨细胞等，穿越骨领进入退化的软骨区。破骨细胞溶解钙化的软骨基质，形成一些较大的不规则腔隙，内含血管、骨膜组织和早期形成的骨髓，这些腔隙即称为初级骨髓腔。不久，腔隙内骨膜组织中的骨原细胞增殖分化为成骨细胞，细胞分布在残存的钙化软骨基质的表面进行造骨，形成许多初级骨小梁。在骨领和初级骨小梁形成的同时，破骨细胞也不断地溶骨。因此，骨领外表面的成骨细胞不断成骨，内表面的破骨细胞又不断溶骨，使长骨骨干部分不断增粗及骨髓腔横向扩大；与此同时，初级骨化中心从骨干中段向两端延伸，新形成的初级骨小梁又不断地被破骨细胞溶解吸收，使长骨不断增长及初级骨髓腔纵向扩大。初级骨髓腔逐渐融合扩大，形成较大的骨髓腔。

在初级骨化中心形成之后，在软骨两端，即骨骺，也相继出现新的成骨中心，称为次级骨化中心。次级骨化中心的发生时间因骨而异，大多在出生后数月或数年，少数在出生前。每个长骨有2个或2个以上的次级骨化中心，如胫骨、腓骨、桡骨和尺骨各有2个，股骨有4个，肱骨有8个。同一长骨各骨化中心出现的时间和骨化完成的时间均不相同，并且存在性别差异。次级骨化中心成骨的过程与初级骨化中心相似，但它们的骨化不是沿着长轴，而是呈放射状向四周扩展。待骨化完成后，表面残存的薄层软骨即为关节软骨。关节软骨终身存在，不参与骨的形成。而在骨骺与骨干之间也保存一片盘形软骨，称为骺板。

（二）骨的生长和改建

在人体发生和发育过程中，骨不断生长和改建。骨的生长既有新的骨组织形成，又伴随着原有骨组织的部分被吸收，两者之间保持一种动态平衡。同时在生长过程中还进行一系列的改建活动，骨内部结构不断地变化，使骨与整个机体的发育与生理功能相适应。

1. 长骨的生长和改建

（1）长骨的生长：主要通过骺板的成骨作用进行，该处的软骨细胞分裂增殖，并从骨骺侧向骨干侧不断进行软骨内成骨过程，使骨的长度增加，故骺板又称生长板。从骨骺端的软骨开始，到骨干的骨髓腔，骺板依次分为5个区。①软骨储备区：此区又叫静止区或小软骨细胞区，位于骨骺的骨干侧，并与之相邻接。软骨细胞小，呈圆形，细胞数量少，散在分布。软骨基质呈弱嗜碱性，含有类脂和蛋白多糖，水分较多，胶原纤维交织排列。软骨储备区基本上不存在间质性生长，新生软骨源于周围软骨膜的附加性生长。②软骨增生区：位于储备区深面。软骨细胞迅速分裂并呈扁平形，细胞的长轴垂直于骨的长轴，形成多行并列的纵行软骨细胞柱。细胞在增殖的同时也产生一定量的基质。③软骨成熟区：位于增生区深面，又称软骨肥大区。软骨细胞呈圆形，体积明显增大，细胞仍呈柱状排列，但细胞不再分裂。细胞柱之间的软骨基质甚薄，纵切面上呈窄条状。由于软骨成熟区的软骨细胞增大，基质减少，成为骺板中最薄弱的部位。④软骨钙化区：此区紧接成熟区，软骨基质纵隔有钙盐沉积，呈强嗜碱性，软骨细胞死亡，细胞膜和核膜全部破裂，细胞膜和线粒体上的钙完全消失。退化死亡的软骨细胞留下较大的软骨陷窝。⑤成骨区：成骨细胞在残存的钙化软骨基质表面建造初级骨小梁，骨小梁表面附有成骨细胞和破骨细胞，表明此时骨组织的生成和骨组织的溶解吸收是同时进行的。初级骨小梁之间为初级骨髓腔。

上述骺板各区的变化是连续进行的。在正常情况下，骺板增生区内软骨细胞的增殖速度，与钙化区内软骨细胞变性和消除的速度相平衡。因此，骺板几乎保持稳定的厚度。骨干长度的增加，就是由于骺板增生区软骨细胞不断分裂增殖，并且当它们退化时又被骨组织所取代的结果。到17~20岁时，增生区内软骨细胞的增生减慢，最后停止，骺板软骨逐渐被骨组织取代，最终骺软骨完全消失，使骨骺的松质骨与干骺端的骨小梁连续，骨骺的骨髓腔与骨干的骨髓腔相通。骺板的消失过程称为骺闭合。骺板消失后，在长骨的干骺之间留下线性痕迹，称为骺线，此后，骨不能再进行纵向生长。一个长骨的两个骨骺的闭合时间可能并不相同，如胫骨的生长主要在近端骨骺，而股骨长度的增加主要发生在远端骨骺，这些知识对放射学和矫形外科学具有临床意义。

（2）长骨的增粗：长骨骨干横径的增大是由于骨外膜不断形成骨领所致。骨外膜内层骨原细胞分化为成骨细胞，以膜内成骨的方式，使骨领不断加厚，骨干变粗；与此同时，在骨干的内表面，破骨细胞吸收骨小梁，使骨髓腔扩大。骨领表面的新骨形成与骨干内部的骨吸收速度是协调进行的，故骨干增长迅速，而骨干壁厚度的增大则比较缓慢。长骨骺的增大则与骨干不同，早在软骨雏形阶段，其两端依靠软骨间质性生长，使其迅速伸长变粗，骨干的两端已变得较大。大约至30岁长骨不再增粗。

（3）长骨内部的改建：长骨生长过程中的重要变化之一是在骨干部形成骨密质，即骨单位的发生。胎儿长骨骨干部最初均为骨松质，以后通过骨小梁的增多和增厚，小梁间的腔隙变小，逐渐形成初级骨密质。随着骨的生长和改建，骨干部的骨外膜下逐渐形成多层至数十层的外环骨板，骨内膜下形成较薄的内环骨板，此时尚无骨单位。骨单位的形成开始于胎儿出生后1岁左右，它的形成是以破骨细胞和成骨细胞的功能保持平衡为基础的。即先由破骨细胞溶解吸收骨质，形成一些纵列的沟或隧道，来自骨膜的血管及骨原细胞进入其中，骨原细胞分化而成的成骨细胞排列在隧道或沟的内表面进行造骨，由外向内逐层形成同心圆排列的骨单位骨板（哈弗斯骨板），中央的纵行管道逐渐变窄，最终形成中央管，形成第1代骨单位。

在个体生长发育中，受支持、负荷和运动等因素的影响，骨单位不断地新生和改建，即原有的骨单位被溶解吸收，逐渐由新生的骨单位所取代。依此方式一代一代的骨单位逐次更新交替，前一代骨单位被溶解吸收的残余部分即为间骨板。在骨单位更新和改建过程中，内、外环骨板也同时进行改建，使长骨在增长增粗过程中，外形也不断变化和重塑。骨密质的更新和改建持续终身，但成年后其过程较为缓慢。

2. 扁骨的生长和改建

以颅顶骨为例，胎儿出生后，颅顶骨生长主要是通过骨外膜在骨外表面形成骨组织，同时在骨内面进行骨吸收。从顶骨的中心到外周，骨形成和骨吸收的速率不同，致使颅顶逐渐扩大，顶的曲度变小，顶骨变得扁平。此外，骨缝处的原始结缔组织形成骨组织，也是颅顶骨扩大的原因。因为骨组织可塑性很大，以适应脑的发育，形成大小适宜的颅顶骨。从出生至8岁，颅顶骨由单层初级密质骨改建成内外两层次级密质骨，即形成内板和外板及其间的松质骨板障。直至成年颅顶骨才发育完善，之后停止生长，但内部改建仍缓慢进行。

3. 影响骨生长的因素

影响骨生长的因素很多，如遗传基因表达，营养和运动，以及药物、激素，诸多因子和压力作用等。遗传因素和/或环境因素所致的软骨和骨的先天畸形，如软骨发育不全、短肢畸形、先天性成骨不全和先天性髋关节脱位等。激素对骨发育的影响甚大，骨的生长和代谢受多种激素调节，其中较显著的是垂体的生长激素、甲状腺激素、降钙素、甲状旁腺激素以及性激素等。生长激素和甲状腺激素可促进骺板软骨细胞增殖，使骨不断增长。若这两种激素分泌不足，身体生长缓慢甚至停顿，成为侏儒症；若生长激素分泌过多，可致身体超长生长，成为巨人症。甲状旁腺激素和降钙素参与调节机体的钙、磷代谢，它们对骨生长的影响已如前述。性激素对骨的生长和代谢也有重要作用。性腺发育不良可致生长障碍；妇女绝经后，雌激素分泌低下，骨盐分解吸收过多，可导致骨质疏松症。

维生素A、维生素D、维生素C对骨的生长和代谢有重要影响。维生素A对成骨细胞和破骨细胞的活动起协调平衡作用，以保证骨的正常发育和改建；维生素A严重缺乏，可使骨生长和改建失调，导致骨骼畸形。维生素D可促进小肠吸收钙和磷，当此种维生素摄入不足时，尤其在小儿和孕妇易发生钙盐沉积不良，而导致骨质软化，出现脊柱骨、盆骨、四肢骨的变形。维生素C在胶原纤维的生成中起重要作用，若维生素C严重缺乏，可导致骨基质生成障碍，骨生长停滞，骨折后也不易愈合。

（三）中轴骨的发生

中轴骨包括脊椎、肋骨和胸骨，前两者均来自体节的生骨节，后者则为局部间充质所形成。

1. 脊椎的发生

脊柱主要由椎骨组成，所有椎骨均由体节腹内侧的生骨节分化而来。在胚胎第4周，生骨节细胞向中轴3个方向迁移。向内侧迁移，包绕脊索，先形成软骨，最后骨化成椎体，被椎体所包围的脊索退化消失。向背侧迁移的生骨节细胞，包绕神经管，形成椎骨的左右椎弓，以后还发生了棘突和横突。向腹外侧迁移的细胞形成肋突，并发育成肋骨。脊柱仍保留着节段性起源的痕迹。生骨节细胞迁移形成的各细胞团块之间有疏松的间充质，其内有节间动脉。每个生骨节细胞团的尾端部分致密，头端部分则较疏松，上一生骨节尾端致密部分和下一生骨节头端疏松部分连接，构成前软骨椎体，含有节间动脉的节间组织也并入了前软骨椎体内。在 2 个前软骨椎体之间有来自下一个细胞团头端疏松组织发育而成的椎间盘，其中的一段脊索膨大构成髓核，并有环形纤维环绕。

在出生时，每个椎骨都由 3 个骨性部分构成，三者之间靠软骨相连。青春期开始后不久，每个椎骨内出现 3 个次级骨化中心：棘突顶端 1 个，左右横突尖端各 1 个。椎体上下两表面各有 1 个环状骺。25 岁左右，所有次级骨化中心相互并合，完成骨化。从整个脊柱的发生来看，椎骨的骨化时间有一定顺序。一般来说，椎体的初级骨化中心首先产生于下段胸椎，然后向上向下延伸。第 2 颈椎约在胚胎第 4 个月出现，次级骨化中心先出现于颈椎（除寰椎外），然后由上向下依次产生。腰椎约于胚胎第 3 个月出现。骶椎与尾骨的联合在青春期至 25 岁之间发生。

2. 肋骨的发生

肋骨是由椎骨原基形成的肋突发生而成，故来源于生骨节间充质细胞。在正常情况下，只有胸区形成长肋。由肋突形成的肋骨原基在胚胎第 7 周成为软骨性肋，再经骨化形成肋骨。一般于胚胎第 9 周开始出现骨化中心，共有 3 个，分别位于肋骨干、肋骨结节和肋骨头。所有肋骨的远端终身为肋软骨。肋骨在发生之初，即与椎骨相连，当椎骨与肋骨形成之后，两者之间的直接连接变成为滑液性关节连接。肋骨的腹侧端与胸骨连接。颈、腰、骶、尾部的肋骨，在开始发生后不久即萎缩退化。在颈部、肋骨的一部分与椎骨横突合并，一部分合并于椎骨体，两者之间遗留一孔，称为横突孔。腰部的肋骨完全合并于腰椎横突，以后已无痕迹。骶部的肋骨完全与骶椎两旁的扁平骨融合为一体。尾骨除第 1 尾椎有发育肋骨的痕迹外，其余完全消失。

3. 胸骨的发生

胸骨是由原位的间充质细胞密集、分化而成。开始发生于胚胎第 6 周，先形成左、右两条纵行的间充质细胞带，称为胸骨原基。以后从上而下彼此间在中线靠近融合。到胚胎第 9 周，两条胸骨原基完全愈合并软骨化，在此期间已有上位的约 6 对肋软骨附于其上。软骨化后，其头端出现一个细胞群，称为前胸骨柄，以后形成胸骨柄，并与两侧锁骨形成关节连接。其尾部演化为 7～8 个小段，称为胸骨段，形成胸骨体和胸骨剑突。胸骨体与肋骨形成关节连接。每一胸骨段各出现一个骨化中心，约始于胚胎第 5 个月，但全部出现骨化中心要到儿童时期，完成骨化过程则需到青春期。胸骨剑突在儿童时期才出现骨化中心。

（四）颅骨的发生

颅骨是由多块骨组合而成，在种系发生上来源于脑颅（神经颅）和咽颅（内脏颅），两者最初均属软骨。先由围绕脑的间充质形成雏形，脑颅的底部仍为软骨内成骨，尤在耳囊（听泡）和鼻囊周围所形成的软骨囊最为典型，而面部骨和颅盖骨则属膜内成骨。一般来说，位于颅底及直接由鳃弓演变来的骨骼均为软骨内成骨，而颅顶及面部侧上方的骨骼则为膜内成骨。

1. 脑颅（神经颅）的发生

脑颅具保护脑的功能，可分为软骨性脑颅和膜性脑颅。

（1）软骨性脑颅：包括颅底诸骨，先形成软骨，后经软骨内成骨而形成骨性颅底。在颅底发生中，脊索起着重要的作用。约在胚胎第 7 周，脊索两旁间充质形成左右一对软骨条，名为索旁软骨，又叫基底板，它与来自枕部生骨节的软骨并合，形成枕骨的基部。以后这一软骨向背侧伸展形成枕骨顶盖，包绕脊髓的上端，形成枕骨大孔。与此同时，在脊索头侧亦出现左右 2 条软骨条，称为颅梁软骨，其前端与鼻软骨囊相互并合形成筛板。位于颅梁软骨后端、索旁软骨之前方的垂体区出现垂体软骨，它一方面与前方颅梁软骨融合，同时也与后方的索旁软骨前端融合，构成顶索软骨，垂体软骨左右并合成蝶骨体。筛板与顶索软骨之间原有一个较大的间隙，以后封闭消失，其前端部分形成筛骨，后端部分形成蝶鞍，与前方的眶翼软骨、颞翼软骨融合，分别构成蝶骨小翼和蝶骨大翼。在耳囊周围的软骨形成颞骨的岩部及乳突部，它们在以后又与颞翼软骨和索旁软骨并合形成颞骨，但乳突要到出生后才发育。

在人胚第 9～10 周，软骨颅已可分出枕骨区、蝶骨区、颞骨区和筛骨区。随后各区出现骨化中心，每一中心代表一块小骨片，经愈合后分别形成枕骨、蝶骨、颞骨的岩部和乳突部以及筛骨。但枕骨有一

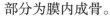

部分为膜内成骨。

（2）膜性脑颅：顶骨和额骨为膜内成骨。被覆在脑表面的间充质先形成间充质组织膜，于胚胎第 9 ~ 10 周时出现多个骨化中心，分别形成顶骨、额骨、鼻骨、泪骨、犁骨、蝶骨大翼的眶部、颊部和翼突、额骨的鳞部等。到出生时，头颅的柱扁骨间有致密结缔组织膜构成的颅缝，即额缝、冠状缝、矢状缝和人字缝，形成纤维性连接。在胚胎晚期和婴儿期有 6 个较大的纤维性连接区，称为囟门，它们是左右顶骨与额骨之间的菱形的前囟，左右顶骨与枕骨之间三角形的后囟，前外侧方的左右蝶囟和后外侧方的左右乳突囟。这些结构有利于脑的进一步发育，亦适应于分娩时胎儿颅的形态变化，包括颅顶骨的重叠、额部变扁和枕部拉长等。一般情况下，后囟和蝶囟在出生后 2 ~ 3 月内闭合，乳突囟在出生后 1 岁左右闭合，而前囟要到出生后 2 岁半左右才闭合。颅缝的愈合在时间上亦有差异，如额骨的两半在生后第 2 年愈合，额缝在 8 岁时闭合，其他颅缝到成年时才闭合。

2. 咽颅的发生

来源于鳃弓中胚层，主要演变为上、下颌骨和咽后部诸骨。它们亦分为软骨内成骨和膜内成骨。

（1）软骨性咽颅：在前两对鳃弓中先形成一些软骨，再衍化为骨骼。第 1 对鳃弓形成 Meckel 软骨，其背侧端于胚胎第 4 个月开始骨化形成中耳的小骨，即锤骨和砧骨；其中部退化，软骨膜衍化为锤骨前韧带和蝶下颌韧带，腹侧端大部分消失。第 2 对鳃弓形成 Reichert 软骨，其背侧端骨化形成中耳的镫骨和颞骨的茎突，腹侧端骨化成舌骨小角和舌骨体上部；介于茎突与舌骨之间的软骨退化，其软骨膜衍化为茎突舌骨韧带。第 3 对鳃弓形成的软骨形成舌骨大角和舌骨体的下部。第 4 对鳃弓形成的软骨形成甲状软骨的一部分和楔状软骨。第 5、6 对鳃弓在人类不发达，尤其是第 5 对鳃弓有时可不存在，主要形成喉部诸软骨，包括小角状软骨、杓状软骨、环状软骨和甲状软骨的一部分。会厌软骨是由第 3 和第 4 对鳃弓衍生的鳃下隆起中的间充质发育而来。

（2）膜性咽颅：第 1 对鳃弓的上颌突经膜内成骨形成上颌骨、颧骨和颞骨鳞部，颞骨鳞部构成了脑颅的一部分，上颌突的一部分骨化成腭骨和犁骨。第 1 对鳃弓的下颌突内围绕 Meckel 软骨的间充质经膜内成骨形成下颌骨和下颌颞关节的关节盘，但下颌骨的颏部和下颌小头属软骨内成骨。

人类颅骨的发生也反映了种系发生过程。在低等动物，每一个骨化中心代表了一块骨片，相互分开。进化到高等哺乳类动物，包括人类，每个骨片可出现多个骨化中心，且有的骨片可由软骨内成骨和膜内成骨共同形成，如枕骨、蝶骨、颞骨和下颌骨等。

新生儿的头颅与身体其他部位的骨骼相比，体积相对较大，面颅与头颅相比较小，这是由于上、下颌发育尚差，面骨小，鼻旁窦基本上还未形成所致。随着这些骨骼的发育和牙齿的出现，脸面随之增大。7 岁前是颅盖和面部迅速生长的时期。

三、关节的发生

关节是骨与骨之间借结缔组织使相邻骨彼此连接或可以活动的连接结构。关节一般分为滑液性关节、纤维性关节和软骨性关节。前者属活动关节，后两者为不动关节。

（一）滑液性关节

滑液性关节由 2 块正在发生中的骨之间的间充质分化而成。周边的间充质分化为关节囊和关节韧带，中央的间充质退化消失而形成关节腔，被覆在关节囊内表面的间充质细胞分化为间皮，形成滑膜，但关节软骨表面不形成间皮。

（二）纤维性关节

纤维性关节由 2 块发生中的骨之间的间充质分化为致密结缔组织而形成，如颅骨缝。颅骨缝在发育期间和发育完成后为何能继续存在而不发生骨化，推测是因局部结缔组织内有一种抑制骨形成的因子，也可能与碱性磷酸酶的作用有关。骨缝结缔组织中含有胶原纤维、弹性纤维和网状纤维。

（三）软骨性关节

软骨性关节由 2 块发育中的骨之间的间充质分化为透明软骨或纤维软骨而形成，如椎体之间的关节和耻骨联合。

四、骨骼和关节的畸形

（一）侏儒

侏儒是较常见的畸形。由于长骨骺板内的软骨内成骨过程受阻，致使上肢和下肢短小，而头颅相对较大，胸部往往脊柱后弯和腹部突出，颜面的中央区稍有发育不良。

（二）隐性脊柱裂

隐性脊柱裂由于左、右两半椎弓未能愈合所致，易发生于腰椎和骶椎，颈椎亦可发生。一般只累及一个椎骨，其表面的皮肤完整，故只有X线摄片才能确定。有脊柱裂的表面皮肤上有一撮毛发，并有一凹窝。颈椎裂易发生于第1颈椎（寰椎）。

（三）脊柱裂

脊柱裂多发生在腰骶部，多为复合缺损，包括神经管和椎弓均未闭合，涉及范围大小不一。由于胚胎早期发育时神经褶缺乏其下方脊索和周围间充质的诱导作用或由于致畸因子的作用，造成了脊柱裂。

（四）半椎骨畸形

在正常情况下，发育中的椎体有两个骨化中心，以后融合在一起形成一个完整的骨性椎体。如果其中有一个骨化中心未发生，就会造成半椎骨畸形，它可引起脊柱侧凸。

（五）无颅畸形

无颅畸形是由于神经管的头端在第4周仍未能闭合，致使颅盖骨不能形成，常伴有无脑畸形和脊柱严重缺损。

（六）颅缝早闭畸形

颅缝早闭畸形又名颅狭小畸形，是由1个或几个骨缝过早关闭所引起的。

（七）小头畸形

小头畸形是一种由于脑发育不良而引起的头颅生长异常。出生时颅盖大小基本正常或略小，但囟门提早闭合，颅缝在出生后第1年内就闭合。这种畸形往往有严重智力障碍，但脸面大小正常。致病原因不甚明白，有的可能与遗传有关，有的则与环境因素有关，如电离辐射性损伤、胎儿期的感染等。

（八）副肋

副肋是由于颈椎或腰椎的肋突没有退化并继续发育所致，可能发育完好，也可能发育不全。腰肋比颈肋多见，有单侧副肋也有双侧副肋。当颈部副肋发生于第7颈椎时，有可能压迫臂丛神经或锁骨下血管而产生相应的症状。

（九）并合肋

一个椎体的一侧可同时发生2个或2个以上的肋，这时2个肋的背侧部可以相互并合而形成并合肋，常伴有半椎骨畸形。

（十）胸骨裂

严重的胸骨裂是由于左右2条胸骨原基未完全愈合所致，可伴有胸腔脏器如心脏的膨出。轻度的胸骨裂，如剑突区的裂孔或裂口，不影响机体生理功能，无临床意义。

第二节 骨的形态学

一、软骨

软骨由软骨组织和其周围的软骨膜构成。软骨组织由软骨细胞和细胞外基质构成，是一种特殊类型的结缔组织。软骨细胞被细胞外基质包埋，基质呈凝胶状态，其中含有纤维成分。依所含纤维成分的不同，可将软骨分为透明软骨、弹性软骨和纤维软骨三种类型。软骨内无血管、淋巴管和神经。软骨细胞的营养依赖基质的可渗透性从软骨外获得。

软骨具有一定的硬度和弹性，是胚胎早期的主要支架成分，但随着胚胎发育软骨逐渐被骨所取代。

胎儿出生后，机体的主要支架是骨。至成年，永久性软骨所占比例极小，散在分布于外耳、呼吸道、椎间盘、胸廓及关节等处。软骨的作用依所处部位而异，如关节的软骨具有支持重量和减少摩擦的作用，耳和呼吸道的软骨可防止管状器官塌陷。此外，软骨对骨的发生和生长也有重要作用。

（一）软骨膜

软骨外面所包裹的一层致密结缔组织，称为软骨膜。软骨膜分为内层和外层。外层纤维较致密，血管少，细胞疏散，主要起保护作用。内层纤维较少，血管和细胞较多，其中一些较小的梭形细胞，称骨原细胞，或称前成软骨细胞，细胞可增殖分化为成软骨细胞或软骨细胞，在软骨的生长和修复中起重要作用。

（二）软骨组织

1. 软骨细胞

软骨细胞位于软骨基质的小腔——软骨陷窝内。新鲜软骨中的软骨细胞充满软骨陷窝内，软骨陷窝周围的软骨基质含较多硫酸软骨素，染色时呈强嗜碱性，称为软骨囊。在固定后的切片标本中，软骨细胞的胞质皱缩，细胞变形，软骨陷窝壁与细胞间出现空隙。软骨细胞的形态、大小不一。靠近软骨表面的软骨细胞是从软骨膜内的骨原细胞增殖分化而来，细胞较小而幼稚，呈扁平椭圆形，大多单个存在。渐至软骨深部，软骨细胞逐渐增大，呈圆形或椭圆形，并在软骨陷窝内继续分裂增殖，形成 2 ~ 8 个细胞为一群的同源细胞群，但每个细胞仍有自己的软骨陷窝和软骨囊。成熟或较成熟的软骨细胞的核呈偏心位，较小，圆形或椭圆形，有 1 个或数个核仁，胞质弱嗜碱性。处于生长期软骨细胞的胞质嗜碱性增强。软骨细胞具有分泌基质的能力，软骨基质中的胶原原纤维和无定形基质成分均由软骨细胞产生。

2. 软骨间质

软骨间质由软骨基质和纤维组成。软骨基质呈凝胶状，具有韧性，内含由成软骨细胞或软骨细胞分泌的软骨黏蛋白，为蛋白多糖大分子物质。蛋白多糖由蛋白质和糖胺多糖组成，糖胺多糖中的透明质酸构成蛋白多糖的主干，于链上连接以蛋白质和其他糖胺多糖（硫酸软骨素和硫酸角质素等）构成的亚单位。软骨基质中的硫酸软骨素含量较多，故呈嗜碱性，且具有异染性，软骨囊的基质内含硫酸软骨素尤多。随着软骨细胞的不断增殖，软骨基质内的纤维也逐渐增多。

（三）软骨的分类

根据软骨间质内纤维种类的不同，将软骨分为透明软骨、纤维软骨和弹性软骨三种类型。

1. 透明软骨

透明软骨主要分布在关节、肋软骨和呼吸道等处，是体内分布最广的软骨类型。新鲜的透明软骨呈半透明的乳白浅蓝色。光镜下，同源细胞群较明显，基质含量较多，基质中无胶原纤维，但电镜下观察可见许多细小的胶原原纤维，无横纹，纤维相互交织成网。故其抗压性较强，有一定弹性和韧性。

2. 纤维软骨

纤维软骨主要分布在椎间盘、关节盂、关节盘、耻骨联合的连接处，以及关节软骨的肌腱附着处。纤维软骨与周围的致密结缔组织相连续，两者之间无明显界限。纤维软骨的结构特点是软骨间质内含大量呈平行或交错排列的胶原纤维束，基质少，呈弱嗜碱性。软骨细胞较小而少，常成行分布于纤维束之间的软骨陷窝内。

3. 弹性软骨

弹性软骨分布在耳郭、外耳道、咽鼓管、会厌和喉软骨等处。因有明显的可弯曲性和弹性而得名，新鲜时呈不透明黄色。弹性软骨的组成成分和结构形式与透明软骨近似，但弹性软骨的纤维成分以弹性纤维为主，胶原原纤维较少。弹性纤维有分支，相互交织排列。软骨中心的弹性纤维排列密集，软骨膜下的弹性纤维排列疏松，并与软骨膜的弹性纤维相连续。软骨细胞呈球形，单个或以同源细胞群的方式分布，同源细胞群的细胞数量为 2 ~ 4 个。

二、骨

骨是有一定形状，并有多重功能的器官，由骨组织和骨膜构成。

（一）骨组织

骨组织由细胞和矿化的细胞间质（骨基质）组成，是一种特殊的结缔组织。骨组织的特点是细胞间质有大量骨盐沉积，使骨组织成为人体最坚硬的组织之一。

1. 细胞

骨组织中的细胞有骨原细胞、成骨细胞、骨细胞和破骨细胞 4 种类型。其中骨细胞最多，位于骨组织内，其余三种均分布在骨组织表面或附近。

（1）骨原细胞：骨原细胞或称前成骨细胞，胞体小，呈不规则梭形，突起很细小。胞体内有一个椭圆形或细长形的核，染色质颗粒细而分散，故核染色甚浅。胞质少，呈嗜酸性或弱嗜碱性，细胞器很少。骨原细胞具有多分化潜能，可分化为成骨细胞、成软骨细胞或成纤维细胞。

（2）成骨细胞：成骨细胞主要来源于骨原细胞，分布在骨组织表面，呈立方状或矮柱状，像单层上皮样地排列，并借细短的突起彼此连接。成骨细胞高 $50 \sim 80 \mu m$，核大而圆，核仁清晰。胞质强嗜碱性，高尔基复合体发达，线粒体丰富，大多呈细长形。胞质呈碱性磷酸酶强阳性，可见许多 PAS 阳性颗粒。当新骨形成停止时，这些颗粒消失，胞质碱性磷酸酶反应减弱，成骨细胞转变为扁平状。相邻成骨细胞突起之间以及与骨细胞突起之间有缝隙连接。在成骨细胞表面有甲状旁腺激素受体，雌激素受体，$1，25-(OH)_2D_3$ 受体，白细胞介素 -1（IL-1）受体，白血病抑制因子（LIF）受体和整合素等，它们影响骨组织的形成和吸收。

成骨细胞有活跃的分泌功能，能合成和分泌骨基质中的多种有机成分，包括 I 型胶原蛋白、蛋白多糖、骨钙蛋白、骨粘连蛋白、骨桥蛋白、骨唾液酸蛋白等；还分泌胰岛素样生长因子 T、胰岛素样生长因子 II、成纤维细胞生长因子、白细胞介素 -1 和前列腺素等，它们对骨生长均有重要作用；此外，还分泌破骨细胞刺激因子、前胶原酶和纤溶酶原激活剂，它们有促进骨吸收的作用。

（3）骨细胞：骨细胞是位于骨组织内唯一的一种细胞，是一种长寿命的、无增殖能力的细胞（终末细胞）。细胞呈扁椭圆形，较小，单个散在分布于骨基质的骨板内或骨板间。细胞有许多细长突起，相邻细胞突起以缝隙连接相连，相互沟通信息；骨细胞胞体所在骨基质内的空隙称为骨陷窝，突起所在的空隙称为骨小管。

骨组织内的骨陷窝借骨小管相互通连，其内含循环流动的组织液，为骨细胞提高营养和输出代谢产物。在甲状旁腺激素的作用下，骨细胞具有一定的溶骨作用，故在骨细胞周围可见薄层的类骨质。骨基质中的 Ca^{2+} 释放入血，使血 Ca^{2+} 升高。此外，骨细胞还具有感受骨组织局部应变的功能。

（4）破骨细胞：破骨细胞散布于骨组织表面，具有溶骨作用。破骨细胞体积大，直径 $50 \sim 100 \mu m$ 不等，有多个细胞核，一般为 $5 \sim 10$ 个，最多可达数十个。较幼稚的破骨细胞的胞质呈嗜碱性，较成熟细胞的胞质则为嗜酸性，可呈泡沫状。电镜下，破骨细胞的胞质内含较多溶酶体和大小不等的吞饮泡，细胞贴近骨基质的一面有许多不规则的微绒毛，形成皱褶缘。在皱褶缘周缘的胞质呈一环形的亮区，局部略隆起，胞质内除含大量微丝、微管外，很少见其他细胞器。破骨细胞亮区的质膜紧密吸附在骨基质表面，形成一道如同堤坝似的围墙，使包围的区域成为封闭的微环境。破骨细胞移动活跃，细胞从皱褶缘面释放乳酸、柠檬酸和 H^+ 等，使骨矿物质溶解和羟基磷灰石分解。它还可分泌多种蛋白分解酶，主要包括半胱氨酸蛋白酶（CP）和基质金属蛋白酶（MMP）两类，可降解基质中的 I 型胶原蛋白。故破骨细胞具有很强的溶骨能力，破骨细胞完成吸收活动后，在原来骨组织边缘处留下一个吸收腔。同时，破骨细胞还可内吞分解的骨基质的有机成分和钙盐晶体。骨基质溶解后释放的 Ca^{2+} 被吸收入血，使血 Ca^{2+} 升高。研究表明，成骨细胞功能状态对破骨细胞有显著影响，在成骨细胞功能活跃时可抑制破骨细胞活性；成骨细胞有甲状旁腺激素受体，细胞在该激素的作用下可释放破骨细胞活化因子，刺激破骨细胞使其功能活跃。

破骨细胞是由多个单核细胞融合而成的。破骨细胞无分裂能力，寿命也较短，但可不断由单核细胞融合形成新的破骨细胞。破骨细胞与巨噬细胞同源，也归入单核吞噬细胞系统。

2. 细胞间质

骨组织的矿化细胞间质又称骨基质或骨质，由有机成分及无机成分组成，含水很少。有机成分是由

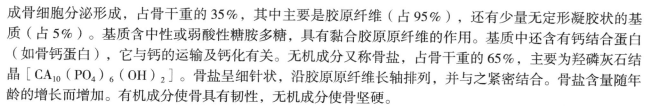

成骨细胞分泌形成，占骨干重的 35%，其中主要是胶原纤维（占 95%），还有少量无定形凝胶状的基质（占 5%）。基质含中性或弱酸性糖胺多糖，具有黏合胶原原纤维的作用。基质中还含有钙结合蛋白（如骨钙蛋白），它与钙的运输及钙化有关。无机成分又称骨盐，占骨干重的 65%，主要为羟磷灰石结晶 $[CA_{10}(PO_4)_6(OH)_2]$。骨盐呈细针状，沿胶原原纤维长轴排列，并与之紧密结合。骨盐含量随年龄的增长而增加。有机成分使骨具有韧性，无机成分使骨坚硬。

骨组织中的胶原纤维有规律地分层排列，各层的胶原纤维与基质共同构成薄板状的骨板，厚 3 ~ 7 μm。同一骨板内的纤维平行排列，而相邻骨板的纤维则相互垂直，此种犹如多层木质胶合板似的结构，有效地增强了骨的支持能力。人体钙的 99% 存在于骨内，骨内还含有大量的磷，因此骨是机体内钙和磷的贮存库。血液中的钙与骨中的钙不断进行交换，每分钟血液中有 1/4 的 Ca^{2+} 参与交换。

（二）骨膜

除关节面以外，骨的内、外表面均被覆一层致密结缔组织的骨膜。外表面的称为骨外膜，分为两层。外层较厚，胶原纤维粗大而密集，细胞较少，有的胶原纤维横向插入外环骨板，称为穿通纤维，起固定骨膜和韧带的作用。内层较薄，结缔组织较疏松，纤维较少，含有较多的骨原细胞或成骨细胞，还有较多的小血管和神经。这些血管连同骨膜组织经穿通管进入骨密质，分支形成骨单位中央管内的小血管。骨膜不仅营养、保护骨组织，而且在骨的生长、改建和修复中具有重要作用。骨内膜被覆在骨髓腔面、骨小梁表面以及中央管和穿通管的内表面，为薄层的结缔组织膜。骨内膜含纤维少，成骨细胞常在骨表面排列成一层，颇像单层上皮，细胞间有缝隙连接，它们与骨细胞突起之间也可有缝隙连接。

（三）骨的结构

骨可分为密质骨和松质骨两种类型。松质骨由大量针状或片状骨小梁相互连接的立体网格构成，骨小梁之间为相互通连的间隙，即骨髓腔，内含骨髓、血管和神经等。密质骨又称皮质骨，它与松质骨具有相同的基本组织结构，即均由板层骨构成，两者主要差别在于骨板的排列形式和空间结构，密质骨的骨板排列十分规律，并且所有的骨板均紧密结合，仅在一些部位留下血管和神经的通道，密质骨的主要功能是机械和保护作用，而松质骨主要起代谢作用。

1. 长骨的结构

长骨由密质骨、松质骨和骨膜等构成。典型的长骨，如股骨和肱骨，其骨干为一厚壁而中空的圆柱体，中央是充满骨髓的大骨髓腔。长骨骨干除骨髓腔面有少量松质骨，其余均为密质骨。密质骨的骨板有三种常见排列形式：环骨板、哈弗斯骨板和间骨板。

（1）外环骨板：环绕骨干表面并与骨干表面呈平行排列的骨板，约十数层或数十层，比较整齐。外环骨板的外面与骨膜紧密相接，其中可见横向穿行的管道，称为穿通管，又称福克曼管，骨外膜的小血管由此进入骨内。

（2）内环骨板：居于骨干的骨髓腔面，仅由数层骨板组成，不如外环骨板平整。内环骨板表面衬以骨内膜，后者与被覆于骨松质表面的骨内膜相接续。内环骨板中也有穿通管穿行，管中的小血管与骨髓血管相通连。

（3）骨单位骨板：又称哈弗斯骨板，位于内、外环骨板之间，是骨干骨密质的主要组成部分。骨单位骨板呈同心圆排列，中央的管道为中央管，又称哈弗斯管。骨单位骨板和哈弗斯管共同组成骨单位，又称哈弗斯系统。

骨单位是长骨干内主要起支持作用的结构和营养单位，呈长筒形，长 0.6 ~ 2.5 mm，直径 30 ~ 70 μm，由十数层骨板围成。长骨骨干主要由大量与骨长轴呈平行排列的骨单位组成。各层骨板间的骨陷窝和骨小管互相通连，最内层骨小管开口于中央管，管内有骨膜结缔组织及血管和神经，骨细胞从中央管内的组织液获得营养，并排出废物。相邻骨单位之间可见黏合线，它是一层含骨盐多、含纤维少的骨基质，构成骨单位的边界，相邻骨单位的骨小管在黏合线处互不通连。相邻骨单位的中央管相互间以横行的穿通管相通连。

（4）间骨板：为填充在骨单位之间的一些半环形或不规则的平行骨板，它是在骨生长改建中原有的骨单位或外环骨板未吸收的残留部分，其中除骨陷窝及骨小管之外，无其他管道。

2. 扁骨的结构

扁骨也有密质骨和松质骨。以颅顶骨为例，其内、外两层都是密质骨，两者之间夹一层厚度不一的松质骨。如中间的松质骨缺如，则两层密质骨融合。内、外两层密质骨分别称为内板和外板。外板厚而坚韧，弧度较小，耐受张力；内板薄而松脆，较易折损。内、外板之间的松质骨称为板障，有迂曲的板障管穿行，是板障静脉通行的管道。内、外板和板障及板障管有年龄性变化，一般在 6 岁以前和 50 岁以后，内、外板和板障不易分清；板障管在 2 岁后才可观察到，并随年龄增长逐渐明显，到 10 岁时，出现率可达 32%。扁骨的表面覆有骨外膜，颅骨外板表面的骨外膜叫颅外膜；内板表面由硬脑膜被覆，它们的结构和功能与长骨的骨外膜无明显差别。但成人的颅骨损伤后，往往不易愈合。

（四）骨的再生与修复

骨组织的再生能力较强。骨折时，往往伴有周围软组织损伤和血管破裂出血，出现血块和软组织水肿，断端附近的骨细胞死亡。随即，中性粒细胞和巨噬细胞进入损伤处，吞噬坏死的组织碎片；同时，周围毛细血管分支伸入病变处。新生血管与增殖的成纤维细胞共同形成肉芽组织，逐渐取代血块，弥合骨折裂缝。不久，肉芽组织中出现致密结缔组织和软骨，随后又出现成骨细胞，开始形成新的骨组织，称为骨痂。骨痂将骨折的断端连接在一起，暂时起着固定和架桥的作用。

骨痂以膜内成骨和软骨内成骨的方式不断生成新的骨组织，最后完全变成新生的骨组织，骨折的断端牢固接合。新的骨组织大多是骨松质，经过溶骨和改建后逐渐形成骨密质，使骨的外部形状和内部结构恢复原状。骨痂周围的部分仍保留一层不骨化的结缔组织，成为骨外膜。在骨的修复与改建过程中，骨髓腔也随着形成。

三、关节

骨与骨之间借纤维组织、软骨或骨组织以一定的方式相互连接形成的结构称为关节。根据骨间连接组织的不同和关节活动的差异，可将关节分为动关节和不动关节两类。动关节是指那些具有明显活动性的关节，它包括两种：一种是滑膜连接，这种关节具有很大的活动性，一般情况下所说的关节即指这种关节；另一种是联合关节，如耻骨联合和椎间连接，这种关节具有一定程度的活动性，但活动幅度较滑膜连接要小，故也称为微动关节。不动关节是指那些没有活动性或活动性极小的关节，它包括纤维性连接、软骨性连接和骨性连接三种。

（一）滑膜连接

滑膜连接也称滑膜关节，即平常所说的"关节"。它是一种高度特化的关节形式，分布广泛，活动性大，是肢体运动中最重要的关节类型。关节的基本结构包括关节面、关节囊和关节腔。关节面上有一薄层软骨覆盖，称为关节软骨。两骨间通过纤维性结缔组织即关节囊相连接，关节囊内层光滑，称为滑膜。滑膜产生滑液以润滑关节和营养关节内结构。除上述基本结构外，某些关节还有一些辅助结构，如关节盘或半月板、关节唇、滑膜壁和滑膜囊，以及关节内韧带等，它们具有维持关节面的相互适应、加强关节活动性或稳固性等作用。

1. 关节软骨

被覆于骨关节面的软骨称为关节软骨。除个别关节（如颞 – 下颌关节）的关节软骨为纤维软骨外，绝大多数关节软骨为透明软骨，但由于关节软骨所处的部位特殊，因而它在结构、功能、化学成分以及代谢活动等方面均有别于其他部位的透明软骨，具有明显的层次特点。关节软骨表面光滑，厚 2 ~ 7 mm，其厚薄因不同的关节和不同的年龄而异，即使同一关节，不同部位的厚度也有不同，使相对应的关节更相适应。关节软骨具有弹性，能承受负荷和吸收震荡。关节软骨与其下方的骨端骨组织（也称软骨下骨）紧密相连，其中有纤维成分从软骨下骨穿入关节软骨，加强了关节软骨的稳定性，亦可使关节软骨所承受的压力更易于向骨转移。关节软骨间的摩擦系数 < 0.002，为关节活动提供了一个极低阻力的润滑面。

2. 关节囊

在关节处包裹两骨端的结缔组织囊状结构称为关节囊，由关节囊封闭的腔即为关节腔。光镜下囊壁

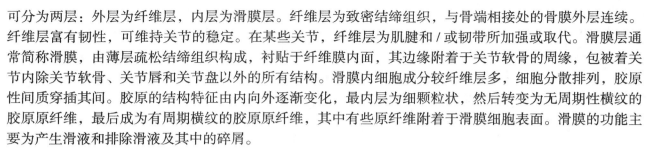

可分为两层：外层为纤维层，内层为滑膜层。纤维层为致密结缔组织，与骨端相接处的骨膜外层连续。纤维层富有韧性，可维持关节的稳定。在某些关节，纤维层为肌腱和／或韧带所加强或取代。滑膜层通常简称滑膜，由薄层疏松结缔组织构成，衬贴于纤维膜内面，其边缘附着于关节软骨的周缘，包被着关节内除关节软骨、关节唇和关节盘以外的所有结构。滑膜内细胞成分较纤维层多，细胞分散排列，胶原性间质穿插其间。胶原的结构特征由内向外逐渐变化，最内层为细颗粒状，然后转变为无周期性横纹的胶原原纤维，最后成为有周期横纹的胶原原纤维，其中有些原纤维附着于滑膜细胞表面。滑膜的功能主要为产生滑液和排除滑液及其中的碎屑。

3. 关节液

关节液为关节腔内少量透明的弱碱性黏性液体，通称滑液。滑液的成分包括细胞和非细胞两类，以非细胞成分为主。非细胞成分包括水、蛋白质、电解质、糖、透明质酸等。细胞成分主要有单核细胞、淋巴细胞、巨噬细胞、中性粒细胞，还有一些脱落的滑膜细胞等。滑液维持关节面的润滑，减低两骨关节面之间或关节面与关节盘、半月板之间的摩擦，并为关节软骨提供营养。

滑液的水、电解质、糖和绝大部分蛋白质由滑膜血管的血浆渗透而来。有些部位滑膜的内膜下层毛细血管与细胞性内膜非常靠近，毛细血管为有孔型。加之滑膜细胞分散存在，使血管与关节腔之间无明显的屏障阻碍，有利于液体的渗透。透明质酸是滑液中的一种主要成分，一般认为由滑膜 A 型细胞和关节软骨细胞产生。

4. 关节盘与半月板

关节盘是位于关节腔内两关节面之间的纤维软骨板，外周较厚，与关节囊的纤维层相连，中间较薄，向两骨关节面间伸展。关节盘呈圆形，盘状，完全分隔关节腔。若为新月形，不完全分隔关节腔者称为半月板。关节盘与半月板可使两关节面更为适合，减少冲击和震荡，并可增强关节的稳定性。

（二）椎间连接

椎间连接为脊椎骨之间的连接结构，由软骨终板、纤维环和髓核 3 部分构成，相邻两椎体通过椎间盘相连。软骨终板是覆盖在每个椎体上下两面的一层透明软骨。

1. 软骨终板

软骨终板是椎间盘与椎体的分界组织，呈半透明均质状。周边较厚，中央较薄，平均厚约 1 mm。周围增厚区有从椎间盘的纤维环而来的纤维穿过，这些纤维经此而与矿化区软骨的纤维相连续，使相邻的两个椎体牢固地连接在一起。软骨终板有许多微孔隙，渗透性好，有利于椎体与椎间盘之间代谢物质的交流，在沟通纤维环、髓核与软骨下骨组织之间的液体中起半透膜作用。

2. 椎间盘

椎间盘是连接相邻两个椎体的纤维软骨盘，由两部分构成，即中央部的髓核和周围部的纤维环。髓核为柔软而富有弹性的胶状物质，是胚胎时期脊索的残留物。纤维环由多层纤维软骨板以同心圆排列而成，韧性大，牢固连接各椎体的上下面，保护髓核并限制髓核向周围膨出。椎间盘既坚韧，又富弹性，对压力具有较大的缓冲作用，允许脊柱做屈伸、旋转等多个方向的运动。

3. 髓核

髓核是软而具有弹性的高含水量的胶状物质，位于椎间盘的中央区，含有氨基多糖、胶原纤维、无机盐和水，以及分散于其间的细胞成分，正常髓核中含水量为 80% ~ 88%，40 岁以后含水量逐渐减少，最后可减少至 70%。髓核表面的胶原原纤维全都在软骨终板上。髓核中的胶原类型 80% 为 II 型胶原。此外，髓核表面也有弹性纤维网，将其与软骨终板相连接。髓核的细胞成分较少，主要为脊索细胞和软骨样细胞两种类型。脊索细胞是一种残余的胚胎性细胞，随年龄增长而不断减少。细胞小而少，核深染，胞质中含有丰富的糖原颗粒，细胞多散在分布，彼此借细胞突起相互连接。软骨样细胞为髓核中常见的细胞类型，一般认为它来自纤维软骨，其形态与功能大致和软骨细胞相同。

第三节　骨的基质

骨的基质简称骨质，即钙化的骨组织的细胞外基质。骨基质含水较少，仅占湿骨重量的8%～9%。骨基质由无机质和有机质两种成分构成。

一、无机质

无机质也是骨矿物质，又称骨盐，占干骨重量的65%～75%，其中95%是固体钙和磷，无定形的钙－磷固体在嫩的、新形成的骨组织中较多（40%～50%），在老的、成熟的骨组织中少（25%～30%）；骨矿物质大部分以无定形的磷酸钙和结晶的羟基磷灰石 $[CA_{10}(PO_4)_6(OH)_5]$ 的形式分布于有机质中。无定形磷酸钙是最初沉积的无机盐，以非晶体形式存在，占成人骨无机质总量的20%～30%。无定形磷酸钙继而组建成结晶的羟基磷灰石。电镜下观察，羟基磷灰石结晶呈柱状或针状，长20～40 nm，宽2～3 nm。经X线衍射法研究表明，羟基磷灰石结晶体大小很不相同，体积为 $(2.5～5.0)$ nm×40 nm× $(20～35)$ nm。结晶体体积虽小，但密度极大，每克骨盐含 10^{16} 个结晶体，故其表面积甚大，可达100 m²。它们位于胶原纤维表面和胶原原纤维之间，沿纤维长轴以60～70 nm的间隔规律地排列。在液体中的结晶体被一层水包围形成一层水化壳，离子只有通过这层物质才能达到结晶体表面，有利于细胞外液与结晶体进行离子交换。羟基磷灰石主要由钙、磷酸根和羟基结合而成。结晶体还吸附许多其他矿物质，如镁、钠、钾和一些微量元素，包括锌、铜、锰、氟、铅、锶、铁、铝、镭等。因此，骨是钙、磷和其他离子的储存库。骨是钙、磷和镁的储存库。这些离子可能位于羟基磷灰石结晶的表面，或能置换晶体中的主要离子，或者两者同时存在。

骨骼中的矿物质晶体与骨基质的胶原纤维之间存在十分密切的物理－化学和生物化学－高分子化学结构功能关系。正常的羟磷灰石形如长针状，大小较一致，有严格的空间定向，如果羟磷灰石在骨矿化前沿的定点与排列紊乱，骨的矿化即可发生异常，同时也使基质的生成与代谢异常。

二、有机质

有机质包括胶原纤维和无定形基质（蛋白多糖、脂质，特别是磷脂类）。

（一）胶原纤维

胶原纤维是一种结晶纤维蛋白原，被包埋在含有钙盐的基质中。在有机质中胶原纤维占90%，人体的胶原纤维大约50%存在于骨组织中。构成骨胶原原纤维的化学成分主要是Ⅰ型胶原，占骨总重量的30%，还有少量Ⅴ型胶原，占骨总重量的1.5%。在病理情况下，可出现Ⅲ型胶原。骨的胶原纤维与结缔组织胶原纤维的形态结构基本相同，分子结构为3条多肽链，每条含有1 000多个氨基酸，交织呈绳状，故又称三联螺旋结构。胶原原纤维的直径为50～70 nm，具有64 nm周期性横纹。Ⅰ型胶原由20多种氨基酸组成，其中甘氨酸约占33%，脯氨酸和羟脯氨酸约占25%。骨的胶原原纤维和其他胶原蛋白的最大不同在于它在稀酸液中不膨胀，也不溶解于可溶解其他胶原的溶剂中，如中性盐和稀酸溶液等。骨的胶原原纤维具有这些特殊的物理性能，是由于骨Ⅰ型胶原蛋白分子之间有较多的分子间交联。骨胶原与羟磷灰石结晶结合，形成了抗挤压和抗拉扭很强的骨组织。随着骨代谢不断进行，胶原蛋白也不断降解和合成。胶原的功能是使各种组织和器官具有强度完整性，1 mm直径的胶原可承受10～40 kg的力。骨质含的胶原细纤维普遍呈平行排列，扫描电镜下胶原细纤维分支，形成连接错综的网状结构。

（二）无定形基质

无定形基质仅占有机质的10%左右，是一种没有固定形态的胶状物，主要成分是蛋白多糖和蛋白多糖复合物，后者由蛋白多糖和糖蛋白组成。

蛋白多糖类占骨有机物的4%～5%，由一条复杂的多肽链组成，还有几个硫酸多糖侧链与其共价连接。多糖部分为氨基葡聚糖，故PAS反应阳性，某些区域呈弱的异染性。尽管骨有机质中存在氨基葡聚糖，但由于含有丰富的胶原蛋白，骨组织切片染色呈嗜酸性。还有很少脂质，占干骨重0.1%，主要为磷脂类、游离脂肪酸和胆固醇等。

无定形基质含有许多非胶原蛋白，占有机物的 0.5%，近年来已被分离出来的主要有以下几种。

1. 骨钙蛋白或称骨钙素

骨钙蛋白是骨基质中含量最多的非胶原蛋白，在成人骨中约占非胶原蛋白总量的 20%，占骨基质蛋白质的 1% ~ 2%。它一是种依赖维生素 K 的蛋白质，由 47 ~ 351 个氨基酸残基组成的多肽，其中的 2 ~ 3 个氨基酸残基中含有 γ-羧基谷氨酸残基（GIA）链，相对分子质量为 5 900。一般认为骨钙蛋白对羟基磷灰石有很高亲和力，在骨组织矿化过程中，能特异地与骨羟基磷灰石结晶结合，主要通过侧链 GIA 与晶体表面的 Ca^{2+} 结合，每克分子骨钙蛋白能结合 2 ~ 3 mol 的 Ca^{2+}，从而促进骨矿化过程。骨钙蛋白对成骨细胞和破骨细胞前体有趋化作用，并可能在破骨细胞的成熟及活动中起作用。骨钙蛋白还可能控制骨 Ca^{2+} 的进出，影响肾小管对 Ca^{2+} 的重吸收，提示它参与调节体内钙的平衡。当成骨细胞受 1，25（OH）$_2$D$_3$ 刺激，可产生骨钙蛋白。此外，肾、肺、脾、胰和胎盘的一些细胞也能合成骨钙蛋白。

骨钙素的表达受许多激素、生长因子和细胞因子的调节。上调骨钙素表达的因子主要是 1，25（OH）$_2$D$_3$，而下调其表达的因子有糖皮质激素、TGF-B、PGE$_2$、IL-2、TNF-A、IL-10、铅元素和机械压力等。

2. 骨桥蛋白

骨桥蛋白又称骨唾液酸蛋白 I（BSP I），分泌性磷蛋白，是一种非胶原蛋白，主要由成骨性谱系细胞和活化型 T 淋巴细胞表达，存在于骨组织、外周血液和某些肿瘤中。OPN 分子大约由 300 个氨基酸残基组成，分子量 44 ~ 375 ku，其突出的结构特点是含有精氨酸-甘氨酸-天冬氨酸（RGD）基序。骨桥蛋白具有 9 个天冬氨酸的区域，该处是同羟基磷灰石相互作用的部位，故对羟基磷灰石有很高的亲和力。骨桥蛋白浓集在骨形成的部位、软骨成骨的部位和破骨细胞同骨组织相贴的部位，它是成骨细胞和破骨细胞黏附的重要物质，是连接细胞与基质的桥梁。骨桥蛋白不仅由成骨细胞产生，破骨细胞也表达骨桥蛋白 mRNA，表明破骨细胞也能合成骨桥蛋白。此外，成牙质细胞、软骨细胞、肾远曲小管上皮细胞以及胎盘、神经组织及骨髓瘤的细胞也分泌骨桥蛋白。

OPN 能与骨组织的其他组分结合，形成骨代谢的调节网络。破骨细胞中的 OPN 与 $CD_{44}/\alpha_v\beta_3$ 受体形成复合物，可促进破骨细胞的移行。

3. 骨唾液酸蛋白

骨唾液酸蛋白又称骨唾液酸蛋白 II（BSP II），是酸性磷蛋白，相对分子质量为 7 000，40% ~ 50% 由碳水化合物构成，13% ~ 14% 为唾液酸，有 30% 的丝氨酸残基磷酸化。BSP II 在骨中占非胶原蛋白总量的 15% 左右。BSP II 的功能是支持细胞黏附，对羟基磷灰石有很高的亲和力，具有介导基质矿化作用。它由成骨细胞分泌。

4. 骨酸性糖蛋白-75（BAG-75）

骨酸性糖蛋白含有 30% 的强酸残基，8% 的磷酸，是酸性磷蛋白，相对分子质量为 75 000。它存在于骨骺板中，其功能与骨桥蛋白和 BSP II 一样，对羟基磷灰石有很强的亲和力，甚至比它们还大。

5. 骨粘连蛋白或称骨连接素

骨粘连蛋白是一种磷酸化糖蛋白，由 303 个氨基酸残基组成，相对分子质量为 32 000，其氨基酸末端具有强酸性，有 12 个低亲和力的钙结合位点和一个以上高亲和力的钙结合位点。骨粘连蛋白能同钙和磷酸盐结合，促进矿化过程，能使 I 型胶原与羟基磷灰石牢固地结合，它与钙结合后引起本身分子构型变化。如果有钙螯合剂，骨粘连蛋白即丧失其选择性结合羟基磷灰石能力。骨粘连蛋白在骨组织中含量很高，由成骨细胞产生。但一些非骨组织也存在骨粘连蛋白，如软骨细胞、皮肤的成纤维细胞、肌腱的腱细胞、消化道上皮细胞及成牙质细胞也可产生。骨连蛋白还与 I 型、III 型和 V 型胶原以及与血小板反应素-1 结合，并增加纤溶酶原活化抑制因子-1 的合成。骨连蛋白可促进牙周组织 MMP-2 的表达，同时还通过 OPG 调节破骨细胞的形成。

6. 钙结合蛋白

钙结合蛋白是一种维生素 D 依赖蛋白，存在于成骨细胞、骨细胞和软骨细胞胞质的核糖体和线粒体上，成骨细胞和骨细胞突起内以及细胞外基质小泡内也有钙结合蛋白，表明钙结合蛋白沿突起传递，直至细胞外基质小泡。所以，钙结合蛋白是一种钙传递蛋白，基质小泡内的钙结合蛋白在矿化过程中起积极作用。此外，钙结合蛋白还存在于肠、子宫、肾和肺等，体内分布较广。

7. 纤连蛋白

纤连蛋白主要由发育早期的成骨细胞表达，以二聚体形式存在，分子量约 400 ku，两个亚基中含有与纤维蛋白、肝素等的结合位点，亦可与明胶、胶原、DNA、细胞表面物质等结合。纤连蛋白主要由成骨细胞合成，主要功能是调节细胞黏附。成骨细胞的发育和功能有赖于细胞外基质的作用，基质中的黏附受体将细胞外基质与成骨细胞的细胞骨架连接起来，二氢睾酮可影响细胞外基质中纤连蛋白及其受体的作用，刺激纤连蛋白及其受体 ALP、OPG 的表达。

第四节 骨的种类

一、解剖分类

成人有 206 块骨，可分为颅骨、躯干骨和四肢骨三部分。前两者也称为中轴骨。按形态骨可分为四类：

（一）长骨

长骨呈长管状，分布于四肢。长骨分一体两端，体又称骨干，内有空腔称髓腔，容纳骨髓。体表面有 1～2 个主要血管出入的孔，称滋养孔。两端膨大称为骺，具有光滑的关节面，活体时被关节软骨覆盖。骨干与骺相邻的部分称为干骺端，幼年时保留一片软骨，称为骺软骨。通过骺软骨的软骨细胞分裂繁殖和骨化，长骨不断加长。成年后，骺软骨骨化，骨干与骺融合为一体，原来骺软骨部位形成骺线。

（二）短骨

短骨形似立方体，往往成群地联结在一起，分布于承受压力较大而运动较复杂的部位，如腕骨。

（三）扁骨

扁骨呈板状，主要构成颅腔、胸腔和盆腔的壁，以保护腔内器官，如颅盖骨和肋骨。

（四）不规则骨

不规则骨形状不规则，如椎骨。有些不规则骨内具有含气的腔，称含气骨。

二、组织学类型

骨组织根据其发生的早晚、骨细胞和细胞间质的特征及其组合形式，可分为未成熟的骨组织和成熟的骨组织。前者为非板层骨，后者为板层骨。胚胎时期最初形成的骨组织和骨折修复形成的骨痂，都属于非板层骨，除少数几处外，它们或早或迟被以后形成的板层骨所取代。

（一）非板层骨

非板层骨又称为初级骨组织，可分两种，一种是编织骨，另一种是束状骨。编织骨比较常见，其胶原纤维束呈编织状排列，因而得名。胶原纤维束的直径差异很大，但粗大者居多，最粗直径达 13 μm，因此又有粗纤维骨之称。编织骨中的骨细胞分布和排列方向均无规律，体积较大，形状不规则，按骨的单位容积计算，其细胞数量约为板层骨的 4 倍。编织骨中的骨细胞代谢比板层骨的细胞活跃，但前者的溶骨活动往往是区域性的。在出现骨细胞溶骨的一些区域内，相邻的骨陷窝同时扩大，然后合并，形成较大的无血管性吸收腔，使骨组织出现较大的不规则囊状间隙，这种吸收过程是清除编织骨以被板层骨取代的正常生理过程。编织骨中的蛋白多糖等非胶原蛋白含量较多，故基质染色呈嗜碱性。若骨盐含量较少，则 X 线更易透过。编织骨是未成熟骨或原始骨，一般出现在胚胎、新生儿、骨痂和生长期的干骺区，以后逐渐被板层骨取代，但到青春期才取代完全。在牙床、近颅缝处、骨迷路、腱或韧带附着处，仍终身保存少量编织骨，这些编织骨往往与板层骨掺杂存在。某些骨骼疾病，如畸形性骨炎、氟中毒、原发性甲状旁腺功能亢进引起的囊状纤维性骨炎、肾病性骨营养不良和骨肿瘤等，都会出现编织骨，并且最终可能在患者骨中占绝对优势。束状骨比较少见，也属粗纤维骨。它与编织骨的最大差异是胶原纤维束平行排列，骨细胞分布于相互平行的纤维束之间。

（二）板层骨

板层骨又称次级骨组织，它以胶原纤维束高度有规律地成层排列为特征。胶原纤维束一般较细，因此又有细纤维骨之称。细纤维束直径通常为 $2 \sim 4 \mu m$，它们排列成层，与骨盐和有机质结合紧密，共同构成骨板。同一层骨板内的纤维大多是相互平行的，相邻两层骨板的纤维层则呈交叉方向。骨板的厚薄不一，一般为 $3 \sim 7 \mu m$。骨板之间的矿化基质中很少存在胶原纤维束，仅有少量散在的胶原纤维。骨细胞一般比编织骨中的细胞小，胞体大多位于相邻骨板之间的矿化基质中，但也有少数散在于骨板的胶原纤维层内。骨细胞的长轴基本与胶原纤维的长轴平行，显示了有规律的排列方向。

在板层骨中，相邻骨陷窝的骨小管彼此通连，构成骨陷窝 - 骨小管 - 骨陷窝通道网。由于骨浅部骨陷窝的部分骨小管开口于骨的表面，而骨细胞的胞体和突起又未充满骨陷窝和骨小管，因此该通道内有来自骨表面的组织液。通过骨陷窝 - 骨小管 - 骨陷窝通道内的组织液循环，既保证了骨细胞的营养，又保证了骨组织与体液之间的物质交换。若骨板层数过多，骨细胞所在位置与血管的距离超过 $300 \mu m$，则不利于组织液循环，其结果往往导致深层骨细胞死亡。一般认为，板层骨中任何一个骨细胞所在的位置与血管的距离均在 $300 \mu m$ 以内。

板层骨中的蛋白多糖复合物含量比编织骨少，骨基质染色呈嗜酸性，与编织骨的染色形成明显的对照，板层骨中的骨盐与有机质的关系十分密切，这也是与编织骨的差别之一。板层骨的组成成分和结构的特点，赋予板层骨抗张力强度高、硬度强的特点；而编织骨的韧性较大，弹性较好。编织骨和板层骨都参与松质骨和密质骨的构成。

第二章　骨科常用诊断技术

第一节　临床基本检查

一、检查用具及注意事项

（一）检查用具

1. 一般用具

一般体格检查用具，如听诊器、血压计等。

2. 骨科用具

（1）度量用具包括金属卷尺（也可用皮尺或无伸缩性布卷带代替）、各部位关节量角器、前臂旋转测量器、骨盆倾斜度测量计、足度量器、枕骨粗隆垂线等。

（2）神经检查用具包括叩诊锤、棉签、大头针、音叉、冷热水玻璃管、皮肤用铅笔、握力器等。

（二）注意事项

1. 环境要求

检查室温度适宜，光线充足。检查女患者时要有家属或护士陪同。

2. 检查顺序

一般先进行全身检查再重点进行局部检查，但不一定系统进行，也可先检查有关的重要部分。若遇到危重患者应先进行抢救，避免做不必要的检查和处理。

3. 显露范围

根据检查需要脱去上衣或裤，充分显露检查部位，对可能有关而无症状的部位也应充分显露，仔细检查。同时还要显露健侧做对比（如果双侧均有病变，应设法与正常人做对比）。

4. 检查体位

一般采取卧位，上肢及颈部有时可采取坐位，检查下肢和腰背部时还可采用下蹲位，特殊检查可采取特殊体位。

5. 检查手法

要求动作规范、轻巧，对患急性感染及肿瘤的患者检查应轻柔，避免扩散，对创伤患者要注意保护，避免加重损伤。

6. 其他事项

若患者配用矫形支具，如使用拐杖等，应检查是否合适，可能时应取出矫形支具做全身和局部检查。若患者采用石膏或夹板固定或牵引，应检查肢体位置，血循环情况，固定部位活动情况，牵引重量，局部皮肤有否破损，石膏、夹板是否完好无损，其松紧度是否合适。

二、检查项目

检查项目包括：①一般的全身检查。②与骨科伤病有关的其他专科检查，如腰背部疼痛、骶尾部疼痛和骨盆不稳定型骨折患者应进行肛门指检，已婚妇女尚应进行阴道检查。与骨科密切相关的一般检查如下。

1. 发育与体型

发育状况通常以年龄、智力和体格成长状态（身高、体重及第二性征）之间的关系来判断。一般判断成人正常的指标为：胸围等于身高的一半；两上肢展开的长度等于身高；坐高等于下肢的长度。体型是身体各部发育的外观表现，包括骨骼、肌肉的成长和脂肪的分布状态。临床上把成年人的体型分为无力型（瘦长型）、超力型（矮胖型）和正力型（匀称型）三种。

2. 营养状态

根据皮肤、毛发、皮下脂肪、肌肉的发育状况综合判断，也可通过测量一定时间内体重的变化进行判断。临床上分为营养良好、中等、不良三个等级。骨肿瘤和骨结核等消耗性疾病常表现为营养不良。

3. 体位和姿势

体位是指患者身体在卧位时所处的状态。临床上常见的有：自动体位、被动体位和强迫体位。脊髓损伤伴截瘫的患者处于被动体位，而骨折和关节脱位患者为减轻痛苦常处于某种强迫体位。姿势是指举止状态而言，主要靠骨骼结构和各部分肌肉的紧张度来维持。如锁骨骨折患者常以健手扶持患肘；不同颈髓平面损伤急性期后常表现为不同姿势。

4. 步态

步态即行走时表现的姿态。步态的观察对疾病诊断有重要帮助。骨科常见的典型异常步态见表2-1。

表 2-1　骨科常见典型异常步态

异常步态	临床特点	骨科伤病
剪刀步态	两下肢强直内收，步行时一前一后交叉呈剪刀状，步态小而缓慢，足尖擦地步行	脊髓伤病伴痉挛性截瘫
摇摆步态	走路时身体左右摇摆（鸭步）	双侧髋关节先天性脱位，大骨节病
跨阈步态	足下垂，行走时患肢抬得很高，以免足趾碰撞地面（鸡步）	腓总神经损伤或麻痹、迟缓性截瘫
跛行步态	行走时躯干向患侧弯曲，并左右摇晃	一侧臀中肌麻痹，一侧先天性髋关节脱位
间歇性跛行	行走时发生小腿酸、软、痛和疲劳感，有跛行，休息时则消除，再继续走还可发生	腰椎管狭窄症、短暂性脊髓缺血、下肢动脉慢性闭塞性病变

三、基本检查方法

骨科基本检查法包括视诊、触诊、叩诊、听诊、动诊和量诊六项，其中视诊、触诊和动诊是每次检查必须做到的，其他各项根据具体需要进行，但记录程序不变。

1. 视诊

除从各个侧面和各种不同体位仔细观察躯干和四肢的姿势、轴线及步态有无异常外，局部还应观察以下几点。

（1）皮肤有无发红、发绀、色素沉着、发亮或静脉怒张。

（2）软组织有无肿胀或瘀血。

（3）肌肉有无萎缩或肌纤维颤动。

（4）有无包块，颜色如何。

（5）瘢痕、创面、窦道、分泌物及其性质。

（6）伤口的形状与深度，有无异物残留及活动性出血。

（7）局部包扎和固定情况。

（8）有无畸形，如肢体长短、粗细或成角畸形。

2，触诊

（1）压痛：部位、深度、范围、程度和性质。

检查方法：先让患者用一个手指指明疼痛部位和范围，然后检查者用一手拇指末节指腹做按压动作以寻找压痛点，一般由外周健康组织向压痛点中心区逐渐移动，动作应由浅入深，由轻而重，防止使用暴力，以减轻患者痛苦和减少并发症。

（2）各骨性标志有无异常，检查脊柱有无侧弯可用棘突滑动触诊法。

（3）有无异常活动及骨擦感。

（4）局部温度和湿度，双侧对比。

（5）包块：部位、硬度、大小、活动度、与邻近组织的关系以及有无波动感。

（6）肌肉有无痉挛或萎缩。

3. 叩诊

（1）轴向叩击痛（传导痛）：当疑有骨、关节伤病时可沿肢体轴向用拳头叩击肢体远端，如在相应部位出现疼痛即为阳性，多见于骨、关节急性损伤或炎症病例。

（2）棘突叩击痛：检查脊柱时常用叩诊锤或手指叩击相应的棘突，如有骨折或炎性病变常出现叩击痛。

（3）脊柱间接叩痛：患者取端坐位，检查者左手掌面放在患者头顶，右手半握拳以小鱼际部叩击左手，有脊柱病变者可在相应部位出现疼痛。某些患者可出现上肢放射痛，提示颈神经根受压。

（4）神经干叩击征（Tinel 征）：叩击已损伤神经的近端时其末端出现疼痛，并逐日向远端推移，表示神经再生现象。

4. 听诊

（1）不借助听诊器可听到弹响和摩擦音，当关节活动中听到异常响声并伴有相应的临床症状时，多有病理意义，临床上常见于弹响髋、肩峰下滑囊炎和膝关节半月板损伤病例。但如果响声不伴有临床症状，如正常人肩、手和髋部出现的单一响声，不伴有疼痛则没有临床意义。

（2）借助听诊器可以检查骨传导音和肢体血流杂音。

骨传导音检查法：以震动的音叉放在两侧肢体远端对称的骨隆起处，或用手指或叩诊锤叩击该处，将听筒放在肢体近端对称的骨隆起处，听骨传导音的强弱、双侧对比，如有骨折则骨传导音减弱。

5. 动诊

动诊包括诊查主动运动、被动运动和异常活动情况，并注意分析活动与疼痛的关系。

（1）主动运动：①肌力检查。②关节主动运动功能检查。正常各关节活动方式和范围各不相同，正常人可因年龄、性别、体力锻炼的程度而有所不同。③角度测量法。确定被测夹角的相邻肢段的轴线，选择测量平面（如额状面、矢状面或横截面），将量角器两臂贴近轴线，并保持方向一致进行测量。角度记录一般采用国际通用的中立位 0° 法。

（2）被动运动：①和主动运动方向相同的被动运动，一般先检查主动运动，再检查被动运动，然后进行比较。②非主动运动方向的被动运动，包括沿肢体纵轴的牵拉、挤压活动及侧方牵挤活动，观察有无疼痛及异常活动。许多骨科的特殊动诊属于被动运动。

（3）异常活动：①关节强直，运动功能完全丧失。②关节运动范围减小，见于肌肉痉挛或与关节相关联的软组织挛缩。③关节运动范围超常，见于关节囊破坏，关节囊及支持韧带过度松弛和断裂。④假关节活动，见于肢体骨折不愈或骨缺损。

6. 量诊

（1）长度测量：将肢体放在对称位置，以骨性标志为基点进行测量。如肢体挛缩不能伸直可分段测量，测量下肢时应先将骨盆摆正。主要测量指标有：①躯干长度：颅顶至尾骨端。②上肢长度：肩峰至桡骨茎突尖部（或中指指尖），或第 7 颈椎棘突至桡骨茎突尖部（或中指指尖）。③上臂长度：肩峰至肱骨外髁；④前臂长度：尺骨鹰嘴至尺骨茎突或桡骨小头至桡骨茎突。⑤下肢长度：髂前上棘至内踝尖或脐至内踝尖（相对长度，用于骨盆骨折或髋部疾患）。⑥股骨长度：股骨大转子顶点到外侧膝关节缝或髂前上棘至股骨内髁（相对长度）。⑦胫骨长度：内侧膝关节缝至内踝尖。⑧腓骨长度：腓骨小头至外踝。

（2）周径测量：要求两侧肢体取相对应的同一水平测量比较，若有肌萎缩或肿胀应选择表现最明显的平面测量，并观察其随时间推移的变化情况。

（3）轴线测定：正常人站立时背面相，枕骨粗隆垂线通过颈、胸、腰、骶椎棘突以及两下肢间；前臂旋前位伸肘时上肢呈一直线，旋后位即成10°~20°的肘外翻（称携带角）；下肢伸直时髂前上棘与第1、2趾间连线经过髌骨中心前方。

（4）角度测量：主要测量各关节主动与被动运动的角度（见动诊部分）。

（5）畸形疾患的测量：①肘内翻或肘外翻：上肢伸直前臂旋后位测量上臂与前臂所成的角度。②膝内翻：两内踝并拢，测量两膝间距离。③膝外翻：两股骨内髁并拢，测量两内踝距离。

第二节　各部位检查

骨科检查时，必须牢记几个要点。首先，应树立全身情况与局部情况并举的观念，切忌只见局部，忽略整体。其次，应充分暴露被检查部位，这是做好检查的首要条件。对比是骨科检查中常用的方法。应注意左右对比或患侧与健侧对比，上下邻近的组织也应对比。骨科各部位检查的顺序，目前尚无统一的规定和标准。但是必须遵循一个原则，即不遗漏重要的阳性体征和有意义的阴性体征，以保证得到尽可能全面、详尽和准确的资料。准确的诊断和治疗后的随访均有赖于详尽的检查。我们根据平素经验，建议按以下顺序检查：形态检查、功能检查、疼痛检查、特殊检查。

一、脊柱检查

先观察脊柱的生理弧度是否正常。其指标主要有：棘突是否在一条直线上；两侧肩胛下角连线与两侧髂嵴连线是否平行；两肩胛骨距中线是否对称；从枕骨结节向地面做垂线，此线应通过骶骨中线和肛门沟（图2-1）。若有脊柱侧凸，侧凸最大部位多为原发性侧凸，患者常有一反方向的继发性侧凸。为记录侧凸的程度，从第2颈椎棘突向骶1棘突连一直线，然后注明各段凸出最大的棘突与此连线的距离。

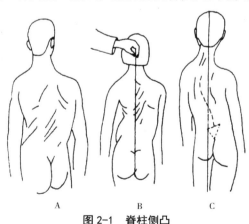

图2-1　脊柱侧凸

A. 上胸椎侧凸，致使颈肩部不对称畸形；B. 胸椎侧凸，左侧腰三角明显，右侧消失；C. 代偿性失调性脊柱侧凸

此外，检查时还应注意脊柱的表面标志：从枕骨结节向下，第1个能触到的棘突为第2颈椎；第7颈椎特高，又称为隆椎；与肩胛冈内缘平行者为第3胸椎棘突；在肩胛下角水平处为第7胸椎棘突；髂嵴连线横过第4腰椎棘突。

脊柱疼痛的检查，首先应确定疼痛位置。没有固定压痛点的患者往往病变不在脊椎。所以确定压痛点是很重要的诊断方法。

（一）颈部检查

1. 形态检查

注意观察颜面、头部有无发育及姿势异常。颈部有无特殊部位的瘢痕和窦道。疑有颈椎结核，应检查有无咽后壁脓肿、颈椎生理前凸消失、后凸畸形、颈椎缩短、发际下移和颈部活动有无受限等。

短颈者多伴有颅底凹陷症或颈椎畸形；落枕者头颈呈僵硬状体位；胸锁乳突肌挛缩者呈斜颈外观；外伤后则呈现保护性姿态，亦称为"军人颈"。颈椎椎体结核早期除颈部活动显得不灵活外，无其他异常形态改变；一旦椎体破坏严重，则患者用双手扶持下颌，预防神经根受压，头不能自由转动；椎体破坏缺损时，常出现后凸或侧凸畸形；流注脓肿多在咽后壁，也可在侧颈部。

新生儿胸锁乳突肌上的包块常为先天性斜颈。颈部侧方包块，应鉴别寒性脓肿、淋巴结肿大等。

2. 功能检查

一般让患者做颈部前屈、后伸、旋转、侧屈活动，并与正常者做比较。但对严重病例或需要手术和随访观察者，则需采用半圆尺或头颈活动测量器，并做检查记录。

3. 疼痛检查

常见的压痛点与伤病的部位及性质有关。颈椎病多于第 5 ~ 7 颈椎棘突旁有压痛。脊神经受累者，压痛点多位于下颈椎横突、肩胛骨内侧及第 1、2 颈椎旁，基本上沿斜方肌走行。落枕者斜方肌中点有压痛。鉴别：肩周炎压痛点多在肩部附近，包括冈上肌。前斜角肌综合征压痛点位于锁骨上窝、颈后三角区，而乳突和枢椎棘突之间的压痛多提示枕神经受累（图 2-2）。

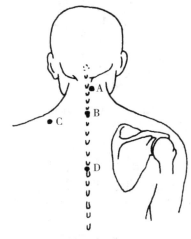

图 2-2 颈脊段常见压痛点

A. 颈椎棘突旁；B. 预胸椎棘间；C. 斜方肌；D. 胸椎棘间

4. 特殊检查

（1）前屈旋颈试验（Fenz 征）：先令患者头颈部前屈，再左右旋转活动，若颈椎处出现疼痛即为阳性，提示颈椎骨关节病，表明颈椎小关节多有退行性变。

（2）椎间孔挤压试验（击顶试验或 Spurling 征）：将患者头转向患侧并略屈曲，检查者左手掌垫于患者头顶，右手轻叩击之。当出现肢体放射性疼痛或麻木感时，即为阳性。阳性者提示有神经根性损害，常见于神经根型颈椎病。

（3）椎间孔分离试验：又称引颈试验。与挤压试验相反，检查者肚腹顶住患者枕部，双手托于颌下，向上牵引，若患者原有根性症状减轻，则为阳性，多提示根性损害。

（4）颈脊神经根张力试验：即 Eaten 征。检查者一手推患者的颞部，一手握住患者的腕部牵向相反方向，患肢出现麻木或放射痛时为阳性。但应注意，除颈椎病根性压迫外，臂丛损伤、前斜角肌综合征者均可阳性。

（5）Addison 征：患者坐位，昂首转向患侧，深吸气后屏住呼吸，检查者一手抵患侧下颌，给予阻力，一手摸患侧桡动脉。动脉搏动减弱或消失，则为阳性。表示血管受挤压，常见于前斜角肌综合征等。

（二）胸椎与背部

1. 形态检查

观察脊椎有无侧凸、异常后凸（角状驼背、圆形驼背）、剃刀背畸形等。角状驼背多为椎体破坏所致，常见于结核、陈旧性骨折等；圆形驼背多见于中年以上患者，多为脊椎退变或类风湿性疾病。

2. 功能检查

正常胸椎活动度很小。应注意各段活动度是否一样，可以测量棘突之间距离的改变来比较，以确定疼痛区有无肌防卫性强直。当椎体破坏至一定程度时，这种强直必然出现。

3. 疼痛检查

检查时应让患者双手抱肩，以使两宿胛骨分开。绝大多数胸椎结核深压痛和间接压痛比较明显，而浅压痛则比较轻。

4. 特殊检查

拾物试验：脊柱因为病变而僵硬时，则不能伸膝位弯腰，拾物时只能蹲位。常见于下胸椎及腰椎结核（图2-3）。

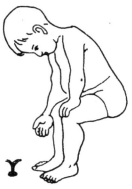

图2-3 拾物试验阳性

（三）腰骶椎与腰骶部

1. 形态检查

观察有无脊柱侧弯或腰前凸加大、变平和后凸，体位改变能否纠正走、立、坐、卧位等姿势的改变，有无肌肉痉挛，有无包块、窦道、脓肿。腰骶部如有丛毛、色素沉着、皮肤瘢痕样改变等应考虑隐性脊柱裂以及相关疾病。应注意：腰椎结核可能会有寒性脓肿流注至椎旁、腰大肌、髂窝、腹股沟内侧，甚至大腿内侧、腘窝。

2. 功能检查

前屈，90°（弯腰至指尖达到足背）；后伸，30°；侧屈，左右各30°；旋转，30°（骨盆固定，两肩连线与骨盆横径所成角度）（图2-4）。

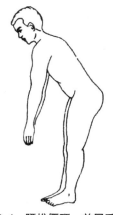

图2-4 腰椎僵硬，前屈受限

3．疼痛检查

骶棘肌外缘压痛常为横突骨折及肌肉、韧带劳损。骶棘肌旁压痛并向患侧下肢放射表示根性损害，多为腰椎间盘突出症。棘突上压痛多为棘上韧带损伤、棘突滑膜炎及骨折。棘间压痛多为棘间韧带劳损。腰部肌纤维组织炎者压痛点比较广泛。腰椎深部病变如结核、椎间盘炎等可有深部叩击痛，而压痛却不明显（图2-5）。

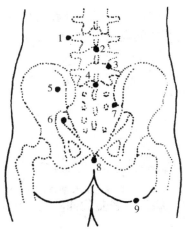

图2-5　腰痛患者常见的压痛点

4．特殊检查

（1）托马斯征（Thomas征）：患者仰卧，大腿伸直，则腰部前凸；屈曲健侧髋关节，迫使脊椎代偿性前凸消失，则患侧大腿被迫抬起，不能接触床面。常见于：①腰椎疾病，如结核、腰大肌流注脓肿、血源性化脓性髂腰肌炎等。②髋关节疾病，如髋关节结核、增生性关节炎和骨性强直等（图2-6）。

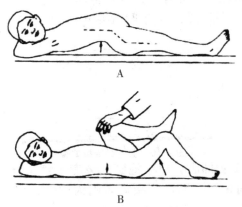

图2-6　Thomas征阳性

A．患侧髋关节伸直时腰椎有代偿性前凸；B．健侧髋关节被动屈曲时，患侧大腿自动离开床面

（2）儿童脊柱超伸展试验：患儿俯卧位，检查者将其两小腿提起，正常脊柱后伸自如且不痛（图2-7）。脊柱僵直并随臀部抬高者为阳性，见于脊椎结核（图2-8）。

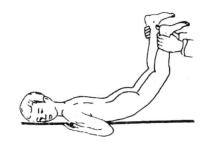

图2-7　正常脊柱被动伸展

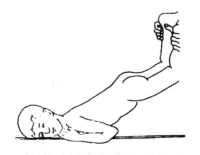

图2-8　僵直时脊柱被动伸展

（3）腰部超伸展试验：患者俯卧，检查者将其两下肢提起，抬离床面，并用手向下压其腰部，出现

25　　　•

疼痛者为阳性，见于腰椎崩解症。

（4）直腿抬高试验：患者仰卧、伸膝，检查者一手压患膝，一手托足跟，抬高肢体至患者疼痛或不能继续抬高为阳性，记录其角度，于30°～70°出现阳性者才有意义。常为腰椎间盘突出症。

（5）健腿直腿抬高试验：方法同"直腿抬高试验"，只是健侧下肢抬高，患肢痛。多为较大或中央型腰椎间盘突出症。

（6）直腿抬高加强试验（又称足背伸试验、Bragard 症）：直腿抬高至痛时，降低5°左右，再突然使足背伸，可引起大腿后侧剧痛，常为腰椎间盘突出症（图2-9）。

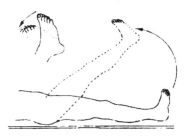

图 2-9　直腿抬高和加强试验

（7）Lasegue 征：患者仰卧，屈髋、膝，于屈髋位伸膝时，引起患肢痛或肌肉痉挛者为阳性。这也是腰椎间盘突出症的表现之一。

（8）鞠躬试验（Neri 试验）：患者站立做鞠躬动作，出现患肢后侧放射性疼痛为阳性，提示坐骨神经受压。

（9）屈颈试验（又称 Linder 试验）：患者仰卧，检查者一手按其胸前，一手按其枕后，屈其颈部，若出现腰部及患肢后侧放射性疼痛则为阳性，提示坐骨神经受压。

（10）股神经牵拉试验：患者俯卧、屈膝，检查者将其小腿上提或尽力屈膝，出现大腿前侧放射性疼痛者为阳性，见于股神经受压，多为腰3、4椎间盘突出症（图2-10）。

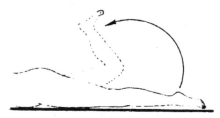

图 2-10　股神经牵拉试验

（11）骨盆回旋摇摆试验：患者仰卧，双手抱膝，极度屈髋屈膝。检查者一手扶膝，一手托臀，使臀部离开床面，腰部极度屈曲，摇摆膝部，腰痛者则为阳性，多见于腰部软组织劳损或腰椎结核（图2-11）。

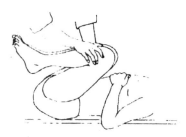

图 2-11　腰骶关节功能检查（骨盆回旋摇摆试验）

二、骨盆环检查

1. 形态检查

骨盆是否倾斜，双侧臀沟是否对称，两髂前上棘是否在一直线。骨盆骨折、脊柱侧弯、下肢短缩、臀肌瘫痪、内收肌痉挛等均可引起骨盆倾斜。臀肌有无萎缩，髂前后棘连线与水平线交角是否增大或减小（正常为 5°～10°）。臀部有无瘢痕、窦道、寒性脓肿。腹股沟有无包块。皮下有无瘀斑、肿胀。注意会阴及阴囊、阴唇处有无皮下瘀血。

2. 功能检查

骨盆环为一相对固定的整体，活动度很小。当有明显活动并伴有疼痛时，则多有骨折脱位发生。

3. 疼痛检查

骨盆环的许多结构都可在皮下触及，如果骨盆环有损伤，其压痛点有定位意义。腰骶部压痛可能为劳损、结核、类风湿性关节炎。肛门指检应注意骶部、髂骨、坐骨有无肿块，有无骶前脓肿，骶骨尾骨有无异常活动及触痛，若有则可能为骨折。

4. 特殊检查

（1）骨盆挤压及分离试验：患者仰卧位，检查者双手将两侧髂骨用力向外下方挤压，称骨盆分离试验。反之，双手将两髂骨翼向中心相对挤压，称为骨盆挤压试验。能诱发疼痛者多为阳性，见于骨盆环骨折。

（2）"4"字试验（又称 fabere 征、Patrick 征）：患者仰卧，患肢屈髋膝，并外展外旋，外踝置于对侧大腿上，两腿相交成"4"字，检查者一手固定骨盆，一手于膝内侧向下压。若骶髂关节痛，则为阳性。阳性者提示骶髂关节劳损、类风湿性关节炎、结核、致密性骨炎（图 2-12）。

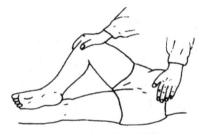

图 2-12 "4"字试验

（3）床边试验（又称 Gaenslen 征）：患者仰卧位，患侧靠床边使臀部能稍突出，大腿能垂下为宜。对侧下肢屈髋、屈膝，双手抱于膝前。检查者一手扶住髂嵴，固定骨盆，另一手将垂下床旁的大腿向地面方向加压，如能诱发骶髂关节处疼痛则为阳性，意义同上（图 2-13）。

（4）伸髋试验（又称 Yeoman 试验）：患者俯卧位，屈膝至 90°，检查者一手压住患侧骶髂关节，一手向上提起患侧小腿，如能诱发骶髂关节部位疼痛，则为阳性，其意义同"4"字试验（图 2-14）。

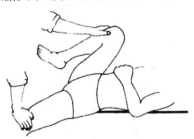

图 2-13 床边试验

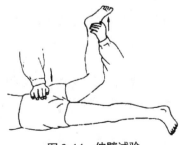

图 2-14 伸髋试验

三、四肢关节检查

（一）肩关节与肩锁部

1. 形态检查

注意肩部是否浑圆，两肩胛是否等高、对称，有无畸形。方肩，提示肩部肌肉萎缩、肩关节脱位、腋神经麻痹；翼状肩胛提示前锯肌瘫痪；肩胛高耸，常为先天性肩胛高耸症。肩锁关节脱位者，按压锁骨外端，可有弹性活动。肱二头肌长头腱滑脱，可在结节间沟触及肌腱的弹跳。

2. 功能检查

注意肩关节是活动度很大的关节，周围附着的肌肉很多，检查时要区分不同肌肉在不同体位、姿势、角度的不同作用。肩部的活动是四个关节活动的组合：肩锁关节、肩肱关节、胸锁关节、肩胛骨胸壁关节。

3. 疼痛检查

肩关节周围常见的压痛点有：肱二头肌长头腱鞘炎，压痛点在结节间沟；冈上肌腱损伤，压痛点局限在大结节的顶点部；肩峰下滑囊炎，压痛点在肩峰下方稍内侧。屈肘位，自肘部沿肱骨干纵轴向上叩击，若肱骨干或肩关节痛，则提示肱骨干或肩关节病变。

4. 特殊检查

（1）杜加征（Dugas 征）：患肢肘关节屈曲，手放在对侧肩关节前方，如肘关节不能与胸壁贴紧为阳性，表示肩关节脱位（图 2-15）。

（2）直尺试验（又称 Hamilton 征）：以直尺置于上臂外侧，一端贴紧肱骨外上髁，另一端如能贴及肩峰，则为阳性，提示肩关节脱位。

（3）肱二头肌长头紧张试验（Yergason 征）：患者屈肘，前臂旋后，检查者给予阻力。当有肱二头肌长头腱炎时，结节间沟区有痛感。

（4）Dawbam 征：患急性肩峰下滑囊炎时，患肢上臂贴在胸壁侧面，肩峰前缘下方可有触痛，如上臂外展，滑囊移位于肩峰下，触痛消失，为阳性。

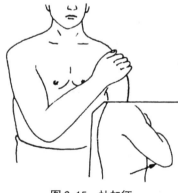

图 2-15　杜加征

（二）肘关节

1. 形态检查

注意有无肘部肿块，有无内、外翻畸形，连枷式关节等。肘关节肿胀有全关节肿胀、关节内侧肿胀及外侧肿胀之分。

2. 功能检查

肘关节的屈伸活动障碍是肱尺关节（主要）和肱桡关节的病症；前臂旋转功能障碍是远近尺桡关节（主要）和肱桡关节（次要）的病症。检查旋转活动时，肘关节必须靠紧胸壁并与对侧比较，以防肩部代偿。

3. 疼痛检查

肱骨外上髁压痛常见于肱骨外上髁炎（即网球肘）。

4. 特殊检查

（1）腕伸肌紧张试验（又称 Mill 征）：患者伸直患侧肘关节，前臂旋前，检查者将患侧腕关节屈曲，若患者肱骨外上髁区疼痛，则为阳性，提示肱骨外上髁炎。

（2）Huter 线与 Huter 三角：正常情况下，肘关节伸直时，肱骨外上髁、肱骨内上髁和鹰嘴突在一条直线上；肘关节屈曲时，三者成一等腰三角形。肱骨髁上骨折时，三者关系不变；肘关节后脱位时，三者关系改变。

（3）肘外翻挤压试验：肘关节伸直位，检查者一手握腕，一手扶患肘，并使其外翻，若有疼痛，则为阳性，提示桡骨小头骨折。

（三）腕关节与手部

1. 形态检查

注意有无包块（大小、性质、活动度、软硬度、与腕和手指的关系），有无畸形。餐叉样畸形提示 Colles 骨折；平手提示正中神经损伤；垂腕提示桡神经损伤；爪状手畸形提示尺神经损伤；此外有并指、多指、锤状指、纽扣指及鹅颈畸形等。腕关节肿胀以腕背伸指总肌腱两侧明显；"鼻烟壶"消失提示舟状骨骨折；个别指骨梭形肿胀提示指骨结核或内生软骨瘤；双手指骨梭形肿胀提示类风湿性关节炎。

2. 功能检查

以合掌法检查腕部屈伸活动是否灵活，是否伴有弹响及阻滞感。

3. 疼痛检查

手桡偏位，沿掌骨纵轴方向叩击第 3 掌骨（图 2-16），如有震痛，则提示舟状骨骨折；手尺偏位，沿掌骨纵轴方向叩击第 4 掌骨，如有震痛，则提示月状骨骨折。中指轴向压痛、叩击痛，提示可能有月状骨坏死（图 2-17）。

4. 特殊检查

（1）芬克斯坦（Finkel-Stein）试验：患者握拳（拇指埋于拳内），使腕部尺偏，若桡骨茎突处出现疼痛为阳性。阳性者提示桡骨茎突狭窄性腱鞘炎（图 2-18）。

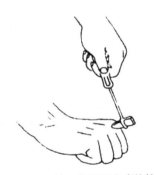

图 2-16　第 3 掌骨叩击痛的检查

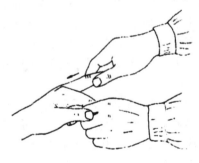

图 2-17　中指轴压痛

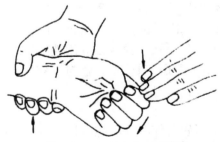

图 2-18　Finkel-Stein 试验

（2）腕关节尺侧挤压试验：患者腕关节置于中立位，检查者将其尺偏并挤压，若下尺桡关节处疼痛为阳性，提示三角软骨盘损伤，尺骨茎突骨折。

（四）髋关节

1. 形态检查

有无畸形、肿胀、窦道、瘢痕等。需检查姿势、步态是否稳定，速度是否均匀。髋关节脱位者有其独特站立姿势（图2-19）。跛行常见于下肢骨关节疼痛或缩短。先天性髋关节脱位者臀部后凸，行走时呈鸭步（图2-20）。足步见于关节部分或完全强直者。剪刀步态见于脑性瘫痪。股骨颈骨折者患股呈外旋畸形（图2-21）。股三角区应注意有无包块，其性质如何，应注意疝和寒性流注脓肿的区别。臀部骨隆起可能为髋关节后脱位，耻骨或闭孔部异常骨隆起可能是髋关节前脱位。大粗隆部肌腱弹跳感常提示弹响髋。

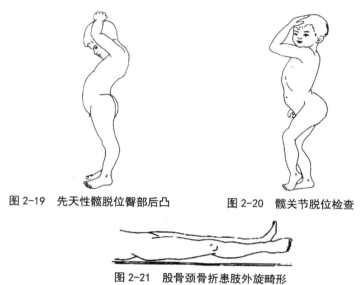

图2-19　先天性髋脱位臀部后凸　　　图2-20　髋关节脱位检查

图2-21　股骨颈骨折患肢外旋畸形

2. 功能检查

注意防止脊椎代偿动作，因此检查时，一下肢屈曲，另一下肢伸直；一下肢外展，另一下肢也外展。这样两下肢互做反方向动作，可防止骨盆的伴随动作。检查中一面记录，一面推测活动受限原因。一般明显旋转受限代表关节软骨面的破坏；外展受限可能为软组织病变（压痛点在内侧）或骨组织的病变（障碍在外侧）；伸直受限可为关节内病变，也可为腰大肌短缩、痉挛所致。

3. 疼痛检查

腹股沟中点或臀部压痛提示髋关节可能有病变。外侧大转子的浅压痛往往是大转子滑囊炎的表现。髋关节的活动痛也应该一面检查，一面分析判断病变部位。一般的轻度旋转痛多由于关节面的不平滑引起；严重旋转痛多由软组织受牵拉所致，可据此结合压痛部位和旋转方向推测病变软组织。

4. 特殊检查

（1）足跟叩击试验：直腿抬高，用拳叩击足跟，髋部疼痛为阳性。提示髋关节负重部位关节面破坏，且为晚期。足跟叩击痛不如从外向内叩击转子的疼痛出现早。

（2）屈氏（Trendelenburg）试验：裸露臀部，两下肢交替持重和抬高，注意骨盆的动作，抬腿侧骨盆不上升反而下降，为阳性。轻度时只能看出上身摇摆。阳性者提示：①持重侧不稳定，臀中肌、臀小肌麻痹和松弛，如小儿麻痹后遗症或高度髋内翻。②骨盆与股骨之间的支持性不稳，如先天性髋脱位，股骨颈骨折（图2-22）。

（3）Thomas征：详见腰椎检查。

（4）Allis征（又称Galeazzi征）：患者仰卧，屈髋屈膝，两足平行置于床面，比较两膝高度。不等高为阳性，提示较低一侧股骨或胫骨短缩，或髋关节后脱位（图2-23）。

（5）Dupuytren（望远镜）征：患者仰卧，检查者一手握膝，一手固定骨盆，上下推动股骨干，若觉察有抽动和音响即为阳性，提示小儿先天性髋关节脱位。

（6）髂胫束试验（Ober征）：患者健侧卧位，继侧屈髋屈膝，检查者一手固定骨盆，一手握踝，屈患髋膝达 90° 后，外展大腿并伸直患膝，大腿不能自然下落，并可于大腿外侧触及条索样物；或患侧主动内收，足尖不能触及床面，则为阳性，提示髂胫束挛缩（图 2-24）。

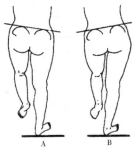

图 2-22　髋关节 Trendelenburg 试验
A．正常；B．阳性

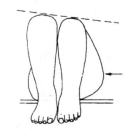

图 2-23　Allis 征阳性右髋先天性脱位，箭头所指是突出的大粗隆

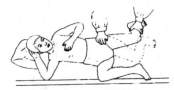

图 2-24　髂胫束试验

（7）Ortolani 征：见于小儿先天性髋关节脱位。小儿仰卧，双髋外展，两腿分开，患侧膝关节不能接触床面；如能，则先有滑动声响，此为暂时复位标志。

（8）髂坐线（Nelaton 线）：患者侧卧，髂前上棘到坐骨结节的连线正通过大转子的最高点。否则为阳性（图 2-25），提示髋关节脱位或股骨颈骨折。

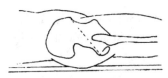

图 2-25　髂坐线

（9）大粗隆髂前上棘连线（Shoemaker 线）：左右大转子的顶点与同侧的髂前上棘做连线，其延长线相交于腹正中线上。若患侧大转子上移，则两线交于中线旁的健侧（图 2-26）。

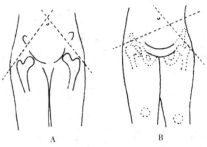

图 2-26　大粗隆髂前上棘连线
A．正常；B．右股骨颈骨折、大粗隆上移

（10）髂股三角（Bryant 三角）：患者仰卧位，自髂前上棘向床面做垂线，测大转子与此垂线的最短距离。比较两侧这一距离，正常时应相等。连接大转子与髂前上棘，构成直角三角形（图 2-27）。

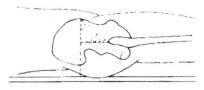

图 2-27　髂股三角

（五）膝关节

1. 形态检查

形态检查主要是比较股四头肌有无萎缩，这往往是膝关节有无病症的标志。膝关节有无肿胀：屈曲位髌韧带两侧"象眼"消失，提示肿胀；股骨内外髁一侧肿胀伴浅静脉怒张，提示有肿瘤的可能。皮肤有无色斑、瘢痕、窦道、发热等也需注意。

2. 功能检查

膝关节只有一个平面的屈伸活动，其活动范围可用角度也可用跟臀距来表示。

3. 疼痛检查

膝关节表面软组织较少，压痛点的位置往往就是病灶的位置（图 2-28）。

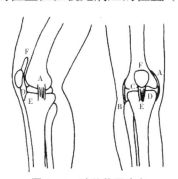

图 2-28　膝关节压痛点

A. 股骨内髁结节是内侧副韧带的压痛点；B. 腓骨小头上方是外侧副韧带的压痛点；C. 半月板的压痛点；D. 髌骨脂肪垫的压痛点；E. 胫骨结节的压痛点；F. 髌上囊的压痛点

4. 特殊检查

（1）浮髌试验：患者仰卧，伸膝，放松股四头肌，检查者一手虎口对着髌上囊，压迫膝部，将膝内液体压入髌骨下，一手轻压髌骨后快速松开，可觉察到髌骨浮起，此为阳性。正常膝内液体约 5 mL，当膝内液体达 50 mL 时，为阳性（图 2-29）。

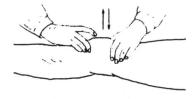

图 2-29　浮髌试验

（2）髌骨摩擦试验（Soto-holl 征）：患者仰卧位，伸膝，检查者一手按压髌骨，使其在股骨髌关节面上下活动，出现摩擦音或疼痛者为阳性。见于髌骨软化症。

（3）Mc Murray 试验：患者仰卧，检查者一手拇指及其余四指分别按住膝内外间隙，一手握住足跟部，极度屈膝。在伸屈膝的过程中，当小腿内收、外旋时有弹响或合并疼痛，说明内侧半月板有病变；当小腿外展、内旋时有弹响或合并疼痛，说明外侧半月板有病变（图 2-30）。

（4）伸直受限征：当膝关节半月板损伤有绞锁时，关节不能全伸，表现为伸直后胫骨粗隆不外旋，而维持在髌骨中线上。

（5）局部压痛（Mc Gregor 征）：内侧半月板损伤时，内侧副韧带中间的关节面部分有明显的压痛点。

（6）重力试验：用于检查盘状半月板和侧副韧带。患者健侧卧位，患膝外展，自动伸屈膝，如膝内有响声或疼痛加强，则病变在内侧半月板；若膝外侧痛，则可能是外侧副韧带损伤。如膝内疼痛减轻，则病变在外侧半月板，若膝内侧痛减轻，则可能是内侧副韧带损伤。假如患侧卧位，则相反。

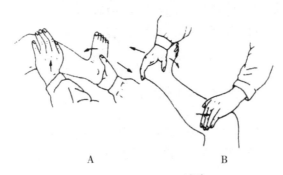

图 2-30　Mc Murray 试验

A. 小腿内旋内翻，同时伸直；B. 小腿外旋外翻，同时伸直

（7）伸膝试验（Pisani 征）：外侧关节间隙包块，在伸膝时消失，屈膝时出现，可能为外侧半月板囊肿。

（8）指压试验（又称 Fimbrill-Fisher 征）：检查者以指尖置于内侧副韧带前方的关节间隙，屈膝，旋转小腿数次，或同时伸膝，若内侧半月板损伤，则可感觉到手指下有物体在移动，并可伴疼痛及摩擦声。可用同法检查外侧半月板损伤。

（9）研磨试验（Apley 征）：患者俯卧，屈膝 90°，检查者双手握患肢足部，左腿压住患腿，旋转提起患膝，若出现疼痛，则为侧副韧带损伤；将膝下压，再旋转，若出现疼痛，则为半月板损伤；轻微屈曲时痛，则为半月板前角损伤。

（10）侧位运动试验（Bochler 征）：患者伸膝，检查者一手握踝，一手扶膝，做侧位运动，向内侧推时外侧痛，提示有外侧副韧带损伤；向外侧推时内侧痛，提示内侧副韧带损伤（图 2-31）。

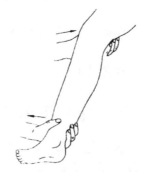

图 2-31　侧位运动试验

（11）抽屉试验：患者仰卧，屈膝，检查者双手握住膝部之胫骨上端，向后施压，胫骨后移，则提示后十字韧带断裂；向前施压，胫骨前移，则提示前十字韧带断裂（图 2-32）。

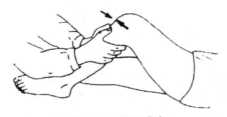

图 2-32　抽屉试验

（12）过伸试验（又称 Jones 试验）：患者仰卧，伸膝，检查者一手固定膝部，一手托起小腿，使膝过伸，出现疼痛者可能是半月板前角损伤、髌下脂肪垫肥厚或损伤、股骨髁软骨损伤。

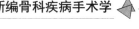

（13）肌警觉性征（Lannelongue 征）：膝关节结核时，关节活动受限，平衡功能遭到破坏，因此步态停滞、不连贯。

（六）踝关节与足部

1. 形态检查

形态检查主要检查有无畸形（马蹄足、扁平足、内翻足、外翻足、蹬外翻、锤状趾、高弓足、并趾、多趾等），肌肉有无萎缩，有无跛行，有无瘢痕、肿块、瘀斑等。跟腱断裂可于皮下角及一横沟。

2. 功能检查

此区关节较多，应仔细分析，尽力区分，测量清楚。

3. 疼痛检查

足部软组织较薄，局部压痛点往往是压痛部位。压痛在跟腱上，可能是腱本身或腱旁膜的病变；在跟腱止点处，可能是跟腱滑囊炎；在跟部后下方可能是 Sever 病。

4. 特殊检查

（1）前足横向挤压试验：检查者双手自前足两侧挤压前足引起疼痛，提示跖骨骨折、跖间肌损伤。Morton 病除放射痛外，还有足趾麻木。

（2）捏小腿三角肌试验：患者俯卧，检查者以手捏其三角肌腹，如有足屈曲，为正常；反之，则提示跟腱断裂。

（七）四肢关节外骨折与软组织损伤检查

1. 形态检查

对骨折患者，应注意观察肢体及外伤部位有无肿胀、皮下瘀血斑、成角畸形、反常运动、跛行。对软组织损伤患者，则应注意有无皮肤破损、出血、异物污染伤口。伤口形状、部位、大小也应注意描述。此外应注意有无骨及其他深部组织外露，皮下组织有无分离，有无皮下气肿和肢体血液循环障碍等。

2. 功能检查

注意功能障碍，反常运动。

3. 疼痛检查

有无环压痛、局限压痛、传导痛、纵向叩击痛，以及静止状态疼痛较轻活动后加重等现象。

4. 特殊检查

有无骨擦音和骨擦感，皮下瘀斑常位于成角畸形处。

第三节　神经反射检查

神经反射是由反射弧的形成而完成，反射弧包括感受器、传入神经元、中枢、传出神经元和效应器等。反射弧中任一环节有病变都可影响反射，使其减弱或消失；反射又受高级神经中枢控制，如锥体束以上病变，可使反射活动失去抑制而出现反射亢进。根据刺激的部位，可将反射分为浅反射和深反射两部分。

一、浅反射

浅反射是刺激皮肤或黏膜引起的反应。

（一）腹壁反射

患者仰卧，下肢稍屈曲，使腹壁松弛，然后用钝头竹签分别沿肋缘下（胸髓 7 ～ 8 节）、脐平（胸髓 9 ～ 10 节）及腹股沟上（胸髓 11 ～ 12 节）的方向，由外向内轻划腹壁皮肤（图 2-33）。正常反应是局部腹肌收缩。腹壁上、中、下部反射消失分别见于上述不同平面的胸髓病损。双侧腹壁上、中、下部反射均消失见于昏迷和急性腹膜炎患者，一侧上、中、下部腹壁反射消失见于同侧锥体束病损。肥胖、老年及经产妇由于下腹壁过于松弛也会出现腹壁反射减弱或消失，应予以注意。

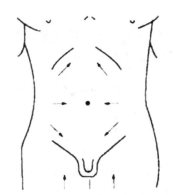

图 2-33　腹壁反射与提睾反射示意图

（二）提睾反射

提睾反射与检查腹壁反射相同，竹签由下而上轻划股内侧上方皮肤，可引起同侧提睾肌收缩，睾丸上提（图 2-33）。双侧提睾反射消失为腰髓 1 ～ 2 节病损，一侧反射减弱或消失见于锥体束损害。局部病变如腹股沟疝、阴囊水肿等也可影响提睾反射。

（三）跖反射

患者仰卧，下肢伸直，检查者手持患者踝部，用钝头竹签划足底外侧，由足跟向前至小趾于跖趾关节处转向姆趾侧，正常反应为足趾屈曲（即 Babinski 征阴性）。反射消失为骶髓 1 ～ 2 节病损。

（四）肛门反射

用钝头竹签轻划肛门周围皮肤，可引起肛门外括约肌收缩。反射障碍为骶髓 4 ～ 5 节、马尾神经病损。

二、深反射

（一）肱二头肌反射

患者前臂屈曲，检查者以左拇指置于患者肘部肱二头肌位上，然后右手持叩诊锤叩击左拇指，可使肱二头肌收缩，前臂快速屈曲（图 2-34）。反射中枢为颈髓 5 ～ 6 节。

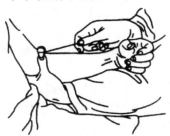

图 2-34　肱二头肌反射示意图

（二）肱三头肌反射

患者外展上臂，半屈肘关节，检查者用左手托住其上臂，右手用叩诊锤直接叩击鹰嘴上方的肱三头肌腱，肱三头肌收缩，引起前臂伸展（图 2-35）。反射中枢为颈髓 6 ～ 7 节。

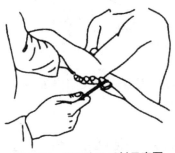

图 2-35　肱三头肌反射示意图

（三）桡骨骨膜反射

患者前臂置于半屈半旋前位，检查者以左手托住其腕部，并使腕关节自然下垂，随即以叩诊锤叩桡骨茎突，可引起肱桡肌收缩，发生屈肘和前臂旋前动作（图2-36）。反射中枢在颈髓5～6节。

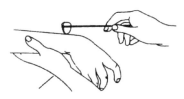

图2-36 桡骨骨膜反射示意图

（四）膝反射

坐位检查时，患者小腿完全松弛下垂，卧位检查则患者仰卧，检查者以左手托起其膝关节使之屈曲约120°，用右手持叩诊锤叩击膝盖髌骨下方股四头肌腱，可引起小腿伸展（图2-37）。反射中枢在腰髓2～4节。

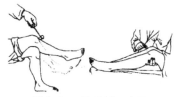

图2-37 膝反射示意图

（五）跟腱反射

跟腱反射又称踝反射。患者仰卧，膝关节稍屈曲，下肢取外旋外展位。检查者左手将患者足部背屈成直角，以叩诊锤叩击跟腱，反应为腓肠肌收缩，足向跖面屈曲（图2-38）。反射中枢为骶髓1～2节。

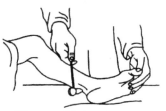

图2-38 跟腱反射示意图

（六）Hoffmann 征

反射中枢为颈髓7～胸髓1节。以往该征被列入病理反射，实际上为牵张反射，是深反射亢进的表现，也见于腱反射活跃的正常人。检查者左手持患者腕部，然后右手中指与示指夹住患者中指并稍向上提，使腕部处于轻度过伸位，以拇指迅速弹刮患者的中指指甲，引起其余四指轻度掌屈反应则为阳性（图2-39）。

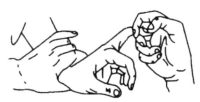

图2-39 Hoffmann 征检查示意图

（七）阵挛

在锥体束以上病变，深反射亢进时，用力使相关肌肉处于持续性紧张状态，该组肌肉发生节律性收缩，称为阵挛。常见的有以下2种。

1. 踝阵挛

患者仰卧，髋与膝关节稍屈，医生一手持患者小腿，一手持患者足掌前，突然用力使踝关节背屈并维持之；阳性表现为腓肠肌与比目鱼肌发生连续性节律性收缩而致足部呈现交替性的屈伸动作

（图 2-40），是腱反射极度亢进。

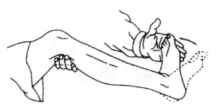

图 2-40　踝阵挛示意图

2. 髌阵挛

患者下肢伸直，医生以拇指与示指控住其髌骨上缘，用力向远端快速连续推动数次后维持推力；阳性反应为股四头肌发生节律性收缩使髌骨上下移动，意义同上。

三、病理反射

病理反射指锥体束病损时，大脑失去了对脑下和脊髓的抑制作用而出现的异常反射。1 岁半以内的婴幼儿由于神经系统发育未完善，也可出现这种反射，不属于病理性。

1. Babinski 征

取位与检查跖反射一样，用竹签沿患者足底外侧缘，由后向前至小趾跟部并转向内侧，阳性反应为踇趾背伸，余趾呈扇形展开。

2. Oppenheim 征

医生用拇指及示指沿患者胫骨前缘用力由上向下滑压，阳性表现同 Babinski 征。

3. Gordon 征

检查时用手以一定力量捏压腓肠肌，阳性表现同 Babinski 征。

以上三种体征临床意义相同，其中 Babinski 征是最典型的病理反射。

第三章　骨科常用治疗方法

第一节　手法复位

一、复位时机

患者全身情况好转，复位时间越早越好。在局部未产生肿胀与肌肉痉挛以前，骨折复位易获得一次成功。因为骨折后 1 ～ 4 h，骨折局部呈现明显的软弱，肌肉松弛，即所谓的局部休克现象。一般认为是手法复位最宝贵的时机，若超过 24 h，复位较困难。

二、麻醉选择

复位时应根据伤员情况和骨折部位选用麻醉，以达到消除疼痛，缓解肌肉痉挛，便于整复。常用的麻醉方法有以下几种。

1. 局部浸润麻醉

将 2% 普鲁卡因 20 ～ 10 mL 注射于骨折血肿中，10 ～ 15 min 即发挥效能。

2. 神经阻滞麻醉

上肢骨折可选用颈丛或臂丛麻醉，下肢骨折可选用硬膜外或腰椎麻醉。

3. 全身麻醉

儿童骨折不易合作多用此法。

三、整复手法

整复骨折移位时，要达到得心应手。手法的运用必须熟练、灵活、准确，做到伤员不感到痛苦为适。手法的轻度适宜，与骨折的愈合速度以及能否遗留残疾有着密切的关系。现将临床常用的整复手法分述如下。

1. 拔伸牵引

拔伸牵引即加以适当的牵引力及对抗牵引力，克服肌肉抗力，矫正缩短移位，恢复肢体长度与轴线。按"欲合先离，离而复合"的原则，开始牵引时肢体仍保持原来的位置，沿肢体纵轴徐徐牵伸缩短移位，然后用力牵引矫正旋转，成角移位（图 3-1）。有时也选用牵引力均衡、持续而稳定的机械牵引。

2. 提拉牵抖

提拉牵抖主要是矫正骨折远端下陷或上移与近端几乎成直角的移位。沿其原来移位方向，加大畸形。利用拔伸力，顺纵轴方向骤然向上提拉猛抖，使之加大拔伸力而对位。一般多用于桡骨下端骨折（图 3-2）。

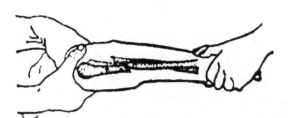

图 3-1　拔伸牵引手法

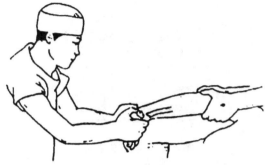

图 3-2　提拉牵抖手法

3. 折顶回旋

横骨折具有较长的尖齿时，单靠拔伸力量不能矫正缩短移位。可用折顶手法：术者两拇指压于突出的骨折端，其余两手四指重叠环抱下陷的另一骨折端，先加大其原有成角，两拇指再用力向下挤压突出的骨折端，待两拇指感到两断端已在同一平面时，即可反折伸直，使断端对正（图 3-3）。回旋手法用于背向移位，即背靠背的斜骨折。先判断发生背向移位的旋转途径，再施行回旋手法。循原路回旋回去，如操作中感到有软组织阻挡，即可能对移位途径判断不准，应改变回旋方向，使背对背的骨折端变成面对面后，再矫正其他移位（图 3-4）。施行回旋手法不可用力过猛，以免伤及血管、神经，且应适当减小牵引力，否则不易成功。

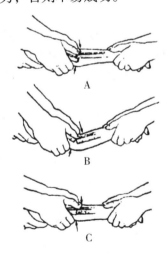

图 3-3　反折手法

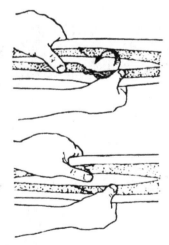

图 3-4　回旋手法

4. 旋转屈伸

旋转屈伸主要是矫正难度较大的旋转，成角移位。拔伸可矫正缩短、旋转、成角移位，但不能矫正靠近关节部位的骨折断端的旋转、成角。这主要是由于短小骨折段受着单一方向肌肉牵拉过度所致。因此对骨折端有牵拉重叠、不同方向成角的旋转移位同时存在时，须按骨折部位、类型，结合骨折断端肌肉牵拉方向，利用它的生理作用，将骨折远端连接与之形成一个整体的关节远端肢体共同拔伸，向骨折近端所指的方向，在拔伸牵引下同时施行旋转屈伸手法，并置适宜位置，远近端轴线相对，旋转成角移位可得到矫正（图 3-5）。

5. 端提挤捺

短缩、成角及旋转移位矫正后，还要矫正侧方移位。前后侧（即掌背侧）移位用端提手法，操作时在持续手力牵引下，术者两手拇指压住突出的远端，其余四指捏住骨折近端，向上端提（图3-6）。内外侧（即左右侧、尺桡侧）移位用挤捺手法。操作时，术者用一手固定骨折近段，另一手握住骨折远段，用两拇指分别挤压移位的骨折端，使陷者复起，突者复平（图3-7）。操作时用力要适当，方向要明确，部位要确实，着力点要稳固。术者手指与患部皮肤要密切相贴，通过皮下组织，直接作用于骨折断端，切忌在皮肤上来回磨蹭。

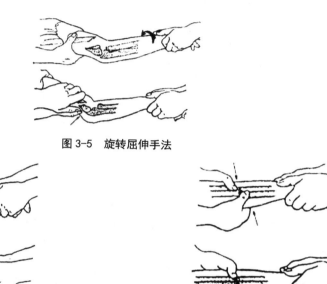

图3-5 旋转屈伸手法

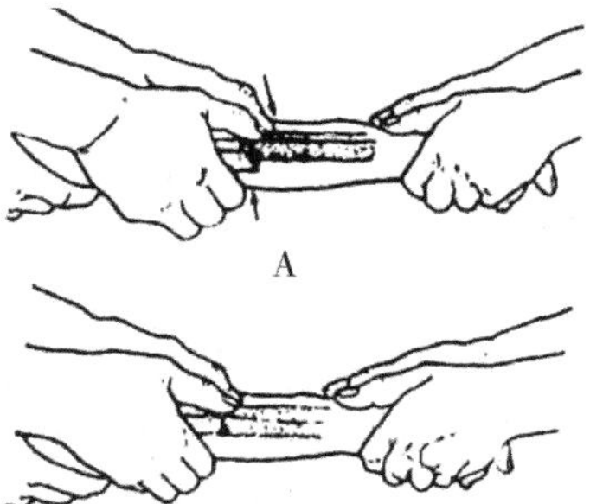

A

B

图3-6 端提手法

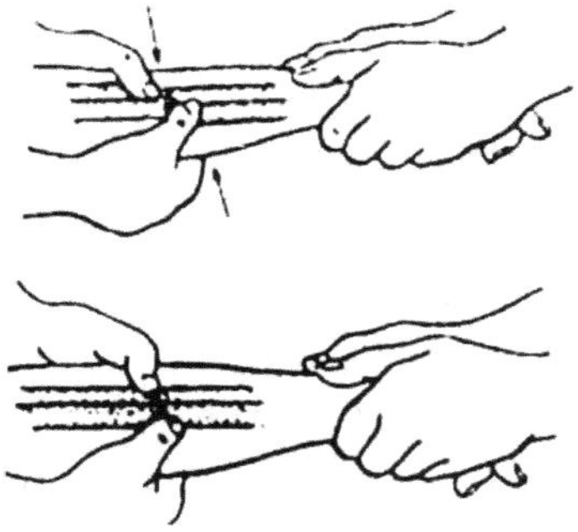

图3-7 挤捺手法

6. 拿捏合拢

对斜型、螺旋型骨折，或有数个骨折块的粉碎性骨折，经过以上手法整复，但其骨折的断端，仍可能有不同程度的间隙。为使骨折面紧密接触，术者可用一手固定骨折远段（助手固定近段），另一手拿推骨折端，先从四周反复拿捏，然后两手掌部贴于骨折处，收聚合拢使骨折断端骨面接触稳固（图3-8）。

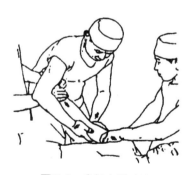

图3-8 拿捏合拢手法

7. 夹挤分骨

凡是两骨并列发生骨折，如尺桡骨骨折、胫腓骨骨折、掌骨骨折、跖骨骨折，骨折段因骨间肌或骨间膜的收缩而互相靠拢。复位时应以两手拇指及示、中、环三指，由骨折部的掌、背侧夹挤骨间隙，使靠拢的骨折断端分开，远近骨折段相应稳定（图3-9）。

8. 按摩舒筋

骨折时不仅有骨骼的损伤，而且肌肉、肌腱、血管等软组织亦常遭受损伤。因此在骨折整复后，以拇指的指腹，沿其肌肉、肌腱的走向，轻涂揉摩，使骨折周围扭转曲折的肌肉、肌腱，随着骨折复位而舒展通达，血流畅通，以达到消肿、止痛的目的（图 3–10）。

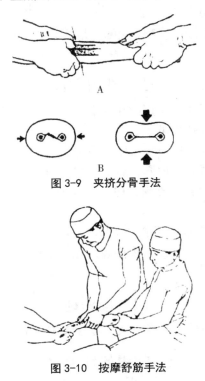

图 3-9　夹挤分骨手法

图 3-10　按摩舒筋手法

第二节　针灸疗法

针灸疗法是运用针刺或艾灸使人体相应的穴位得到适当的刺激，从而达到治疗疾病的一种方法。针灸具有调和阴阳、舒筋活络、活血祛瘀、行气止痛、祛风除湿等作用。

一、应用范围

我国古代运用针灸治疗损伤性疾病早已有记载，如《素问·缪刺论》说："人有所堕坠，腹中满胀……刺足内踝之下"。近年来，针灸在骨伤科疾病的治疗中应用的范围逐渐扩大，广泛用于骨折、脱位、筋伤、骨病等的治疗，临床效果良好。

二、取穴规律

针灸治病是利用针刺、艾灸某些腧穴来完成的。腧穴的选用和组成与疗效关系密切。损伤初期一般"以痛为腧"取穴，或结合近部取穴，在疼痛剧烈处进针可收到止痛、消肿、舒筋、活络等功效；损伤中、后期，以循经取穴为主，辨证论治，可收到消肿止痛、通经活络的效果，使血脉通畅，肌肉、关节的功能恢复正常。总之，针灸的腧穴选取是以经络学说为指导，根据病症，以循经取穴为主，其中分为近部取穴、远部取穴和随证取穴，三法在临床上既可单独选取，也可联合应用，组成针灸的治疗方案。

（一）近部取穴

近部取穴是根据每一腧穴都能治疗所在部位的局部和邻近部位的病症这一普遍规律提出的，是选取病痛的局部或邻近部位的腧穴，多用于治疗体表部位明显和较局限的症状。如《灵枢·厥病》载："头痛……有所击堕，恶血在于内；若肉伤，痛未已，可则刺，不可远取也"。

（二）远部取穴

远部取穴是取距病痛处较远部位的腧穴，是根据阴阳脏腑经络学说等中医理论和腧穴的主治功能提出的，是在病痛较远的部位取穴。如《灵枢·终始》所说："病在上者，下取之；病在下者，高取之；

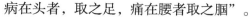

病在头者，取之足，痛在腰者取之腘"。

（三）随证取穴

随证取穴是指对某些全身症状或针对病因病机而取穴，又称辨证取穴，是根据中医理论和腧穴功能主治而提出的。前两种取穴不能完全概括，就应随证取穴。如治疗肢体活动不灵，酸楚拘急，可配筋会、阳陵泉治之。

三、常用穴位

人体穴位很多，但损伤的常用穴位大约有 60 多个。临床可根据不同情况选择应用，也可根据具体情况酌加一些阿是穴。常用各部位穴位如下。

头部：承浆、人中、印堂、百会、风府、太阳、风池、天柱等。

肩臂部：肩井、巨骨、肩髎、臂臑、肩髃、肩前、肩中俞、肩外俞、曲垣、天宗、臑俞等。

上肢：肘髎、曲池、手三里、合谷、支沟、内关、外关、养老、列缺、大陵、落枕、腰痛穴、上八部、后溪、腕骨等。

腰股部：命门、腰阳关、风门、肝俞、肾俞、气海俞、大肠俞、小肠俞、志室、腰眼、夹脊、云门等。

髋及下肢部：居髎、环跳、秩边、殷门、委中、承山、昆仑、京骨、悬钟、丘墟、伏兔、梁丘、膝眼、足三里、条口、解溪、太冲等。

四、禁忌证

骨痈疽、骨痨、骨肿瘤、血友病性关节炎以及工业性骨中毒等，禁忌针灸。

五、常用的针灸疗法

针灸的内容和方法很多。常用的针刺法有毫针法、三棱针、皮肤针、电针法、火针、水针法和耳针法等；灸法有艾炷灸、艾条灸、针柄灸和温针灸等。此外还有灯火灸、光灸（用激光或红外线照射）以及药灸（用刺激性药物敷贴）等。在应用时应根据临床病症的不同选择使用。

六、行针手法

（一）提插法

提插法是将针刺入腧穴的一定深度后，使针在穴内进行上下进退的操作方法。至于提插幅度的大小、层次的有无、频率的快慢以及操作时间的长短等，应根据患者的体质、病情灵活掌握。

（二）捻转法

捻转法是将针刺入腧穴的一定深度后，以右手拇指和中、食二指持住针柄，进行一前一后地来回旋转捻动的操作方法。至于捻转角度的大小、频率的快慢、操作时间的长短等，也应根据患者的体质、病情等灵活掌握。

（三）循法

循法是以左手或右手所刺腧穴的四周或沿经脉的循行部位，进行缓和的循按或循捏的方法。此法在未得气时用之可以通气活血，有行气、催气之功。

（四）刮柄法

刮柄法是将针刺入腧穴的一定深度后，使拇指或示指的指腹抵住针尾，用拇指、示指或中指的指甲部，由上而下的频频刮动针柄的方法。此法在不得气时用之可激发经气，促使得气。

（五）弹柄法

弹柄法是将针刺入腧穴的一定深度后，以手指轻轻叩弹针柄，使针产生轻微的震动，而使得气速行。

（六）搓柄法

搓柄法是将针刺入腧穴的一定深度后，以右手拇、食、中三指持针柄向单方向捻转，此法有行气、催气和补虚泻实的作用。

（七）摇柄法

摇柄法是将针刺入腧穴的一定深度后，手持针柄进行摇动，此法若直立针身而摇，多自深而浅地随摇随提，用以出针泻邪；若卧针斜刺或平刺而摇，一左一右，不进不退，如青龙摆尾，可使针感单向传导用以行气。

七、针刺补泻的作用

针刺手法是产生补泻作用的主要手段。补法是指能鼓舞人体正气，使低下的功能恢复旺盛的方法。泻法是指能疏泄病邪，使亢进的功能恢复正常的方法。采用适当的手法激发经气以补益正气，疏泄病邪而调节人体脏腑经络功能，促使阴阳平衡而恢复健康。

（一）捻转补泻

针下得气后，捻转角度小，用力轻，频率慢，操作时间短者为补法，反之为泻法。也有以左转时角度大，用力重为补法；右转时角度大，用力重者为泻法。

（二）提插补泻

针下得气后，先浅后深，重插轻提，幅度小，频率慢，操作时间短者为补法，反之为泻法。

（三）疾徐补泻

进针时徐徐刺入，少捻转，疾速出针为补法，反之为泻法。

（四）迎随补泻

进针时针尖随着经脉循行去的方向刺入为补法，针尖迎着经脉循行来的方向刺入为泻法。

（五）开阖补泻

出针后迅速揉按针孔为补法，出针时摇大针孔而不立即揉按为泻法。

（六）呼吸补泻

患者呼气时进针，吸气时出针为补法。患者吸气时进针，呼气时出针为泻法。

（七）平补平泻

进针后得气，均匀地提插，捻转后即可出针。

八、注意事项

由于人的生理功能状态和生活环境条件等因素，在针灸时还应注意以下几个方面：①患者在过于饥饿、疲劳、精神过度紧张时，不宜立即进行针灸。②妇女孕期不宜针灸，特别是一些通经活血的穴位。③有继发性出血倾向的患者和损伤后出血不止的患者，不宜针灸。④有皮肤感染、溃疡、瘢痕或肿痛的部位，不宜针灸。⑤对胸、胁、背、腰等脏腑所居之处的腧穴，不宜直刺、深刺，以防损伤脏腑。

第三节 小针刀疗法

小针刀疗法是在中医针刺疗法和西医外科手术疗法的基础上发展起来的。小针刀是一种兼有针和刀两种性能的新型医疗器械，其用法属于一种闭合性手术疗法，具有简单经济、痛苦小、见效快等特点，较受患者欢迎。

一、小针刀的构造及治疗机制

小针刀实际上是针灸刀的改型，外观与普通毫针相似，分针头、针身和针柄3部分，长为4～15 cm，临床常有Ⅰ型、Ⅱ型、Ⅲ型三种型号。针头为楔形，末端扁平带刃，刀口线长约0.8 mm，刀口分齐平口与斜口2种，以适应临床不同需要，因刃小容易避开神经、血管和重要脏器；针身为圆柱形，直径1～3 mm，针柄为一扁平葫芦形。小针刀的刀口线与刀柄在同一平面内，这种方向性设计便于根据在体外的刀柄部分来判断在体内的刀锋方向（图3-11）。小针刀为优质不锈钢制成，具有较好的刚性和韧性。其刚性保持刀刃的锋利，以利于在体内切开或剥离病变组织而不卷刃；其韧性使针刀在体内切割、旋转、移动等操作时不会发生折断。

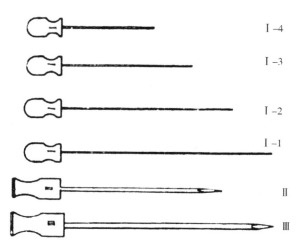

图 3-11　小针刀

在生理状况下，肌肉的收缩和舒张可牵连着其他组织跟着移动而产生运动。许多肌群的各块肌肉在体内进行方向不同的滑动，使人体完成各种复杂的活动。可因某种致病因素引起这些软组织的某一局部发生粘连，而影响各肌肉、肌腱的自由伸缩滑动，就会发生功能障碍；同时还会牵拉、挤压神经，出现患部麻、胀、痛、酸等自觉症状。因为粘连、瘢痕形成，又常导致血运障碍，造成局部肌肉萎缩和肿胀。若瘢痕形成粘连的范围较大，还会挤压某些肌肉、韧带，使其变短、变粗、变硬、弹性降低，引发人体外观畸形。小针刀疗法具有剥离粘连、疏通阻滞、流畅气血、刮除瘢痕、解痉止痛等功效，能有效地解除软组织粘连或肌肉挛缩，使其部分或完全恢复原来的功能状态。可见小针刀技术实际是一种松解手术，是一种精确定位下的高选择性非直视手术。

二、适应证与禁忌证

（一）适应证

小针刀疗法的有关理论是从骨伤科一些疾病的应用开始的，通过逐步的发展与完善，其在骨伤科中的应用范围主要有以下几个方面。

（1）损伤后遗症：软组织、四肢关节的外力损伤，持续劳损，手术损伤等经过治疗或自我修复遗留下来的功能障碍、肌肉萎缩或挛缩、酸、胀、痛、麻等病症。

（2）腱鞘炎及滑囊炎：特别是对狭窄性腱鞘炎、跖管综合征、腕管综合征等疗效较好。

（3）顽固性疼痛点：各种因软组织粘连、挛缩、瘢痕而引起的全身各处的一些顽固性疼痛点。

（4）部分骨质增生：如跟骨骨刺等。

（5）四肢陈旧性骨折后遗症：如骨干骨折畸形愈合等。

（二）禁忌证

如有下列情况之一者，均禁忌施行小针刀手术。

（1）发热患者。

（2）一切严重内脏病的发作期。

（3）施术部位有皮肤感染、肌肉坏死、红肿灼热或有深部脓肿者。

（4）施术部位有重要神经、血管或重要脏器而施术时无法避开者。

（5）血友病、凝血机制不良或有其他出血倾向者。

（6）恶性肿瘤。

（7）血压高且情绪紧张者。

此外，对于体质极度虚弱或有高血压及易晕针的患者，慎用小针刀治疗。

三、操作方法

（一）操作前准备

首先应做好患者的思想工作，认真向患者解释小针刀疗法的作用、方法和目的，取得患者的配合。其次，操作前施术者戴好口罩及帽子。再次是准备好器械：无菌纱块少许，无菌小孔巾，棉签，医用胶布等；聚维酮碘；医用无菌手套，选择小针刀并经高压或煮沸消毒。

（二）进针四步规程

进行小针刀治疗必须依次序遵循以下 4 个步骤，一步也不能省略。

（1）定点：确定病变部位及进针点，用甲紫标记进针点后，以聚维酮碘常规消毒皮肤，铺无菌小孔巾。定点的正确与否直接关系到治疗效果。

（2）定向：使刀口线与大血管、神经及肌纤维走向平行，将刀口压在进针点上。目的是避开神经、血管和重要脏器，确保手术安全进行。

（3）加压分离：在完成第 2 步后，右手拇指、示指捏住针柄，其余 3 指托住针体，稍加压力而不刺破皮肤，使进针点处形成一个长形凹陷，将神经、血管分离在刀刃的两侧。即在浅层部位有效地避开神经、血管。

（4）刺入：继续加压，当刀口下皮肤贴近骨质时，可感到一种坚硬感，稍一加压，即可穿过皮肤。此时进针点处凹陷基本消失，神经、血管即膨起在针体两侧，随后可根据需要施行手术治疗。当针刀刺入时，托住针体的右手其余 3 指应作为支撑，压在进针点附近的皮肤上，防止刀锋刺入过深，以免损伤深部重要神经、血管及健康组织和脏器。

（三）小针刀手术八法

（1）横行剥离法：肌肉、韧带与骨骼发生粘连时，应将刀口线与肌肉或韧带走行方向平行刺入患处，待刀口接触骨面时，按与肌肉或韧带走行垂直方向铲剥，将肌肉或韧带从骨面上铲起，针下有松动感时即可出针。

（2）纵行疏通剥离法：若粘连发生于肌腱韧带的附着点，宜将刀口线与肌肉韧带走行方向呈平行刺入患部，当刀口接触骨面时，按刀口线方向疏通剥离，依据附着点的宽窄，分几条线疏通剥离，不可横行剥离。

（3）切开剥离法：如几种软组织相互粘连、瘢痕形成，如肌肉与韧带、韧带与韧带互相粘连时，将刀口线与肌肉或韧带走行方向呈平行刺入患处，切开相互间的粘连或瘢痕。

（4）瘢痕刮除法：若腱鞘壁或肌腹、肌肉的附着点处有瘢痕，先沿软组织的纵轴切开数条口，然后在切开处反复疏通剥离 2 ~ 3 次，如感觉刀下有柔韧感，表明瘢痕已碎，即出针。

（5）通透剥离法：若局部有较大范围的粘连板结，无法进行逐点剥离，可在板结处周围多点进针，进针点选在肌肉与肌肉之间或与其他相邻软组织间隙处。当针刀接触骨面时，除软组织在骨上的附着点之外，均将软组织从骨面铲起，尽量疏通剥离其相互之间的粘连，并切开瘢痕。

（6）铲磨削平法：若较大骨刺发生于关节边缘或骨干，影响生活工作时，将刀口线与骨刺竖轴线垂直刺入，当刀口接触骨刺后，将骨刺尖部或锐边削去磨平。

（7）骨痂凿开法：如骨干骨折畸形愈合，影响功能活动，需重新整复者，在麻醉下用小针刀穿凿数孔，将其手法折断再行复位。较小骨痂，可将刀 U 线垂直于骨干纵轴刺入骨折间隙，穿凿 2 ~ 3 针，分离骨痂；较大骨痂，用同法穿凿 7 ~ 8 针后，用手法折断骨痂处，再行复位修平。

（8）切割肌纤维法：若部分肌纤维紧张或痉挛，引起顽固性疼痛及功能障碍者，可将刀口线与肌纤维垂直刺入，切断少量紧张或痉挛的肌纤维即可。常用于四肢及腰背部疾病的治疗。

临床上有许多种小针刀的操作方法，且较复杂，但主要有上述 8 种操作方法。操作结束后出针要迅速，并压迫针孔片刻，以防出血（一般不会出血），外盖无菌纱布。

四、注意事项

（一）选用良好的小针刀

一是术前检查刀刃。小针刀多次剥离后刀刃会变钝或卷刃，因此使用前必须检查一下刀刃，若发现变钝或卷刃，应予更换或重新加工使刀刃锋利。二是定期更换小针刀，小针刀一般使用2年后即需更换。三是防止针体折断。

（二）操作时注意事项

（1）严格掌握适应证与禁忌证。

（2）严格无菌操作，防止软组织感染或骨髓炎，必要时可术后应用抗生素。

（3）找准进针点，选择好合适的手术入路。

（4）通常不用局麻，以免影响针感观察。

（5）酸、胀、酥感是小针刀的正常针感；痛、麻、触电感均属异常针感。若遇异常针感，则不能进针，更不可进行手术。

（6）切勿损伤重要神经、血管，胸背及腰部不可进针太深。

（三）晕针的预防与处理

患者体弱、情绪不好、恐惧或饥饿时勿进行小针刀疗法，因容易发生晕针。晕针时表现为头晕、心慌、面色苍白、出冷汗、恶心欲吐、脉细数、血压下降等。若出现晕针，应停止小针刀治疗，立即卧床休息，注意保暖，一般2～3 min后症状会好转，15 min左右恢复正常。还可配合掐人中、内关、外关穴或注射高渗葡萄糖注射液等抢救措施。

第四章 骨关节镜技术

第一节 腕关节镜技术

腕关节镜的应用还较少，近年来，已明确腕关节镜在诊断方面较影像学检查更为准确，在治疗方面也取得了较大的进展。腕关节镜手术可选择在局部阻滞麻醉或全身麻醉下进行。使用上臂气囊止血带，能在处理关节内骨折时使视野更清晰。国内腕关节镜的直径以 2.3 ~ 2.7 mm 和 25° ~ 30° 前倾角最适合。牵引装置用于放松腕关节，以牵引架较常用，其优点在于可无菌消毒，并高度灵活，允许腕关节在手术中有一定的屈、伸、尺偏和桡偏的活动度。牵引重量为 5 ~ 6 kg，以塑料手指牵引套套在食、中、环 3 个手指上。在整个手术过程中必须做关节灌洗和扩张以保证关节内结构、视野清晰。腕关节镜手术入路包括桡腕关节入路和腕中关节入路。桡腕关节入路取名于相关的伸肌肌腱分隔和相互联系，依次命名为 1–2，3–4，4–5，6R 和 6U。1–2 入路位于桡侧腕长伸肌腱的桡侧和桡骨远端的远侧，通常用作辅助操作入路。3–4 入路位于拇长伸肌腱和指伸肌腱之间，Lister 结节远端，为最常用和最方便的入路，除远端的尺侧结构如月三角韧带外，它几乎能达到桡腕关节的任何区域。4–5 入路位于指伸肌腱和小指伸肌腱之间，其非常便于关节内操作，因为手术器械能够到达桡腕关节的尺侧和桡侧。6R 入路位于手背第 6 间隔，尺侧腕伸肌腱的桡侧，能够进行清创和修复三角纤维软骨复合体（TFCC）。6U 入路位于尺侧腕伸肌腱的尺侧，通常用作出水道，也可用于修复 1B 型 TFCC 损伤。腕中关节入路以关节的位置命名，包括腕中、腕中尺侧、舟大小多角关节和三角钩关节。腕中桡侧是腕中关节检查最常用的入路，腕中尺侧用作引流或手术器械的进入处。舟大小多角关节适宜做导水口或处理舟骨病变，舟大小多角关节由于结构紧密，相对少应用。

一、临床应用

（一）关节镜下腕横韧带松解减压治疗腕管综合征

1. 概述

腕管综合征多见于中、老年女性和 Colles 骨折患者。临床特点是拇、食、中指的指腹麻木刺痛，肢端感觉异常，特别是腕关节背伸和屈曲位手指麻木，睡眠状态下常因手麻木而惊醒，为缓解症状患者常采取手下垂或甩动腕关节，麻木症状可自行消失，临床经验不足者常误诊为颈椎病。查体正中神经支配区痛觉减退，严重者大鱼际肌萎缩，拇指对掌力量减弱，腕管区 Tinel's 征阳性。传统的治疗方法采用非手术治疗，无效者采用开放手术腕横韧带切开，正中神经松解减压术治疗。开放手术常见的并发症有神经损伤和掌浅弓血管损伤，血肿形成、伤口感染、神经松解不彻底和反射性交感性萎缩症。

2. 麻醉与体位

仰卧位，患肢外展，臂丛或局部麻醉，免用止血带。

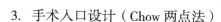

3. 手术入口设计（Chow 两点法）

（1）远端出口，拇指外展 90° 位，在拇指尺侧画一条平行线，于环指掌面桡侧向腕横纹处画一垂直线，两线相交点的平分夹角，再向尺侧延长 1 cm 即为腕管手术出口。

（2）近端入口，于豆骨近端 15 mm，再向桡侧 15 mm 即近侧腕横纹掌长肌腱的尺侧缘为腕管的入口（图 4-1，图 4-2）。

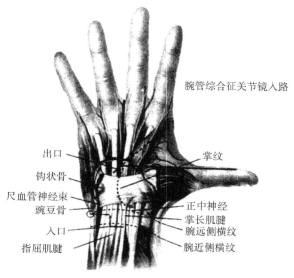

图 4-1　手术入路体表定位

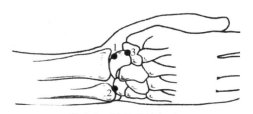

图 4-2　腕关节镜入路

1. 桡腕关节入路（腕背桡侧入路）；　2. 腕中关节入路（腕背尺侧入路）；　3. 掌背桡侧入路

4. 手术操作步骤

常规消毒铺单后，用尖刀在腕部近端入口处切开皮肤 6 mm，止血钳分离皮下组织及腕管，插入圆钝头穿刺锥及带槽套管，于腕管远端出口处穿出皮肤（图 4-3）。在套管的近端置入关节镜，套管槽沟朝上。关节镜下显示白色光滑的腕横韧带的纤维组织，从远端插入钩刀，切开腕横韧带（图 4-4），脂肪组织随之突入套管。用探钩检查腕横韧带是否已完全切开，减压是否彻底。

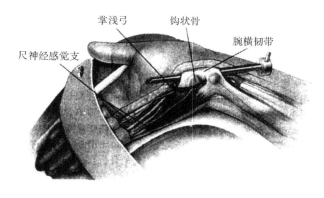

图 4-3　插入带槽的套管

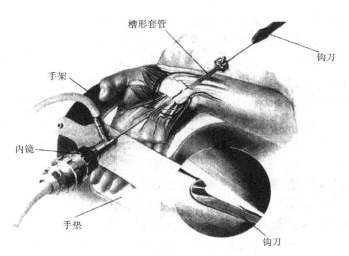

图 4-4 关节镜监视下切开腕横韧带

5. 术后处理

术毕切口用创可贴粘贴，绷带包扎，进行抓握活动，以便促进血液循环，防止肿胀。术后口服甲钴胺片 500 μg，3 次 /d。

6. 评价

术前选择合适的手术适应证十分重要，如果正中神经返支嵌压，大鱼际肌萎缩明显，肌力 0 ~ 1 级、肌电图显示失神经支配电位，Colles 骨折严重成角畸形愈合合并腕管综合征者，不适合本方法，建议开放手术治疗。钩刀不要脱离套管，角度不要太偏向尺侧，否则有发生血管或尺神经损伤的可能。穿刺锥不要刺入太深，靠近远端易损伤掌浅弓。正中神经在腕管内位于第 3 指蹼与掌长肌腱连线的桡侧缘，术前应准确定位。术中将腕关节和手指背伸，以便腕管内结构贴向腕管背侧，防止血管、神经损伤。腕管切开后用探钩探查松解是否彻底，以免遗漏影响手术效果。

Chow 报道了采用镜下腕管切开减压治疗 84 例 116 个关节，术后 5 年的随访结果，手术成功率为 93.3%，复发率为 0.96%。Shinya 报道了 88 例 107 个腕关节镜手术疗效情况，经随访 3 ~ 18 个月平均 7 个月，优 73 例，良 25 例，中 3 例，差 6 例。Boeckstyns 复习了 84 篇有关文献，对关节镜下腕管切开术与开放手术的并发症进行了比较，关节镜下手术共 9 516 例，开放手术 1 203 例，神经损伤发生率分别为 0.3% 和 0.2%。采用关节镜监视下 Chow 法腕横韧带切开减压治疗腕管综合征，手术创伤小，切口仅有 5 mm，组织反应轻，可在局部麻醉下进行，不需要止血带，10 ~ 15 min 即可完成手术操作。通过带槽工作套管，潜行切开腕横韧带，不需要切开腕掌部皮肤和皮下组织，可免除因腕掌部切口引起"触发性、痛性瘢痕"形成。腕横韧带切开术后，有利于改善神经血管的微循环，有利于神经脱髓鞘后再髓鞘，促进神经传导功能的恢复，术后手指麻木刺痛症状可明显缓解。

（二）桡骨远端关节内骨折

通过腕关节镜发现桡骨远端骨折常合并韧带撕裂，如忽略损伤韧带的治疗，骨折愈合后仍可遗留腕关节不稳。传统治疗方法要达到关节面解剖复位有一定的困难。腕关节镜能在直视下检查舟月韧带、月三角韧带及 TFCC 的损伤情况，以及关节面的复位情况从而采取相应的处理措施。手术的最佳时间是伤后 7 ~ 10 d，此时关节内出血基本停止，故视野清晰，骨折和韧带的愈合过程尚未开始，便于手术复位。Dio 等对桡骨远端骨折做传统切开复位内固定和关节镜下复位内固定进行比较，结果经关节镜治疗的患者在腕部活动范围、握力、掌倾角、尺骨移位和关节面愈合等方面都明显优于传统切开复位内固定者。腕关节镜治疗桡骨远端关节内骨折最佳适应证是桡骨茎突骨折，掌侧或背侧 Barton 骨折，掌侧或背侧 die punch 骨折（月骨冲压桡骨远端关节面引起的骨折），有 3 ~ 4 块明确骨折片的关节内骨折。在镜下可以清楚地观察到大部分关节内结构、骨折块大小和移位程度。直视下用克氏针或探针作为撬棒，通过轻柔撬拨可以将关节内骨折复位。达到复位标准后直接用克氏针、螺钉或钢板固定，然后根据其稳定性和骨缺损情况决定是否植骨。骨折的复位应遵循一定的顺序。一般桡骨茎突首先复位，将骨折块复位；或多枚克氏针固定于骨干。接着将月骨关节窝骨折块复位。背侧 die punch 骨折能通过 3～4 间室远端小切口进行骨移植，抬升的关节面用软骨下克氏针支持。掌侧 die punch 骨折在掌侧屈肌腱和尺侧神经血管束之间显露，骨折块复位后用掌侧支撑钢板固定。对掌侧 Barton 骨折做掌侧标准切口，先用克氏针临时固定，将掌侧 T 形钢板螺钉固定并调整好后，再拧上其余的螺钉。

（三）三角纤维软骨复合体（triangular fibrocartilage complex，TFCC）损伤

据损伤的病因及部位将 TFCC 损伤分为创伤性损伤 1 类和退行性损伤 2 类。1 类又分为 4 个亚型，目前，唯一可行的腕关节镜下软组织修复就是 TFCC 损伤，报道主要集中于 palmer 分型，1B 型、1C、1D 型仍存有争议。通过腕关节镜，可在直视下观察 TFCC 损伤的范围、形态、位置、断裂情况，以及腕骨和尺骨头软骨软化和腕骨间相互变化情况。Weiss 等认为腕关节镜检查是诊断 TFCC 损伤的金标准。

1A 型损伤暂时制动后如效果不佳，关节镜下清除损伤组织是最佳的治疗方案。Osterman 认为，组织清除不能超过 2/3，否则将导致桡尺关节不稳。1B 型损伤在关节镜下的修复方式可分为两大类：内到外套管法和外到内缝针法。内到外套管法即从 1～2 入路，将 20 G 硬膜外穿刺针穿过 TFCC 撕裂部分，接着穿越尺腕关节囊，在尺侧小纵切口穿出，将 2-0 的聚二恶烷酮缝线穿入针中，针退回尺侧切口，线固定于皮肤上，然后带线的针向背侧或掌侧移动 3～5 mm 再次穿过 TFCC，从皮肤穿出，线圈留在皮肤外面，形成一个水平褥式缝合，将 TFCC 撕裂部拉紧，重复相同步骤 2～3 次，最后在关节囊外打结。

（四）舟骨骨折

腕关节镜下经皮用螺钉固定舟骨骨折非常有效。对舟骨骨折，特别是近端或腰部骨折，宜采用腕中关节 MCR 入路观察复位情况。可经皮插入克氏针经过骨折块的近端和远端，并撬拨复位。Whipple 设计了一种特殊的加压固定导向器，能使导针经皮正确插入，随后置入螺钉固定骨折块。此法复位较之切开复位更为准确，创伤更小，术后恢复活动也更早。但此法不适用于舟骨近端骨折。Joseph 等运用关节镜下复位、背侧经皮加压螺钉固定能很好地解决这一问题。其关键步骤是先用细导针从背侧至掌侧沿舟骨长轴进入，使骨折块复位并临时固定，然后用关节镜在腕中关节检查复位情况及韧带损伤情况，最后用微型加压螺钉固定骨折块。

（五）急性腕不稳

为评价在腕关节镜下腕部骨间韧带的稳定性，学者们已建立了分级系统。1 级：通过桡腕关节的骨间韧带松弛或出血，腕中关节无裂隙或移位。2 级：韧带松弛，在腕中关节腕骨间有裂隙，可插入细探针。3 级：从腕桡与腕中关节都能看到近侧腕骨间的移位，细探针能进入腕骨间裂隙，扭转探针可使裂隙分离。4 级：2.7 mm 关节镜能进入腕骨间裂隙。急性舟月或月三角韧带损伤可导致腕中关节面不平整，应在关节镜下予以复位并做钢针固定。对于舟月关节不稳的患者，关节镜首先置于 3-4 入路，细克氏针从背侧解剖烟壶口向月骨进针，镜下见克氏针进入月骨。然后关节镜置于 MCU 入路。

观察舟骨和月骨的转动情况。舟月关节解剖复位后，克氏针进一步进入，通过舟月关节使骨折块暂时稳定，然后在镜下或 C 形臂 X 线机下附加打入 3～4 枚克氏针控制骨折块的转动。腕关节肘下石膏制动，1 周后拔除克氏针。然后用肘下可移动夹板再制动 4 周，同时加理疗。4 级损伤通常需要切开关节，修复背侧舟月韧带。

（六）腱鞘囊肿切除

1995 年，osterman 等首次对发自舟月关节附近的腕背侧腱鞘囊肿采用关节镜下切除术，以 6R 入路为观察口，经 3-4 入路插入电动刨削器，将背侧腕关节囊刨削出 1 cm 的切口，蒂部切开后，囊肿内黏液流出，从外观上囊肿消失。手术的原则是在腱鞘囊肿的蒂部切开，使囊肿液自动引流而使囊肿皱缩，同时破坏病理上的单向瓣效应，以防复发。与切开手术比较，关节镜手术为微创手术，术后患者瘢痕小而美观，且可以更早恢复活动。术后的复发率也明显低于切开手术。此外，手术同时可检查舟月韧带。

二、并发症

腕关节镜的并发症很少且往往很轻微，多数可以预防。关节内结构的破坏可能是最常见的并发症，

为了预防其发生，手术医生应熟悉腕部的解剖标志，皮肤切开前先用针头试探，确保其进入关节内无阻挡；进入关节后用钝头套管针，以免损伤软骨面；在克氏针固定骨折块及缝针修补软骨盘时为避免对神经血管的损伤，可应用软组织保护器。

第二节　肩关节镜技术

过去，准确诊断肩部疼痛是一件令人感到困难的事情，以致长期以来专科医师们不得不以"肩周炎""软组织劳损"等来笼统诊断。CT、MRI尤其是后者的诞生，极大地推动了诊断的水平。而关节镜在肩关节疾病诊疗中的运用，使得诊断的水平达到了更加准确细化，并且具有直观动态的特点。现在我们终于知道原来肩痛相当大的一部分是有着具体病因的，如肩峰撞击综合征、SLAP病、Bankart损伤、关节不稳定等，仅约5%才属于肩周炎。要准确细化地诊断肩痛，必须掌握影像学理论、肩关节理学检查等，尤其要掌握关节镜的使用技术。本节简单介绍一些肩关节镜的基本知识。

一、解剖生理

肩关节具有广义与狭义两种描述。狭义上指肱盂关节，而广义上还包括了肩锁关节与肩胸"关节"（肩胛骨－胸廓间在肩关节活动时的相对活动，它类似关节却没有关节的结构）。另外，在肩关节活动时，胸锁关节与肩峰－肩袖"关节"也参与其中。所以，肩关节的解剖生理是非常复杂的。由于进化关系，肩关节非常灵活，它是人体所有关节中活动方向最多、最复杂的，有屈伸、收展、内外旋转3组活动，并由这3组活动衍生出各种组合活动如前上举、外上举、搭肩搭背等。但肩关节这种灵活性是以牺牲结构稳定性为代价的；它没有典型的球窝关节的匹配与稳定，巨大的肱骨头关节面是关节盂关节面的3倍。如此不稳定的装置，当然需要很多辅助稳定结构。肩关节的稳定装置有静力性与动力性两种。静力性稳定装置由关节囊以及增厚的关节囊韧带（如前方的盂肱上、中、下3组韧带及喙肱韧带等）和关节盂唇等组成。这些结构将肱骨与肩胛骨连接起来；肩锁关节和喙锁韧带将锁骨与肩胛骨强有力地连接起来。但就静力结构来讲，3块骨的解剖关系形似吊车装置，胸锁关节是支点，锁骨是吊杆，肩胛骨是吊钩，肱骨以下等是悬吊重物，肩锁关节和喙锁韧带是连接吊钩与吊杆之间的主要结构。"吊车装置"形象地勾勒出3骨之间的结构与力学传导关系。动力性稳定结构主要由包裹关节周围的肩袖、肱二头肌长头关节内段等组成。肩关节前下是薄弱区域，故而前下脱位最易发生。由于长期各种急性和慢性累积损伤，肩关节静力稳定结构出现松弛或缺失，肩关节活动支点和轨迹出现病理性改变，异常支点和异常活动轨迹的形成导致关节内外及周围组织继发性损伤，最终形成关节不稳定和功能障碍。临床上可见的此类疾病有肩峰撞击综合征、关节囊肱骨头附着损伤（如HTML等）、SLAP病、Bankart损伤和关节外各类滑囊炎症等。关节镜解剖与大体解剖不同，它描述从不同的关节镜入口能观察到关节内的解剖结构。肩关节镜入口作为观察的常用入口只有后上入口与前方入口。南加利福尼亚州骨科医院制订的肩关节镜外科镜下解剖结构观察目录，比较完整不至遗漏，操作起来有条不紊，在临床运用中很有价值。共有15个解剖位点（表4-1），其中10个位点从后上入口观察，5个位点从前方入口观察；而肩峰下间隙的观察位点也有8个（表4-2）。对于每个解剖点的理解请参考有关肩关节镜专著。

表4-1　肩关节镜入口15点解剖观察

从后上入口观察
1.肱二头肌长头肌腱及上方盂唇
2.后方盂唇及后方关节囊隐窝
3.腋下隐窝及肱骨头下方关节囊附着
4.下方盂唇及盂关节面
5.肩袖冈上肌肌腱部分
6.肱骨头裸区及肩袖后部附着
7.肱骨头关节面

续　表

从后上入口观察	
8.前上盂唇、上中盂肱韧带及肩胛下肌肌腱	
9.前下盂唇	
10.前下盂肱韧带从前方入口观察	
11.后方关节盂唇及肱骨头后方关节囊附着处	
12.后方旋肌袖部分包括冈上肌肌腱和冈下肌肌腱	
13.前方盂唇及下盂肱韧带肱骨头附着	
14.肩胛下肌肌腱及其肩胛下隐窝和中盂肱韧带盂唇附着	
15.肱骨头前方关节面、肩胛下肌肌腱肱骨头附着处及肱二头肌长头肌腱肩袖间隙通道	

表 4-2　肩关节镜肩峰下间隙 8 点解剖观察

从后方入口观察	从前方入口观察
1.肩峰下方及喙肩韧带	6.肩峰下滑囊后滑膜帘
2.肩峰外缘及肩峰下滑囊外侧皱襞	7.肱骨大结节肩袖附着后面
3.肱骨头大结节冈上肌、冈下肌肌腱附着	8.肩袖前方、肩袖间隙及肩峰下滑囊前方隐窝
4.肩袖肌腱－骨结合部	
5.肩峰下滑囊内侧壁	

二、设备与器械

肩关节镜手术的设备与膝关节镜的有所不同，前者需要压力泵与维持体位的牵引装置或沙滩椅架。关节镜基本器械与膝关节镜相同，前者需要成套的全肩关节镜下的修补缝合器械系统（如 Spectrumset, Linvatec）、各种口径的防漏套管等。

三、手术环境

肩关节镜手术室配置和人员站立流动与膝关节镜手术有很大不同，主要是由患者体位决定的。以外展牵引位为例，主刀医师与助手围绕肩关节 0°～180° 范围内站立流动，此处必须与麻醉台隔开，因此，麻醉台一般置于患者肚脐腹侧。关节镜设备组置于麻醉台的足侧，如果光导索、摄像头电线不够长，也可置于背侧近足部。在肩关节的腹侧与背侧可各放置一个 Mayo 台，分别放置成套手术器械与刨削手柄、摄像头等。洗手护士工作台在主刀的后方（图 4-5）。

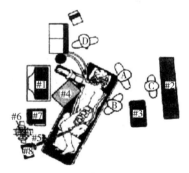

图 4-5　肩关节镜手术设备及手术人员位置
A．主刀医师；B．助手；C．洗手护士；D．麻醉师
1．监视器；2．手术器械；3．Mayo 台；4．Mayo 台；5．牵引架；6．悬吊架；7．压力泵；8．高频电刀

四、麻醉与体位

肩关节镜手术患者必须施行全身麻醉，手术过程中需要足够的肌肉松弛以及控制血流动力学参数。肩关节及其周围血供非常丰富，由于无法使用止血带，所以使用控制性降压措施并结合其他一些方法，就可

以控制手术出血以达到关节镜手术视野的清晰。足够的肌肉松弛可使关节间隙在牵引下增大而方便手术。从某种角度讲，在肩关节镜手术中，仅有关节镜医师的经验技术而缺少麻醉师的配合，手术将不能成功。

肩关节镜手术的患者体位目前主要流行外展牵引和沙滩椅两种体位。前者患者取侧卧位，肩关节在牵引架牵引下维持外展70°，前屈15°，整个身体后倾10°，一般牵引重量小于7 kg；后者患者取坐位至少60°，屈髋屈膝，肩胛骨脊柱缘置于手术台边缘。两种体位各有优缺点。外展牵引位具有关节间隙大且比较恒定的优点。缺点是有臂丛神经损伤的可能性；如果关节镜手术失败而转换成开放手术时，可能要重新铺巾，容易引起肩关节下脱位；图像不符合视觉习惯。沙滩椅位的优点：体位摆放方便迅速，神经损伤危险性降低，关节内解剖变形小，图像符合视觉习惯，上肢活动性好易于改用开放手术等。缺点：镜头易产生雾气，易致压迫损伤。但对于成熟的肩关节镜医师来说，究竟采取何种体位，取决于自身技术特点以及患者特点。

五、一般操作技术与原则

一位能熟练操作膝关节镜手术的医师未必能很好地完成肩关节镜手术。主要是由于肩膝的解剖特征不同而形成了不同的手术技术特点和原则。①止血措施不同：膝关节能使用止血带，肩关节不能使用止血带而只能通过其他措施，主要有控制性降压、灌注液加肾上腺素，以及压力泵等的使用。②穿刺技术不同：由于肩关节腔外组织厚，有重要的神经血管毗邻以及关节腔有肩袖围绕，关节间隙又很窄，所以必须使用非贯穿性穿刺术，以免损伤这些重要结构。③套管技术：为了防止液体渗漏至关节腔外，强调钝性穿刺。由于腔外组织厚，若大量液体外渗导致组织水肿更厚，又有重要结构环绕，在穿刺口频繁进出操作器械会形成假道加重软组织损伤，增加了重要结构损伤的概率，所以必须在操作器械进出频繁的穿刺孔使用安全的套管钝性穿刺安装技术。由于肩关节镜部分的操作是在关节腔外进行，如肩袖修补，所以手术时间必须严格限制。

肩关节镜常用入口有后上入口（PSP）、前上入口（ASP）及前下入口（AIP或AMGP）。制作入口方法：首先，在制作入口前必须先用消毒标记笔绘出解剖标记点、线及入口点，即标出肩峰后外角、前外角、肩峰外侧缘中点、肩胛冈、锁骨前缘、肩锁关节、喙突和喙肩韧带等，然后连接起来；以拇指压住肩胛上窝，沿拇指缘画线，即可画出肩胛上窝周缘。肩胛上窝前缘即锁骨及肩锁关节后缘，后缘亦即肩胛冈缘。再画出后滑膜帘线，亦即肩峰下滑膜囊后界，具体方法是从肩锁关节后缘画一条与肩峰外侧缘垂直的线并向远侧延长4 cm。最后很重要的是画出关节镜入口点。必须记住很重要的一点，画出的标记线实际上是骨性轮廓的浅表部，而手术入口却是位于骨性轮廓的深部以下的，所以，可根据骨性深部轮廓线作为参照。有些医师则直接画出骨性解剖标志深部轮廓线，它应该比浅表轮廓线宽大一些。后上入口一般位于肩峰后外角下方2 cm、内侧2 cm，或位于所谓后方的解剖"软点"处；"软点"的深层解剖位置位于冈下肌、小圆肌之间。制作入口时必须注意，从后方四边孔穿出的结构，包括腋神经与旋肱后动脉，距肩峰后外角下7~8 cm。在制作入口时，可以先以静脉穿刺针自后上入口标记点向喙突方向穿入，进入关节腔时有一种突破感，然后注射20 mL生理盐水，若在取走针筒时可见注入盐水自针筒流出，说明针在关节腔内，然后用镜鞘及闭孔器以上述方法穿入关节腔内，取走闭孔器可见先前注入的生理盐水流出，说明已经进入关节腔内。如果操作熟练，还可采用以镜鞘及闭孔器直接穿刺进入关节腔，具体方法是以钝头触摸肱骨头、关节盂后缘以及两者之间的"台阶"，然后向空隙处穿入关节腔，在穿刺过程中仍应以喙突为参考。前方入口的制作方法与后上入口的有所不同，后者是解剖定位后的"盲"穿，前者是解剖定位后的关节镜监视下的穿刺。体表解剖定位在喙突外侧沿喙肩韧带下缘呈外上内下排列的彼此间距约1 cm的两点上。前方需要制作几个入口，必须在关节镜初步诊断之后才能决定。如果发现存在SLAP病等，则只需做前上入口即可；如果是Bankart损伤等，则需要制作前上、前下入口。具体有两种方法：内外法和外内法。施行内外法时，先推进后上入口中的镜体接近前方恰好位于肱二头肌长头肌腱下方的前方关节囊，然后拔出镜子换作闭孔器并用力向前方穿破至皮下，形成一顶"帐子"，然后以尖刀片刺破皮肤，将镜鞘闭孔器推至皮外，将防漏套管顺闭孔器引入关节腔内，如此前上入口制作完成。而外内法，则先以静脉套管针在皮肤定位点穿入关节腔，关节腔内的位置恰位于肱二头肌长头肌腱下方的前方关节囊，此处也是肩胛下肌与冈上肌间的肩袖裂隙处，定位后做皮肤口，接着用交换棒或钝性闭孔器穿过防漏套管，然后先以闭孔器钝头穿入关节腔，再将防漏套管旋入关节腔。制作前下入口，一般只能用外内法。关节内位置位于肱二头肌长头肌腱、肩胛下肌腱及盂唇间的三角区内，低位入口时则正好位于肩胛下肌腱上缘或穿过该肌腱。制作前方入口时必须在喙突外侧以防损伤腋区臂丛神经血管束。另外，刺入关节腔时应采用先向外穿入，通过喙肱肌肌腱时再向内侧刺破关节囊的"波浪状"推进方法，以免损伤喙肱肌肌腱内侧的肌皮神经。然后，自前方防漏套管引入一根交换棒，并慢慢进入关节镜鞘，此时镜体自镜鞘慢慢退出，并监视着交换棒进入镜鞘引出后方入口，拔出镜鞘，顺交换棒插入防漏套管。完成了 3 个防漏套管的安装之后，关节镜的诊疗操作就可以在 3 个入口间相互转换。

六、专项操作技术与原则

专项操作技术并不是凭空形成的，它是针对肩关节常见疾病设计的系列技术。为修复重建肩关节损伤盂唇、关节囊韧带骨面撕裂伤、关节囊松弛、肱二头肌长头肌腱盂上附着处撕裂、肩袖损伤等，设计了骨面的锚固螺钉安装技术、全关节腔内的缝合技术、打结技术等，只有掌握这些技术并在使用时遵循一定的原则，才能完成关节镜下的各类肩关节手术。

锚固螺钉是一类尾部带孔、孔内含有缝线、螺头具有特殊设计的螺钉，螺钉部分固定入骨面一定深度并通过各种特殊设计，如螺纹（如 Linvatec 公司的 Revo 系列螺钉、强生公司的 Fastin 系列等）、弹力钢丝（如 B-2 螺钉）等结构与骨面隧道咬合，而尾孔内的缝线将自骨面撕裂的结构重新贴合固定于骨面。安装此类螺钉，必须先在骨面上开一钉道，为增强螺钉的抗拉伸强度，钉道必须与两个平面呈 45°角。另外，螺钉旋入浅深要得当，过深，钉道口骨性锐缘会磨断缝线；过浅，影响软组织贴合骨面甚至螺钉松脱。

将缝线穿过撕裂组织的两瓣，或自骨面上撕裂的一瓣组织，才能将两瓣组织缝合在一起或将一瓣撕裂的组织重新贴合固定于骨面。目前，将缝线穿过组织的器械主要有各种弯度的尖部带孔的引线器、中空的穿线器、鸟嘴钳等。

通过打结器在关节腔内打结，是非常重要的技术，甚至还形成了系统的打结理论。一般打结的两根缝线中总是以其中一根为轴线，然后以另一根围绕其打结。首先介绍半套结亦即滑结（不同于半方结），又根据手法分为上手和下手两种。推结器推结是顺着轴线而下的，此时环绕线应不断间歇收紧来配合半套节下滑到位，这种技术被称为"推－拉技术"（push-pull）。总是沿着同一根轴线打半套结，得到的仍然是一对容易松脱的滑结。如果不断变换轴线来打半套结，那么就一根轴线来讲，它的行径会变得曲折，这样半套结就不容易松脱。当半套结的环线超过打结位置时，半套结就转换成半方结了，这种技术称为"Pastpoint 技术"。由于第 1 个半套结在打第 2 个半套结时往往容易松弛，所以有些学者沿用了其他行业的一些打结并对其进行改良。目前有 SMC 结、田纳西结、Duncan 结、Hangman 结等。

七、并发症

肩关节镜手术的并发症可以分成以下几类：一般外科手术并发症、专科手术并发症以及专类手术并发症。第 1 类并发症主要是指诸如麻醉意外、出血损伤、手术感染等；第 2 类并发症是指与肩关节镜手术有关的并发症，主要是指皮肤压创、臂丛损伤、关节内外结构医源性损伤、腋神经损伤、肌皮神经损伤、肩关节周围大血管损伤等；第 3 类并发症是指锚固螺钉松脱、位置不正等。

八、围手术学与术后康复

肩关节镜手术是一种在全身麻醉、肌松及降压的情况下施行的微创手术，因此必须考虑到一些麻醉相关的禁忌情况。手术后建议使用镇痛泵止痛，撤除泵后必须使用镇痛药物并辅以理疗冰敷消肿治疗，使得康复锻炼在"无痛"下进行。手术后的康复训练必须是一种"安全"训练，即不至于损伤修复后的结构，所以锻炼的范围、程度在手术后的不同时间段内应有所区别。锻炼主要注重 3 个方面，即关节活动范围、肌力及综合动作训练。

第三节 肘关节镜技术

一、概述

随着关节镜技术的普及与发展，对肘关节许多以往进行开放手术的疾病均可以在关节镜下诊断和治疗。由于肘关节周围血管神经丰富，解剖结构复杂，肘关节镜的开展还不够普遍。

二、手术适应证

（1）原因不明的肘关节疼痛，经其他诊断手段不能确诊者。
（2）肘关节内游离体、肱骨小头剥脱性骨软骨炎软骨碎片摘除及关节软骨修整。
（3）类风湿或结核性滑膜炎、化脓性关节炎、尺骨鹰嘴滑囊炎关节镜下滑膜部分切除清理。
（4）尺骨鹰嘴或鹰嘴窝内骨赘。
（5）肘关节肱骨小头骨折，镜下闭合复位固定术。
（6）肘关节粘连镜下松解术、肘管综合征和网球肘。
以上疾病均可在肘关节镜下检查手术。

三、操作前准备

标志肘关节的体表解剖结构，肘关节可选用 2.7 mm 或 4.0 mm 的 30° 关节镜头。备用刨削器和等离子刀以及手动关节镜器械。电视监视器放于患者对侧。必要时采用进水泵，也可采用 3 000 mL 生理盐水高挂于手术床以上 1.5 m 进行灌注。备用带有橡胶隔膜的套管，可以减少器械反复进出时损伤邻近神经血管，又可减少液体外渗进入组织间隙。手术过程中进水泵压力不要过大，维持在 5.3 ~ 8.0 kPa（40 ~ 60 mmHg）为佳。

四、麻醉与体位

可采用仰卧位、俯卧位或侧卧位进行手术。俯卧位或侧卧位有利于医师进行肘关节后入路手术操作，但不利于肘关节前室的观察和术中患肢的活动，故更多医生喜欢采用仰卧位手术。仰卧位肩关节外展 90° 并屈肘 90°，该体位可使肘前窝的神经血管结构放松，使其远离手术入口。前臂牵引重量 5 ~ 6 lb（1 lb = 0.454 kg）重锤，经滑轮悬吊牵引，也可采用徒手牵引。术者可根据需要自由调整肘关节屈曲角度以及前臂的旋前旋后活动。

麻醉可采用斜角肌间沟神经阻滞麻醉，可有效地使患肢肌肉松弛，并可配合使用上臂止血带控制出血，是最常使用的麻醉方法，其缺点为术后不能立刻进行神经系统的检查。局部麻醉的优点是安全，当器械靠近神经时患者会适时给医生以提示，其缺点是止痛不完全，患肢肌肉紧张，不能使用止血带。

五、操作步骤

（一）手术入路

1. 外侧入口

外侧入口位于肱骨外上髁、桡骨小头及尺骨鹰嘴尖构成的等腰三角形的中心，又称为肘关节外侧软点（图 4-6）。该入口可以通过触摸肘关节后方的骨性结构而准确定位，是肘关节穿刺最常选用的进针点。前外侧入口：是肘关节镜检查的标准入口，一般作为肘关节镜检的主要入口（图 4-7）。根据入口与肘关节距离的远近，前外侧入口又分为：远端前外侧入口位于外上髁远端 2 ~ 3 cm，前方约 1 cm 处；中间前外侧入口位于肱桡关节近端前方约 1 cm 处；近端前外侧入口位于外上髁近端 2 ~ 3 cm，前方约 1 cm 处。前外侧入口在桡神经下方通过，肘关节囊膨胀及屈肘可使桡神经移向前方，增加手术操作的安全性。一般入口越偏向近端越容易建立，且损伤神经的概率越小，但近端入路关节镜在软组织中走行距离长，影响器械操作的灵活性。

2. 前内侧入口

前内侧入口位于内上髁远侧 2 cm，前方 2 cm 处，相当于肘内侧屈褶纹延伸处。此入口在进入关节囊前要通过旋前圆肌的腱性部分及指浅屈肌的桡侧部分，从正中神经及肱动脉的下方经过（图 4-8）。关节镜监视下从前外侧入口用 Wissinger 棒法建立前内侧入口更为方便及安全。

3. 后外侧入口

后外侧入口位于尺骨鹰嘴近端 3 cm 处，沿肱骨外上髁嵴，紧贴肱三头肌腱边缘的外侧缘穿入（图 4-9）。在仰卧位时应将患者的肘关节屈曲 20°～30°，放松肱三头肌，同时应将后方关节囊膨胀。俯卧位时，应将患者的肘关节屈曲 90°，穿刺点位于肱骨外上髁嵴紧贴肱三头肌腱边缘，尺骨鹰嘴近端 2 cm 处。

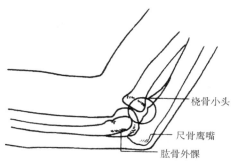

图 4-6 肘关节镜外侧入路示意图

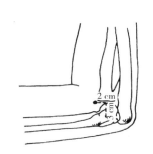

图 4-7 肘关节镜前外侧入路示意图

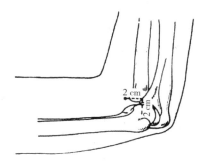

图 4-8 肘关节镜前内侧入路

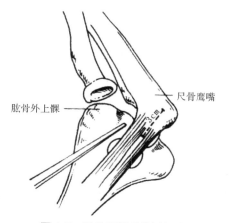

图 4-9 肘关节镜后外侧入路

4. 后正中入口

后正中入口位于尺骨鹰嘴尖近端 3 cm，后外侧入口内侧 2 cm 处。仰卧位时肘关节体位同后外侧入口；俯卧位时肘关节屈曲 90°，入口点位于尺骨鹰嘴尖近端 2 cm 处。肘关节僵硬患者有时后正中入口更容易建立（图 4-10），可作为第一个建立的入口。

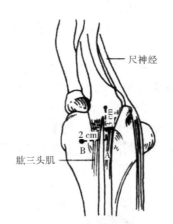

图 4-10　肘关节镜正后方入路

5. 内上入路（髁上前内入路）

俯卧位时，在内上髁近侧 2 cm 处，关节镜穿过肌间隔前方，紧贴近端肱骨面（可防止损伤正中神经、肱动脉），对准桡骨小头方向插入关节镜（图 4-11），可显示整个肘关节内结构。

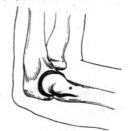

图 4-11　肘关节镜内上入路

（二）肘关节镜检查

肘关节解剖复杂，血管神经丰富，关节镜检查前，应首先将各骨性标志在体表用记号笔标记清楚（图 4-12），供术中定位参考。用注射器于外侧入口穿刺进入肘关节，注入含肾上腺素的生理盐水 25～30 mL 使肘关节囊膨胀。注意穿刺不宜过深，否则冲洗液注入前方软组织引起关节外肿胀。自前外侧入口插入 18 号硬膜外针，观察有液体流出确定其位于关节腔内。拔除穿刺针，于该部位用尖刀切开皮肤 3 mm，止血钳钝性分开至关节囊，将关节镜穿刺套管插入关节内，连接进水管。此入路可用以检查尺骨冠状突、冠突窝、滑车嵴以及内侧关节囊，屈伸肘关节可以检查冠状突有无撞击；将关节镜回拉少许，可观察到部分桡骨头及肱桡关节，前臂旋前、旋后位可观察到上尺桡关节。

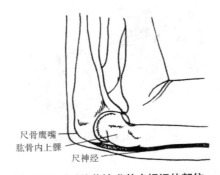

图 4-12　肘关节镜术前应标记的部位

前内侧入口，可以采用与前外侧入口相同的方法自外而内建立，也可以从前外侧入口用 Wissinger 棒建立通道。用 Wissinger 棒法时，将关节镜向前推至内侧关节囊，到达预定的内侧入口位置后，拔出关节镜，插入 Wissinger 棒，推进直至顶起内侧的皮肤，将皮肤切开一小口，使交换棒穿出皮肤，再将关节镜鞘管顺交换棒插入关节腔，移除交换棒后插入关节镜。前内侧入口可以观察尺桡关节、肱桡关节、桡骨头及环状韧带（图4-13）。施加外翻压力可以清楚观察到肱骨小头。与前外侧入口协同操作，可完成肘关节前方的游离体取出（图4-14、图4-15）、剥脱性骨软骨炎的清理、冠突窝骨赘的磨除等手术。

保留进水通道，维持关节囊膨胀，采用由外向内的方法建立直接外侧入口，插入套管时注意操作轻柔，避免损伤关节软骨。该入口可观察肱骨小头凸面及桡骨头凹面，有助于对剥脱性骨软骨炎软骨损害的全面评估；此外尚可观察鹰嘴与滑车关节的外侧面等，小的游离体常隐藏在此处。

可经直接外侧入口关节镜引导下建立后外侧入口或后正中入口，在关节镜下观察鹰嘴窝、尺骨鹰嘴及滑车后方，游离体常因重力作用存留在此间隙。通过此入口尚可进行骨赘的清理等手术，操作时注意保护后内侧的尺神经。

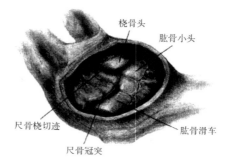

图4-13　肘关节前方解剖结构示意图

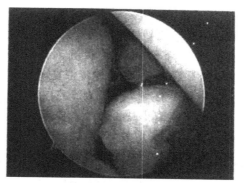

图4-14　关节镜下游离体取出

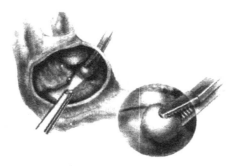

图4-15　游离体取出示意图

（三）肘关节游离体取出

肘关节游离体多发生于肘关节创伤性骨关节炎、滑膜软骨瘤病等疾病。由于游离体在关节内游动，往往造成关节内绞锁，造成关节软骨面损伤。软骨游离体没有钙化则X线不显影，有时关节内游离体的数目与X线片的显示情况不一致，手术时注意切勿遗留游离体。关节镜下检查发现游离体多位于前关节腔或鹰嘴窝内，关节内多有增生、肥厚、滑膜充血水肿，由于游离体撞击造成上尺桡关节和肱桡关节表面损伤不平，桡骨头软骨破坏，旋转活动受阻挡。如果视野不清楚，可用刨削器或射频汽化清除增生肥厚的滑膜组织，再进行游离体取出术。太大的游离体不好取出时，可以咬碎后取出，但取出后应将其拼在一起观察有无缺损，以免遗留。如果游离体游动不好咬住时，可以用针头刺入游离体再用游离体钳夹住取出。

六、术后处理与功能锻炼

使用止血带进行关节镜手术时有可能出现肢体的暂时性麻痹，通常发生在长时间的手术之后。如果需要用止血带，应该在 60 ～ 90 min 后放气。仔细观察止血带的压力和测试止血带表的准确性可减少这些问题。一般止血带性麻痹通常较轻，几天后就可消失。

术后注意观察早期肘关节软组织肿胀情况，严防组织张力过大导致的前臂缺血性肌挛缩；注意检查有无血管神经损伤的迹象。只要病情允许，即应鼓励患者早期开始肘关节的主动与被动活动。除各部位关节镜手术共同的并发症外，肘关节镜手术报道较多的并发症主要为桡神经损伤、尺神经损伤、正中神经损伤和皮神经损伤等。1986 年，北美关节镜学会报道了 1 569 例肘关节镜手术，其中 1 例尺神经损伤，2 例感染。Thomas、Andrews 等也相继报道了术中桡神经损伤及正中神经麻痹的病例。因皮神经损伤导致的感觉异常也有报道。

第四节　膝关节镜技术

一、解剖生理

关节镜技术已成为诊断和治疗膝关节内疾病的黄金标准。已有研究经证实，在膝关节运动损伤的诊断中，关节镜检查比 MRI 更敏感和有效。如果具备良好的关节镜操作技术，无论是使用前外侧入路或正中入路，都能对膝关节进行系统的检查。本节旨在通过介绍膝关节镜下的正常和病理性异常表现，以促进对关节镜这项新技术的了解。

（一）髌上囊

1. 正常表现

常规的膝关节镜检查即从髌上囊开始。髌上囊可以看作是膝关节向近侧的囊性扩张，镜下可发现 4 种滑膜皱襞：髌骨上、髌骨下、外侧和内侧滑膜皱襞。髌上囊顶部（前侧）为白色的股四头肌腱和深红色的股四头肌，与滑膜相连。如果镜下不能发现此两种结构，则提示存在一个完全封闭的髌上滑膜皱襞，将髌上囊与关节腔分开。一般情况下，髌上滑膜是不完整的，镜下仅能见到上内侧或上外侧部分，在水平方向上沿髌骨近侧缘走行。髌上囊底部为含有脂肪的白色滑膜组织，覆盖于股骨远段前半部分。在有陈旧性关节内刺激如半月板损伤时，髌上囊底部滑膜常有肥厚增生。

在髌上囊扩张良好的情况下，医师能直观地检查滑膜组织。滑膜组织异常最常出现于风湿性关节炎，其次是反应性滑膜炎。通过镜下仔细检查滑膜绒毛的特征、血管分布和炎症表现，能确诊这两种疾病。此外，任何关节内晶体沉积或粘连征象都能通过关节镜证实。

2. 病理表现

髌上囊的内容物以及髌上囊的扩张程度具有重要的临床意义。膝关节创伤是进行膝关节镜手术最常见的原因，镜下检查可发现关节内血肿在髌上囊内聚集并机化，有凝血块或纤维蛋白凝块；髌上滑膜皱襞出现纤维化增厚并破裂；陈旧性损伤时反应性关节炎症表现为充斥整个髌上囊，滑膜绒毛增生肥大。这些镜下表现应与炎症性疾病如风湿性关节炎的滑膜表现相鉴别。

如果关节腔终止于髌骨上缘，说明髌上皱襞完全闭合形成髌上间隔，或者先天性髌上囊缺失。髌上皱襞将膝关节腔和髌上囊分开，在 20% 的成年人中这层膜是完整闭合的，但大多数情况下仅保留不同程度的残迹。正确的治疗方案取决于髌上滑膜皱襞是否引起症状。镜下正常的皱襞内缘呈光滑的弧形、圆顶形或新月形，连续无中断。膝关节损伤后皱襞可出现增厚、炎症和纤维化表现。这些创伤后表现改变了皱襞的生理特性，镜下变得僵硬，缺乏弹性。值得注意的是，有些引起明显症状的游离体被完整地髌上皱襞遮挡，难以在镜下发现，此时应打开皱襞彻底检查髌上囊。

关节内血肿或关节内手术后过长时间制动可引起髌上囊部分或完全粘连封闭，此时常发现单个或多个粘连索带，提示髌股关节的生物力学结构完整性被破坏。

膝关节镜手术的另一项显著的优势就是可在镜下方便地切取组织进行活检。术中如果发现组织异常增生，应进行活检。色素沉着性绒毛结节性滑膜炎是一种以含铁血黄素沉积的绒毛异常增生为特征的疾病，可局限于单个结节或关节内弥漫性分布。局限性色素沉着性绒毛结节性滑膜炎引起的症状和体征与游离体相似。滑膜软骨瘤病是一种以软骨性或骨软骨性化生和关节内游离体形成为特征的滑膜疾病。滑膜软骨瘤病有三种表现：①软骨化生无游离体。②滑膜过度增生合并游离体。③正常滑膜合并游离体。

（二）髌股关节

1. 正常表现

髌骨的最重要功能是作为股四头肌收缩时伸直小腿的支点，增加伸膝装置的功效。髌股关节面被一条中间嵴分为外侧和内侧两个关节面。正常的股骨滑车沟宽度存在一定的变异。股骨颈的前倾决定了滑车的方向，并影响髌股关节的轨迹。轴线位屈膝45°观察显示股骨外侧髁比内侧髁高1 cm左右。

当需要完全显露髌股关节面时，须作髌上入路，彻底的髌股关节检查还包括通过上外侧或上内侧入路评价髌骨滑行的轨迹。在膝关节完全伸屈活动中检查髌股关节运动轨迹，观察关节面之间的吻合关系。正常情况下，伸膝位时髌骨存在轻度外偏；逐渐屈曲膝关节，可见髌骨向远侧和内侧滑动，屈膝45°时髌骨位于滑车沟正中。

伸膝装置和髌股关节的变异很大。二分髌骨就是一种由于髌骨骨化中心融合出现问题而形成的解剖变异。Saupe根据二连髌骨的连接位置进行分型：Ⅰ型，位于下极；Ⅱ型，位于外侧缘；Ⅲ型，最为常见，位于外上极。对于膝前疼痛伴有髌骨外上部持续压痛的病例，切除二连髌骨外上部多余的部分能有效缓解疼痛并恢复膝关节功能。

2. 病理表现

对于急性高能量膝前创伤而影像学检查未发现骨折的病例，关节镜有助于评价软骨或骨软骨损伤。如果没有髌骨半脱位或不稳定的表现，则可单纯清除损伤软骨。但多数情况下髌股关节紊乱比髌股关节软骨损伤更常见。

髌下和髌前皱襞向前方延伸至前十字韧带，可与韧带连接、部分相连或完全分开。它们是最常见的膝关节皱襞，但并非膝关节疼痛的主要原因。镜下可发现起源于髌下脂肪垫的绒毛或内侧滑膜皱襞嵌夹于髌股关节中，是髌股关节疼痛的潜在病因，最终导致髌股关节软骨软化。为更明确检查，应当关闭冲洗管，在无灌注压的情况下进行伸屈膝活动，易于发现髌股关节内的嵌夹征象。

髌骨半脱位和髌骨不稳定主要通过体格检查和影像学检查诊断。关节镜检查可发现此类患者髁间凹狭窄，或者髌股关节吻合不良；髌骨处于向外侧半脱位的位置，以及髌骨和股骨外侧髁关节面存在损伤。如果存在髌股关节半脱位，屈膝45°时髌骨并不位于滑车凹正中，只有在更大屈膝位时才处于正中位置，有时可见明显的髌骨外侧偏移和倾斜。

Fulkerson根据髌股关节软骨损伤的位置象限分型：Ⅰ型，髌骨中线远侧或内侧；Ⅱ型，外侧关节面；Ⅲ型，内侧关节面切线骨折；Ⅳ型，上内和上外部关节面。Outerbridge根据关节软骨损伤的程度分类：Ⅰ度，单纯软骨软化；Ⅱ度，软骨病损直径小于1.27 cm（0.5 in）；Ⅲ度，软骨病损直径大于1.27 cm（0.5 in）；Ⅳ度，骨质裸露。具体损伤程度的检查须使用探钩进行。

股骨滑车部位的软骨退行性改变也是关节镜检查的最常发现，此处的软骨退变与髌骨软骨退变并不一定相对应，有时此处软骨退变是引起膝关节症状的唯一原因。软骨损伤部位透明软骨消失，机体通过纤维软骨的增生进行修复，纤维软骨的生物力学性能低于透明软骨，致早期出现磨损和退行性改变。

（三）内侧沟

1. 正常表现

股骨内侧髁被一层滑膜覆盖直至关节软骨边缘，沟的内侧壁延伸至半月板滑膜边缘。检查从内侧沟的最后部分开始，然后慢慢撤回镜头，观察整个内侧沟，可见到内侧滑膜半月板结合部的前部。

镜头从髌上囊移至内侧沟的过程中有时可见内侧滑膜皱襞。一般情况下这一皱襞并非异常，但当此结构很大时，如果膝关节未处于完全伸直位，皱襞会阻止镜头轻松进入内侧沟。不引起症状的皱襞边缘较薄且光滑柔软，无炎症表现或增厚。直视下屈曲膝关节时可见皱襞绷紧，紧贴于股骨内侧髁上。

半月板滑膜边缘有时可发现显著的变异。如果不用探钩将滑膜半月板结合部充分拉开，滑膜内深深的褶皱很容易被误认为半月板外周撕裂，这一点值得注意。在膝关节急性和亚急性创伤后，滑膜增生和炎症可蔓延至内侧沟。

2. 病理表现

在治疗内侧副韧带完全撕裂的病例时，可用关节镜排除其他关节内损伤，评估撕裂的韧带。内侧半月板或半月板滑膜结合部损伤也可在关节镜下修补；严重的损伤可引起内侧副韧带以及内侧关节囊断裂。在个别情况下，在内侧沟里能看到移位的内侧副韧带。

内侧沟内常能发现游离体隐匿其中。无论对于术前已诊断游离体，还是术中偶然发现游离体的病例，对内侧沟进行详细的检查都是非常必要的。当镜头从髌上囊进入内侧沟的过程中可同时观察股骨内侧髁，可见退变性骨赘突起，提示关节面明显破坏。

内侧沟内还可发现病理性内侧滑膜皱襞。尽管皱襞可从许多方面引起症状，但内侧膝关节疼痛通常是由其他的损伤引起。此外，皱襞的弹性随着年龄的增长而逐渐下降，因此改变了皱襞和内侧髁之间的关系。

（四）内侧间室

1. 内侧半月板

（1）正常表现：屈膝外旋胫骨，镜头从内侧沟进入内侧间室，同时对膝关节施加外翻压力，显露内侧半月板。正常半月板呈黄白色，光滑有弹性，游离缘较锐。根据血供不同可分为内、中、外3区。从前外侧入路观察，半月板分为3个部分：前角、体部、后角。从前内侧入路插入探钩，轻柔地抬起半月板显露其下表面以及组成半月板胫骨结合部的冠状韧带。使用探钩轻柔牵拉半月板，这样可以发现已复位和未达全层的半月板撕裂。在屈伸膝关节的过程中，结合直视和探钩可动态评价半月板的活动性。将镜头插入后内侧间室可观察半月板后角在胫骨上的附着部，以及内侧半月板后角周缘的附着情况。内侧和外侧半月板前角之间有膝横韧带连接。

当对膝关节施以外翻压力时，正常的半月板游离缘会出现小的皱褶，注意不要和半月板撕裂混淆。正常半月板的活动范围有限，异常的活动提示外周性半月板撕裂。正常半月板在前后向平均可移动 5 mm，而前角活动范围相对更大一些。半月板和股骨髁的生理特性随年龄变化，半月板游离缘磨损，但只要不出现游离的碎片即不应视为异常。

（2）病理表现：半月板撕裂分为创伤性和退变性两种。创伤性半月板撕裂可根据位置、方向和形状分型。根据位置的分型揭示了撕裂部位与其血供的关系，提示愈合潜力。在内侧间室可观察内 1/3 和中 1/3 的撕裂，外 1/3 撕裂需探钩协助或从后内侧间室进行观察。在半月板体部，内侧副韧带的斜行纤维撕裂容易和半月板外周撕裂相混淆。

对于半月板损伤除应观察损伤形态和部位外，更应区分新鲜和陈旧性损伤。血性关节积液、半月板基底部及邻近关节囊部位的瘀血、锐利而有弹性的半月板撕裂缘，以及伴发的新鲜韧带损伤均提示新鲜半月板损伤；浆液性关节积液、半月板撕裂部圆钝或毛边样改变，以及伴发的陈旧性损伤均提示陈旧性半月板损伤。半月板连接部位滑膜的隆起或翻起、滑膜的铁锈色改变、关节囊的增厚、受检查部位关节软骨损伤也是陈旧性半月板损伤的继发改变。半月板损伤根据位置和形态分为以下类型：①纵形撕裂，常出现于后角，往往需通过探钩才能检查其存在以及大小范围。局限于后角的 4 周内损伤通过制动常能自行愈合，如果损伤延伸至半月板中部，应行半月板修补；如果前十字韧带（ACL）断裂则应保留半月板；如果为陈旧性损伤应行半月板修整性切除。②放射状撕裂：常出现于体部，需行修整性切除。③桶柄样撕裂：复位状态的桶柄样撕裂很容易诊断，如果桶柄脱位至股骨髁间凹，在内侧关节间室可能仅发现很小的半月板残端，回抽镜头就能看到脱位部分。如果桶柄于半月板前角断裂，则可能脱位至后内侧

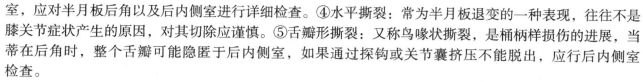

室，应对半月板后角以及后内侧室进行详细检查。④水平撕裂：常为半月板退变的一种表现，往往不是膝关节症状产生的原因，对其切除应谨慎。⑤舌瓣形撕裂：又称鸟喙状撕裂，是桶柄样损伤的进展，当蒂在后角时，整个舌瓣可能隐匿于后内侧室，如果通过探钩或关节囊挤压不能脱出，应行后内侧室检查。

2. 内侧胫股关节

（1）正常表现：对股骨髁和胫骨平台关节面系统的检查是非常必要的，可发现软骨软化和骨软骨损伤。正常的关节软骨呈黄白色，光滑有弹性。磨损最常见的部位是屈膝30°~45°。用探钩轻柔地检查关节面，正常情况下关节软骨应和软骨下骨贴合牢固。

（2）病理表现：关节面的非炎症性损伤存在以下病因。①骨关节炎。②骨软骨和软骨性骨折。③剥脱性骨软骨炎。骨软骨炎或退变性关节炎是老年患者关节损伤的最常见原因。而很多陈旧性膝关节不稳的年轻患者也可出现加速的骨关节炎，如陈旧性ACL损伤的年轻患者可出现后内侧胫骨髁磨损，深至骨质。胫股关节的横形损伤条纹提示ACL功能不全，是由于胫股关节滚动滑动机制异常引起。损伤条纹间隔2~3 mm，位于胫股关节后1/3部分。ACL断裂所致损伤条纹多位于股骨内髁外侧半，常伴有软骨的局限性剥脱。内侧胫股关节的退变应与膝关节力线联合起来分析，有明显膝内翻者应行力线矫正。

骨软骨和软骨性损伤由撞击、撕脱或剪切力引起，常见于髌骨和股骨髁。用探钩探查关节面与镜下观察同样重要，尤其对于症状延续时间较长的患者，因为关节面的纤维性愈合可能掩盖其下面的异常情况。剥脱性软骨炎是一种局限性的软骨或骨软骨分离，可伴有或不伴有坏死的骨碎片，股骨内侧髁外表面是最多发的部位。

（五）髁间凹

1. 内侧半月板后角、后十字韧带

（1）正常表现：镜头从内侧间室移至髁间凹，其间可通过摆动镜头将脂肪垫挡在镜头侧面的前方，以免妨碍视野。导光索接头11点钟处可观察内侧半月板后角和后内侧结合部，在2~4点钟处可观察后十字韧带（PCL）内侧部分纤维。PCL的股骨附着点位于ACL后内侧，常被滑膜覆盖。

（2）病理表现：内侧半月板后角的撕裂常位于半月板滑膜结合部，呈放射状撕裂。

2. 髌下滑膜皱襞

（1）正常表现：髌下滑膜皱襞（又称黏膜韧带）一般分为三种类型：独立的条索型、与ACL相连的条索型、隔膜型。不同类型临床意义不大。

（2）病理表现：髌下滑膜皱襞瘀血、断裂，或嵌夹于胫股关节之间引起伸膝障碍。髌下脂肪垫的撞击和纤维化也可引起膝前疼痛。镜下可见一块白色纤维化滑膜在关节屈伸过程中与髁间凹发生撞击，从髌上入路最易观察。这种情况下切除纤维化脂肪垫效果显著。

3. ACL

（1）正常表现：ACL是一种关节囊内滑膜外结构，属于关节腔外结构，表面可见滑膜血管。前内侧束在整个伸屈过程中几乎保持等长状态，而后外侧束于伸膝时紧张。ACL也会慢慢随年龄退化。ACL常常被髌下皱襞覆盖，为了显露髁间凹可将其切除。ACL前方可见半月板间横韧带。

镜下直视ACL时做前抽屉试验，拉紧ACL纤维，然后用探钩从ACL股骨附着点至胫骨止点探查ACL纤维，这样能够发现隐匿的韧带部分损伤。将镜头插入股骨外侧髁内侧面和ACL之间可观察ACL的股骨附着点，这里是ACL断裂最多发的部位。韧带纤维的渗血也提示撕裂。

ACL的股骨附着点是外侧髁最后内侧部分的一个半圆形区域，其长轴向前方稍倾斜，后方凸面与股骨髁后关节面平行。这一位置的精确定位对于ACL重建中移植物的等长植入是非常重要的。在髁间凹范围内，外侧髁解剖变异会导致移植物定位不良。髁后缘前方的髁间凹壁上有一个突起，称为"住院医师嵴"，只有在髁间凹成形术中切除这一突起，才能显露真正的后缘。

少数情况下，ACL内部的韧带囊肿也会引起膝关节疼痛。术前MRI有助于诊断和定位韧带囊肿。

（2）病理表现：急性ACL损伤时，滑膜组织和韧带纤维之间的出血有助于诊断。探查ACL可发现完全断裂的纤维、被拉长却连续的纤维和正常纤维。

陈旧性 ACL 断裂的表现和急性损伤者不同，更容易混淆。最典型的病例是更靠近侧部位的断裂，ACL 从其股骨附着点处移位，其残端在髁间凹深部与 PCL 发生瘢痕连接。这就可能出现体检和关节镜检查上的矛盾。Lachman 试验显示硬性终止点，前向移位增大，而轴移试验阳性。镜下检查，韧带前部表现正常，韧带纤维延伸至胫骨止点，前抽屉试验时紧张。只有沿着外侧髁内壁深入镜头观察，直至发现韧带未终止于正常股骨附着点，方能做出正确的诊断。

单纯 PCL 断裂从后内侧或后外侧入路更易发现，尤其对于 PCL 陈旧性损伤或部分损伤的病例，因为从前侧入路观察时完整的 ACL 会遮挡大部分 PCL。

（六）外侧间室

1. 正常表现

镜头从髁间凹进入外侧间室。当镜头到达外侧半月板最内侧缘，屈膝并施以外翻压力（"4"字位），即打开外侧间室，使镜头能够越过外侧半月板前角，进入外侧胫股关节之间。由于外侧半月板比内侧半月板更接近圆形且更小，通常能看到其整体。使用探钩检查半月板下表面，可观察腘肌腱裂隙。腘肌腱裂隙位于半月板的后外侧，约 1 cm 宽，可由于创伤原因延长，或成为半月板纵形撕裂的组成部分。外侧半月板前角和胫骨的附着部位于髁间隆突前方，ACL 胫骨止点后方，两者的纤维部分融合。由于外侧半月板不与外侧副韧带相连，故比内侧半月板活动度更大，膝关节屈伸过程中可在胫骨平台上移动 10 mm 左右。探钩能轻易地进入腘肌腱裂隙，将外侧半月板向前方牵拉，注意不要将此现象误认为半月板撕裂。外侧半月板会随年龄退变，出现不同程度的钙化，内缘磨损。虽然这并非膝关节疼痛的常见原因，但使半月板易于出现退变性撕裂。

外侧盘状半月板是一种较常见的变异，可分为 3 型：①不完全型。②完全型。③ Wrisberg 韧带型。膝关节弹响综合征即与 Wrisberg 型盘状半月板密切相关。这种类型的盘状半月板失去外周附着，仅保留后板股韧带（Wrisberg 韧带）与股骨的连接。

2. 病理表现

内侧半月板的分型也适用于外侧半月板。一般来说，外侧半月板更小，更易于切除，所以应在切除撕裂前检查整个半月板的上下表面。外侧半月板囊肿比内侧半月板多发，通常位于外侧副韧带前方的关节线上，体检时伸膝位易于触及。囊肿常发生于半月板撕裂处，呈水平走向，深入关节囊。

外侧胫股关节软骨退变较内侧少，且罕见剥脱性软骨炎。股骨外侧髁软骨损伤的发生概率较胫骨外侧平台高，主要由髌骨脱位引起。外侧间室还可发现游离体。

（七）外侧沟

1. 正常表现

镜头从外侧间室越过外侧半月板外侧缘进入外侧沟，同时对膝关节施以内翻压力。外侧髌股韧带附着于外侧髁，尺寸和紧张度各异。镜头在沟内从下向上可观察半月板滑膜结合部，有时可见沿结合部有一条较宽的裂隙，属正常变异。深入镜头可见腘肌腱以及腘肌腱裂隙。外侧沟的髌外侧滑膜皱襞比内侧沟少见，当镜下发现炎症和纤维化表现时视为异常。

2. 病理表现

外侧沟病理性皱襞的诊断方法和内侧间室相同。外侧沟外侧壁的出血提示外侧副韧带撕裂，Ⅲ度撕裂时可见外侧关节囊壁的裂口。必须对外侧沟及外侧间室进行详细的检查，以排除隐匿于滑膜褶皱内的游离体。

（八）后内侧间室和后外侧间室

1. 正常表现

完整的关节镜检查包括后内侧间室和后外侧间室。后内侧室内可观察股骨内侧髁后部、内侧半月板后角、PCL 后部和半月板滑膜皱襞后部。

膝关节后外侧角的解剖结构较复杂。在关节囊组织和外侧半月板外缘下方，腘肌腱分为相同尺寸的两束：一束（腘肌腱）延续至腘肌肌腹附着；另一束（腘腓韧带）直接附着于腓骨头最靠近端和后侧的突起。屈膝过程中板股韧带向前方牵拉外侧半月板后角。板股韧带从外侧半月板后角延伸至股骨内侧髁外表面，被分为两束：走行于 PCL 前的 Humphrey 韧带和走行于 PCL 后的 Wrisberg 韧带。韧带的粗细变异较大，直径通常为 PCL 的 1/3。这两种板股韧带并不一定同时存在。后外侧室常隐匿游离体，可用手挤出，也可通过后外侧入路取出。

2. 病理表现

在诊断内侧半月板撕裂时，观察半月板后角附着部非常重要，因为撕裂经常发生于半月板滑膜结合部，尤其伴发 ACL 断裂时。一项研究显示，仅进行常规前路关节镜检查会漏诊 63％的此类损伤。过伸损伤的患者中可发现后侧关节囊的撕裂。

二、设备与器械

关节镜是一项对医师操作要求极高的技术，关节镜手术依靠一系列专业性极强的设备与器械。优秀的关节镜外科医师必须熟练掌握设备器械的维护、安装和使用。关节镜手术常用的设备与器械如下：①镜头。②套管和钝头。③光缆和冷光源。④摄像头和监视器。⑤图像记录设备。⑥冲洗和吸引装置。⑦操作器械。⑧止血带。⑨下肢固定器。

器械的维护和消毒：镜头、摄像头、纤维光缆和电动刨削系统都对高温敏感，所以不宜用常规的高压蒸汽消毒。环氧乙烷消毒效果好，但消毒时间需要 6 ～ 8 h，通常用于器械过夜消毒。手术之间的消毒可使用戊二醛浸泡或过氧乙酸消毒。

使用戊二醛消毒器械可能使患者及手术室内其他人员出现接触性皮炎、呼吸道刺激、黏膜刺激，甚至鼻出血等不良反应，所以戊二醛浸泡后的器械必须用无菌生理盐水冲洗两遍方能使用。

过氧乙酸是一种最新应用的消毒技术。消毒效果好，对器械无腐蚀，消毒装置携带方便且使用自来水。消毒温度在 50 ～ 56℃，对热敏感器械安全。消毒时间仅 20 ～ 30 min，适用于手术之间使用。

国内的医疗质量控制标准都规定了器械必须做到灭菌，所以应多备几套器械以应对同时多台手术开展的需要。

三、麻醉与体位

（一）麻醉

膝关节镜手术的麻醉分为术前、术中、术后 3 期。术前准备与一般常规手术相同。

诊断性膝关节镜检查可在局部麻醉、区域麻醉或全身麻醉下进行，具体麻醉方式的选择取决于疾病的情况和预计进行的手术，以及患者、麻醉师和医师的喜好。

局部麻醉需在入路部位和关节腔内先后注射麻醉剂。早期使用局部麻醉手术失败的原因主要是利多卡因和丁哌卡因等局部麻醉药的用量和浓度不足。目前使用 0.5％丁哌卡因 30 ～ 50 mL 或 1％利多卡因 20 ～ 30 mL，效果较好。

局部麻醉适用于诊断性关节镜检查、游离体取出、半月板切除、滑膜皱襞切除、外侧支持带松解或软骨成形术。而对于需要长时间使用止血带或需要建立骨隧道重建关节内结构的手术不适用。仅使用局部麻醉的患者至多能耐受充气止血带阻断血流 30 min。局部麻醉在关节镜手术中的使用需要患者的配合。

利多卡因、丁哌卡因，或两者联用是膝关节镜局部麻醉最常用的麻醉剂。0.25％丁哌卡因和 1.0％利多卡因加肾上腺素联用，总量 30 ～ 50 mL 行关节内注射效果较满意。另取 5 ～ 7 mL 行入路局部麻醉。建议丁哌卡因总剂量不应超过 3 mg/kg，联用肾上腺素。关节内注射后 20 min 达到最大麻醉效应。由于局部麻醉和区域麻醉剂的毒性效应有蓄积作用，医师应及时与麻醉师沟通，以控制麻醉剂总量。然而在关节镜手术开始的 10 min 内至少 50％的麻醉剂被灌注液冲出，所以更大的麻醉剂量也在安全范围内。有鉴于此，在联用肾上腺素的情况下，1％利多卡因最大剂量为 7 mg/kg，0.25％丁哌卡因最大剂量为 3 mg/kg。应额外使用静脉内镇静剂协助镇痛并缓解焦虑。如果在关节镜手术过程中发现局部麻醉效果不理想，应立即使用全身麻醉。未有报道显示，膝关节镜手术中使用局部麻醉存在明显的并发症。关节镜手术中局部麻醉患者所需术后观察时间也明显少于区域麻醉或全身麻醉的患者。

区域麻醉适用于存在全身麻醉禁忌证的患者，包括蛛网膜下隙麻醉（简称腰麻）和硬膜外麻醉。通常联用静脉内镇静剂。区域麻醉的禁忌证包括变态反应、凝血紊乱、局部或全身性感染和神经系统异常。

当预计术后疼痛持续时间较长时，可在全身麻醉后立即通过导管加用连续硬膜外麻醉，有助于术后立即恢复膝关节活动。连续蛛网膜下隙麻醉由于可能引起马尾综合征已很少使用。全身麻醉并发症包括深静脉血栓形成、肺栓塞、心肌梗死、心律失常、充血性心衰、呼吸衰竭等。相比之下，区域麻醉此类并发症的发生率较低。区域麻醉可能引起的并发症包括感染、神经系统后遗症、中枢神经系统或心血管系统毒性。

硬膜外麻醉需要将麻醉剂穿过黄韧带注入硬膜外腔，而腰麻将麻醉剂穿过硬脑膜注入蛛网膜下隙。麻醉时患者取坐位或侧卧位，$L_2 \sim L_5$ 或 $L_3 \sim L_4$ 椎间隙为常用穿刺点。腰麻常用利多卡因、丁哌卡因和丁卡因，硬膜外麻醉常用利多卡因、丁哌卡因、氯普鲁卡因和依替卡因。两种麻醉方法中，腰麻的运动阻滞效果更好，较少引起止血带疼痛，但头痛的发生率较高，尤其多发于女性患者和年轻患者以及使用大号穿刺针的病例。局部麻醉和区域麻醉使患者在手术过程中保持清醒状态，相比全身麻醉全身性并发症发生率显著降低。

全身麻醉的指征是需长时间使用止血带，需建立骨隧道，对局部麻醉药过敏，以及关节内结构的重建手术。全身麻醉时肌肉松弛，便于关节镜下观察膝关节间室。全身麻醉技术的发展已经降低了术后不良反应以及门诊手术后的不适，使用丙泊酚（异丙酚）代替巴比妥酸、硫喷妥钠作为诱导剂就是一个很好的例子。硫喷妥钠的半衰期为 5 ~ 12 h，而丙泊酚的半衰期仅为 55 min。如此迅速的消除使麻醉不良反应甚为轻微。

周围神经如股神经、闭孔神经、股外侧皮神经、坐骨神经以及腰丛的神经阻滞也可用于膝关节镜手术，但相对硬膜外麻醉和腰麻而言可行性不大。

（二）体位

膝关节镜手术的患者一般都取仰卧位，患肢可固定于伸膝位或屈膝 90° 位，医师使用大腿固定器或外侧挡板固定患肢。对侧下肢的体位可自然下垂于手术台末端，平放于手术台上或外展抬高。自然下垂于手术台末端可能引起静脉血瘀滞，增加下肢深静脉血栓形成的风险，也可影响患肢内侧或后内侧入路的操作。

通常于大腿近中 1/3 交界处放置止血带。如果需要在屈膝位进行手术，应使患膝在手术台远端缺口处下垂，使膝关节屈曲大于 90°，大腿固定器放置于靠近缺口处，便于操作。腓总神经是麻醉过程中下肢最容易损伤的神经，所以可使用一条无菌巾将对侧下肢固定于微屈曲位，髋关节微屈曲可缓解股神经张力；膝关节微屈曲可缓解关节后侧神经血管结构张力，使其更靠后侧，进入安全区域。使用支架将对侧下肢外展抬高也能有效缓解上述结构的张力，同时也便于内侧和后内侧入路的操作。无论使用何种体位，消毒范围都应包括从足部至大腿近侧的所有皮肤，并用无菌巾包扎足部。聚伏酮碘（碘附）或碘溶液是常用的皮肤消毒剂，碘过敏者可使用其他消毒剂。

医师可选择坐位进行手术，也可站立位进行手术。

四、一般操作技术

（一）入路

诊断性关节镜检查的入路可以采取标准入路，也可以任意选择。标准入路一般包括前内侧、前外侧、后内侧和上外侧入路。在膝关节镜的发展史中，关节镜外科医师发现需要建立额外的入路彻底检查膝关节。这些额外的入路包括后外侧、上内侧、内侧髌韧带旁、外侧髌韧带旁、内侧辅助、外侧辅助、内侧髌骨中、外侧髌骨中、髌韧带中央入路等。

了解膝关节的相关解剖是安全顺利完成膝关节镜手术的关键。准确的入路定位能将手术损伤降至最低，保证清晰地观察到相应的关节内结构，协助器械操作。开始学习关节镜手术时，在体表做入路标记有助于准确定位。标记部位包括髌骨、髌韧带、胫骨结节、关节线、腓骨头和股骨髁，然后根据这些标记的位置定位关节镜入路。入路的定位最好在屈膝 90° 位进行。建立入路必须遵循一定的原则：①准确定位。②是否有必要。③逐个建立，以利关节充盈膨胀，达到视野清晰。

（二）三角技术

关节镜手术的三角技术是指镜头和其他任意一种器械的同时使用。器械顶端和镜头的顶端组成三角的顶点。三角的顶点就是观察操作的目标物。三角技术至少需要两个入路，通常是前外侧入路和前内侧入路。需掌握 3 个基本原理：选择正确的入路和器械，明确病损情况，掌握操作步骤。当初学者开始学习三角技术时，可使用一根探钩协助镜头定位。当技术逐渐熟练后可增加其他器械。熟练掌握这一技术需要一条较长的学习曲线。

（三）标准关节镜检查

患者仰卧位，膝关节外侧放置挡板。麻醉效果满意后，膝关节镜检查准备工作就绪。进行麻醉后膝关节检查，重点检查并记录膝关节屈伸活动度、髌骨活动度和膝关节稳定性。以上的检查项目都必须与对侧健膝对比进行。妥善包扎止血带，捆绑于大腿中上部。止血带充气至 300 mmHg。

触及外侧关节线，于髌骨下方髌韧带外侧 1 cm 内做水平切口，建立前外侧入路。通过镜头注入灌注液，灌注压设为 55 ~ 65 mmHg。通过镜头观察内侧间室，同时在直视下建立前内侧入路，初学者可借助针头定位。从前内侧入路插入探钩，进行系统的镜下检查。

医师用腰部支撑患侧下肢的足部并保持伸膝，镜头向上指向髌骨，向下指向滑车沟即可观察整个前室。然后屈曲膝关节可评价髌骨的运动轨迹。接着医师用腰部外侧支撑患足并给予外翻压力，于屈膝 30° 位观察内侧间室。将手术台放低可以获得更好的力矩。镜头从前室移至内侧室的过程中检查内侧沟。检查内侧室时使用探钩检查关节面，屈膝可检查股骨内侧髁后部。检查半月板时必须包括其上表面和下表面。镜头穿入髁间凹后十字韧带内侧的空隙可观察内侧半月板后角，操作时先将套管和钝头沿股骨内侧髁外缘插入，然后拔出钝头插入镜头。同样使用探钩检查外侧半月板后角的上表面和下表面。将患侧下肢摆成"4"字位，用内侧间室相同的方法检查外侧间室，再检查外侧沟。

检查结束后，在其中一个入路放置一根引流管，无菌敷料加压包扎，放止血带。

五、专项操作技术与原则

（一）半月板修补的专项操作技术与原则

1. 由内到外技术

常规关节镜检查，清除半月板边缘所有的纤维性无细胞物质，使半月板边缘新鲜。根据半月板撕裂的位置从前内侧或后内侧入路插入锉刀或篮钳完成这一操作。锉掉半月板周围的滑膜可刺激血管反应，促进愈合。

在内侧副韧带后方做一条 6 cm 长的后内侧切口，游离关节囊。隐神经在此水平上位于缝匠肌和股薄肌之间，必须加以保护。

从前内侧入路插入关节镜，前外侧入路插入缝线套管，使用连接"2-0"不可吸收缝线的长弯针穿透撕裂半月板。在屈膝 20° ~ 40° 的位置沿垂直方向穿过缝线。当缝针穿透关节囊时，牵拉后内侧入路的软组织保护器，使缝线可从后内侧入路撤出，将穿过后方关节囊外线打结。使用双腔导管系统时两根针同时穿出，单腔导管系统的缝针则是先后穿出。每根缝线间距 5 mm。除了缝合后角的缝线，其他所有的缝线都能通过这种方法进行缝合。缝合后角时，关节镜从前外侧入路插入，缝线套管从前内侧入路尽可能靠近髌韧带的位置插入。在内侧副韧带前方缝合时，需要做一个前内侧小切口进行打结。每穿过一根缝线就立即在关节囊外打结，防止和未打结的缝线缠绕。完成半月板缝合后，最后使用探钩检查固定的牢固性，逐层缝合切口。

2. 由外到内技术

由外到内的半月板修补技术从一个紧靠关节线的安全的解剖位置开始，避开神经血管结构在关节镜监控下穿入关节腔，从而把神经血管损伤的风险降至最低。由外到内技术通常都是从关节外周向关节内穿入直的或弯曲的空心针，再将缝线沿针芯穿入。

体表定位时，外角的位置靠近屈膝 90° 时股二头肌腱前方的外侧关节线上（避开腓总神经），内角的位置在屈膝 15° 时后内侧角后方 2 cm 处紧靠足肌腱后方，直接向关节囊钝性分离。使用一根直的或

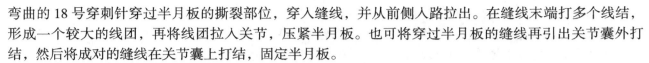

弯曲的 18 号穿刺针穿过半月板的撕裂部位，穿入缝线，并从前侧入路拉出。在缝线末端打多个线结，形成一个较大的线团，再将线团拉入关节，压紧半月板。也可将穿过半月板的缝线再引出关节囊外打结，然后将成对的缝线在关节囊上打结，固定半月板。

3. 全关节内技术

全关节内修补技术无须开放的切口，只需要一个和关节镜入路相同尺寸的小切口。全关节内技术对器械的要求很高，齐全的器械是成功完成手术的前提。最基本的器械配置：① 30° 和 70° 关节镜。②套管、牵引器和由内到外修补的缝针。③全关节内修补的器械。

做关节镜入路，镜头插入后侧室。使用 70° 关节镜观察后侧半月板。一旦确认撕裂类型适合修补，使用透照法确定后侧切口的位置。屈膝 90° 修补套管和锐性内芯推进至紧靠滑膜外侧，钝性内芯在关节镜直视下插入关节。当关节镜刺入关节间室时神经血管束位于关节镜顶端的后方。全关节内缝线系统通过手柄向前推送缝线，使缝线从穿线器顶端伸出（Linvatec 软组织修补系统）。顶部的结构是一个中空的缝针，有不同角度和 / 或形状，根据撕裂确切的位置及其和套管的位置关系替换。缝针通常穿过关节囊穿入半月板。当一段缝线卷入关节间室时必须保持穿线器至顶部，在关节镜的直视下确保穿线器能穿过半月板撕裂端后缩回，并从套管退出。从套管插入一把缝线抓钳，将缝线头端从套管推出。缝线打结使用滑结或打结器完成。一般而言，缝合的方向最好从套管顶端向撕裂的中心，垂直缝合 2 ~ 5 针。

（二）前十字韧带重建的专项操作技术与原则

1. 移植物的切取

（1）髌韧带移植物的切取：自髌骨下极开始，至胫骨结节内侧 1 cm 处，在髌韧带表面做一斜形切口。自肌腱表面仔细剥离腱鞘。肌腱切取的宽度不可超过髌韧带总宽度的 1/3。如果髌韧带总宽度不小于 30 mm，可使用一把可调节间距的双刃手术刀切取髌韧带中 1/3，双刃间距 10 mm。切取过程中应注意方向与髌韧带纤维平行。对于体形较小的患者则切取髌韧带中央 9 mm 肌腱。髌骨骨栓的标准尺寸为 10 mm × 23 mm，胫骨端骨栓为 10 mm × 25 mm。可使用 Stryker 的环形摆锯切取骨栓，其内径有 9、10、11 mm 三种。先切取胫骨骨栓，最常用的是内径 10 mm 的环形摆锯。当胫骨骨栓切取后，将伸膝装置向远端牵拉，暴露髌骨，软组织回缩覆盖髌骨近端，这样可以使手术切口更小。然后使用同一把摆锯切取髌骨骨栓。最后用骨刀将骨栓小心切下。

（2）腘绳肌肌腱移植物的切取：在鹅足的胫骨止点处做一垂直切口，屈曲膝关节约 90°。自胫骨结节内侧 1.5 cm、远侧 0.5 cm 开始，向远侧做一个 2 ~ 3 cm 长的纵形切口。浅筋膜下钝性分离，暴露鹅足。顺缝匠肌走行切开缝匠肌腱膜约 3 cm，在该肌腱内侧面探及半腱肌和股薄肌腱，用直角钳将肌腱钩出，将扩展为膜状的半腱肌和股薄肌腱止点端连同骨膜一起切下。翻转肌腱，从背侧的分界面将两根肌腱分开，用 2 号缝线分别捆绑肌腱的游离端。通常先取半腱肌腱。切断肌腱下表面的分支纤维束，用力向外牵拉肌腱末端缝线，可松解黏附的组织，将分支束拉入切口并在直视下切断。将肌腱穿入剥离器。然后用力牵拉肌腱，同时剥离器沿直线方向剥离至肌腹。使用同样的方法切取股薄肌腱。

2. 移植物的处理

采用髌韧带移植物重建时，用咬骨钳将两块骨栓的直径修剪至 9 mm 或 10 mm 大小，并将骨栓边缘修成圆形使其能顺畅地通过隧道。在胫骨骨栓上钻 3 个孔，穿入 5 号尼龙线。髌骨骨栓钻 1 个孔，穿入 2 号尼龙线。然后把移植物固定在牵引板上预牵张（3.63 kg 负荷）。在骨 – 肌腱结合处用无菌笔做标记。沿股骨隧道骨栓中央画一条纵行标记线，在将其拉入股骨隧道的过程中监测骨栓的旋转。当移植物的处理完成后，结束牵张，并用抗生素浸泡的纱布覆盖。采用腘绳肌肌腱重建时，将取下的肌腱缩短至 22 ~ 24 cm。刮除肌腱上附着的肌肉，并用 2 号不吸收缝线在每束肌腱的末端标记。将对折后的肌腱穿过测量管，测出的直径即是骨隧道的内径。将移植物湿润，放置一边。在滑轨上换上钢板固定夹和牵引钩。在微型钢板（一般长 12 mm，宽 6 mm，带有 4 孔）的两端共两孔内分别穿入 6 号聚乙烯牵引线和 2 号聚乙烯翻转线后，将微型钢板夹持于固定夹中。将聚乙烯带的一端从微型钢板中间一孔穿过，再从另一孔穿回；另一端从肌腱反折襻孔穿过。将肌腱的缝线端固定在牵引钩上，拉紧聚乙烯带，用 80 N 的牵张力进行肌腱的预牵张。预牵张时间 5 min 以上。

3. 隧道定位

胫骨和股骨隧道的定位选择对重建手术的结果至关重要。应避免股骨隧道定位偏前方，防止移植物张力过大及屈膝受限。同样，过于靠前的胫骨隧道会导致移植物与髁间凹发生撞击。采用髌韧带和腘绳肌肌腱重建的隧道定位相似。

从前内侧入路插入胫骨定位器顶端，隧道内口的定位可参考 PCL 前缘、外侧半月板前角后缘和胫骨髁间嵴。外侧半月板前角后缘形成的弧紧靠内侧胫骨嵴，大约位于 PCL 前方 7 mm。然后插入钻头建立胫骨隧道。胫骨隧道外口的位置大约在胫骨结节内侧一横指、内侧关节线远侧两横指附近。

然后通过胫骨隧道建立股骨隧道。使用过顶点参考型定位器在髁间凹侧壁做一标记，在此标记后方留一层皮质骨。当用髌韧带作移植物时，建立内径 10 mm 的股骨隧道，标记点在"过顶点"前方 6.5 mm 处。直径 10 mm 的隧道后方需要留置 1.5 mm 厚的皮质骨。在屈膝 70° 位将导针穿过胫骨隧道，定位于髁间凹上的标记的位置并钻入。将一根空心股骨钻头沿导针扩股骨隧道（通常直径为 10 mm）。隧道深度为 25 ~ 30 mm。

4. 移植物的植入和固定

（1）髌韧带移植物的植入和固定：髌韧带移植物通常使用界面螺钉固定。先固定股骨隧道内骨栓。从前内侧入路插入界面螺钉的导针，于屈膝 70° 位，使用 7 mm 丝锥攻丝。然后沿导针放入 8 mm×23 mm 界面螺钉。用力牵拉胫骨骨栓上的尼龙线以测试股骨隧道固定是否牢靠。在触摸胫骨隧道内骨栓活动度的同时屈伸膝关节数次。无活动并不一定表示移植物已完全达到等长的标准，更可能表示胫骨骨栓卡在隧道中，牵拉缝线时移植物无法达到合适的张力。屈伸膝关节，标记出胫骨骨栓在隧道中最远端的位置，通常接近完全伸膝位。在此位置牵拉尼龙线使移植物紧张，穿入一颗 9 mm×23 mm 可吸收界面螺钉，固定胫骨端。移植物固定后完全屈伸膝关节数次，做轴移试验和 Lachman 试验，如果结果不满意，则需要重新调整移植物张力，直至达到要求的膝关节稳定性。

（2）腘绳肌肌腱移植物的植入和固定：用带尾孔导针，将牵引线和翻转线贯穿两隧道，从大腿的外上方拉出。牵拉牵引线，使微型钢板呈纵向，依次将微型钢板、聚乙烯带和肌腱近段拉入股骨隧道。当预计微型钢板刚好完全从股骨隧道外口牵出时，牵拉翻转线，将微型钢板由纵向转为横向，回拉肌腱，钢板横架于股骨隧道外口上，完成植入物股骨端固定。将胫骨端缝线从钛质纽扣孔中穿出，沿缝线将纽扣向上推，使其紧贴胫骨隧道外口。反复伸屈膝关节，进行等长检查和撞击试验。在屈膝 40° 位将较粗肌腱段两端缝线打结，在完全伸膝位将较细肌腱段缝线打结。

（三）后十字韧带重建的专项操作技术与原则

自体髌韧带曾经作为交叉韧带重建的金标准，但是现在认为，在 PCL 重建过程中 6 ~ 8 股腘绳肌肌腱提供的强度远大于髌韧带。另外，关节镜下骨块在关节腔内有限的空间翻转和在隧道内穿行翻转比较困难；采用腘绳肌肌腱就不存在这些问题，而且对供区的损伤小，几乎没有并发症，逐渐成为重建的首选材料。

1. 移植物的切取

同腘绳肌肌腱重建 ACL 的取材方法。

2. 移植物的处理

刮除肌腱上附着的肌肉，测量肌腱总长度（如半腱肌长 28 cm）后，用 2 号不吸收缝线分别缝合肌腱两端。然后对折肌腱成等长的两段（各 14 cm），在其反折处穿入 2 根同样的缝线。两端的缝线打相同的结以区别，再次对折两段肌腱成 4 股（股长 7 cm）。如果股薄肌长度为 21 cm 以下可 3 折，编织缝合时两端各缝合 2 根 2 号不吸收缝线，一端线直接绑在聚乙烯带，剪断缝线后，回折在对端的 1/3 处，其 2/3 处和留置缝线的一端等齐，在齐折处穿入 2 根缝线；如果长度和半腱肌接近可 4 折，同样编织两端的线打成相同的结以固定时对应，在移植物反折端直接将聚乙烯带穿入打结。原则是在保证最后移植物长度在 7 cm 的前提下，尽可能多地增加其股数（一般 7 股或者 8 股）。测量移植肌腱总直径后，用 100 N 拉力行预牵张，至移植物植入。在距移植物近端 25 mm 处用亚甲蓝（美蓝）笔或者可吸收线做一个标记。

3. 隧道定位

从后内侧入路插入镜头，从前内侧入路插入胫骨隧道定位器，钻胫骨隧道。隧道内口位于胫骨关节面下 1 cm，中线外侧，隧道与胫骨轴成 45°。隧道直径与移植物直径相同。从高位前内翻入路进镜，从前外侧入路进操作器械，钻股骨隧道。隧道内口位于髁间凹 1 ～ 2 点钟或者 10 ～ 11 点钟，距软骨缘 1 cm。股骨隧道分为靠关节的粗隧道和靠外侧的细隧道两部分，粗隧道部分直径与移植物总直径相同，隧道深度为肌腱应当内置的长度 20 mm；细隧道部分直径 4.5 mm。

4. 移植物的植入和固定

从高位前内侧入路插入镜头，监控下将导线从胫骨隧道送入关节，再从股骨隧道拉出。将移植物近端的聚乙烯带从胫骨隧道拉入关节腔，再从股骨隧道拉出。持续牵拉聚乙烯带，利用韧带腔内推托器，将移植物于胫骨隧道内口反转处向后上方反复推提，先将其提入关节腔，而后拉进股骨隧道，直至近端标记线至股骨隧道内口。

将聚乙烯带两端穿入微型钢板中间两孔，沿聚乙烯带将微型钢板推至股骨隧道外口，将聚乙烯带打结，使移植物固定于股骨端。将移植物胫骨端编织线穿入钛质纽扣中，拉紧韧带，于屈膝 40° 前抽屉位将半腱肌肌腱缝线打结（4 股或 3 股），于完全伸膝位将股薄肌肌腱缝线打结（2 股或 3 股），完成韧带胫骨端固定。固定后再次抽屉试验，检查关节的情况，如果紧张强度不足，可以通过旋转纽扣来加强。

六、手术适应证

（一）半月板修补的适应证

半月板撕裂是否适合修补取决于多个因素。撕裂部位的供血情况是首先需要考虑的因素。Arnoczky 及 Warren 证实了半月板的外 1/3 部分存在血管网。这个解剖发现引出将半月板撕裂分为 3 个区的概念：①位于血管区的红 – 红撕裂，修补后愈合率很高。②位于血管区与非血管区连接处的红 – 白撕裂，修补后有一定的愈合率。③位于血管中心的白 – 白撕裂，修补后一般不能愈合，部分切除是最好的手术方法。

撕裂的类型是考虑是否进行修补的另一个重要因素。横向撕裂及垂直纵向的撕裂自身有趋向稳定的复位及固定的趋势。水平撕裂，放射状、片状、复杂及退行性撕裂难以愈合，部分切除是最常见的治疗方法。在放射状撕裂的病例中，周围的环状纤维断裂，所以即使愈合后半月板仍没有功能。

虽然年龄较大不是绝对的禁忌证，但对于修补手术来说年龄因素是必须予以考虑的。通常多数老年患者的退行性撕裂不适合手术治疗。关节表面的情况、个人的活动能力及关节的其他合并损伤都必须予以考虑。一系列新材料和新技术的出现扩大了半月板修补术的适应证。

半月板缺失对膝关节退行性变的影响相比十字韧带损伤更为显著。当半月板损伤合并 ACL 时，如果半月板有中等程度的愈合可能性，就应该进行半月板修补术。关节镜下半月板切除术仅适用于半月板愈合可能性很小的病例。

有学者认为，具有以下特点的半月板撕裂修补愈合率较高：①同时伴有 ACL 损伤，尤其当半月板修补术和 ACL 重建术同时进行时。②撕裂部位于半月板周缘。③长度较短的撕裂。④年轻患者。⑤新鲜损伤。

（二）前十字韧带重建的适应证

治疗 ACL 功能不全的目的在于恢复膝关节稳定性，避免损伤复发及预防半月板和关节软骨等的继发性损伤。任何年龄希望恢复运动功能的和对生活质量要求较高的患者都适合做 ACL 重建手术。此外，决定是否须手术治疗 ACL 损伤不应仅仅建立在出现膝关节不稳定的基础上，还取决于患者的生活方式及运动水平。不应简单地把年龄作为衡量标准，因为总体水平才是更为重要的因素。通常认为更年轻的个体的运动水平也更高，更依靠膝关节。然而，很多老年的个体正参与高运动量的娱乐活动，并且持续较长时间。所以年龄不应成为 ACL 重建术的禁忌证。重建手术的成功取决于严格遵守手术原则，包括具有足够强度和刚度的移植物的选择、移植物的准确定位以避免张力过大和髁间凹撞击、移植物的坚强固定为早期康复提供足够的强度和刚度等。

很多组织曾被用来做 ACL 的替代品，包括自体移植物、同种异体移植物和人工合成材料。目前，最流行的移植物是自体骨 – 髌韧带 – 骨和四股腘绳肌腱。

无使用髌韧带作为移植物禁忌的患者都可以采用髌韧带进行韧带重建。采用髌韧带重建 ACL 有一些特殊的适应证：全身性韧带松弛的患者相对禁忌采用腘绳肌肌腱，而髌韧带刚度较大，是这类患者使用自体移植物重建的最佳选择；对于合并有膝关节后内侧韧带复合结构损伤的患者，也不宜采用腘绳肌肌腱进行 ACL 重建，因为此方法会进一步损伤膝关节后内侧的稳定性，所以也特别适合采用髌韧带进行重建。对于经常跪地工作（如地毯工、木匠等）要避免膝前痛和跪地痛，髌韧带短小、有损伤或有病变，患髌股关节疾病的患者禁忌采用髌韧带重建。

采用腘绳肌腱的优势在于不损伤伸膝装置，这对有髌股关节紊乱史和曾使用髌韧带重建后翻修的患者尤其重要，同时也更美观。排除腘绳肌腱已被切除的患者，采用腘绳肌腱重建 ACL 没有绝对的禁忌证。全身性韧带松弛的患者相对禁忌采用腘绳肌肌腱，这些患者可能更适合采用最终刚度较大的髌韧带。而对于合并有膝关节后内侧韧带复合结构损伤的患者，也不适合采用腘绳肌肌腱进行 ACL 重建，因为此方法会进一步损伤膝关节后内侧的稳定性。如果术前通过 MRI 检查，或者术中取半腱肌肌腱时发现肌腱直径小于 3 mm，则四股半腱肌肌腱也难以保证强度，应当改用其他材料。

（三）后十字韧带重建的适应证

通过患者的病史、体检和影像结果诊断后 PCL 的损伤，根据 PCL 损伤的程度选择适当的患者。一般习惯把后抽屉试验中胫骨结节的后移范围作为 PCL 损伤程度的分级标准。正常膝关节屈曲 90° 时胫骨结节位于股骨髁前 1 cm，与正常侧对比，如果胫骨结节后移 3 ~ 5 mm，PCL 损伤为 I 度；胫骨结节后移 6 ~ 10 mm 为 II 度；后移 11 mm 以上为 III 度。PCL 损伤后，膝关节的向后松弛是一个进行性过程，在伤后关节周围纤维化期，后抽屉试验可能阴性；进行到纤维化消退期时，此时胫骨结节后移达到 II 度；如果辅助稳定结构松弛时，在关节向后位移达到 III 度。目前根据韧带的损伤程度，把 PCL 损伤分为部分损伤和完全断裂。对于高龄或者活动较少陈旧性 PCL 完全断裂的患者以及 PCL 部分损伤的患者，可以采取非手术治疗的方法。尽管近期效果尚可，但远期有诱发髌股关节炎的可能。

急性损伤、单纯 PCL 损伤、撕脱骨折并且向后移位大于 10 mm，即 III 度损伤的患者必须手术治疗。合并后外侧角损伤的 PCL 损伤患者应该尽早行重建术，合并有内侧副韧带损伤的患者首先制动，内侧副韧带和关节囊愈合后，方可行 PCL 重建术。

对于陈旧性损伤的单纯 PCL 损伤，胫骨后移位大于 10 mm 者考虑手术治疗。关节损伤引起胫骨后移大于 10 mm 者考虑关节韧带复合伤，合并有后外侧韧带结构损伤比较常见，需要一期手术重建所有的韧带，后外侧的韧带结构是 PCL 修复重建的基础。

对于 II 度以内的 PCL 损伤，传统的观点认为，通过股四头肌功能操练，可以恢复关节的稳定性。等到出现髌股关节炎或者内侧膝关节炎时，才予以择期行 PCL 重建。现在则认为，韧带损伤应该积极治疗，对于韧带损伤小于 50% 的患者，采取刺激增强技术；大于 50% 的患者，则采取 PCL 重建。因为股四头肌是动力性稳定结构，它是在膝关节产生不稳后，通过本体感受器产生的调节反应，其反应是滞后的，不能提供即时的稳定性；而 PCL 是静力性稳定结构，在膝关节的活动中提供即时稳定性。尽管增加股四头肌力能增加髌腱对胫骨结节向前的提升力，但引起的代价是髌股关节和胫股关节的压力增加，导致关节的退行性改变。

（四）滑膜切除的适应证

膝关节出现持续性反复发作的关节肿胀、疼痛，如果明确诊断为弥漫性色素沉着绒毛结节性滑膜炎，应当尽早进行治疗，这样才能够保证膝关节功能。因为前后十字韧带都在滑膜包绕之内，滑膜炎拖延不治会造成十字韧带侵蚀，严重影响膝关节稳定性，最终影响膝关节整体功能。

经过适当治疗后不愈的顽固性滑膜炎和经化疗或放疗的滑膜炎需要做滑膜切除术。滑膜的化疗或放疗方法仅在欧洲施行，对于其治疗的效果和引起的不良反应仍有争议。关节镜下滑膜切除术的优点就是可以在滑膜炎的早期手术治疗，不影响半月板的完整性，不用限制活动，对关节的稳定性没有影响，无畸形情况发生，不会引起诸如关节间隙狭窄、骨赘发生等影像学的改变，其手术效果良好。

关节镜下滑膜切除术的禁忌证主要包括出血性疾病。既往认为化脓性关节炎也是禁忌证。现在则认为，随着医疗技术的提高，这两种疾病为相对禁忌证，尤其是化脓性关节炎，有学者在关节镜下清理灌洗化脓性关节炎取得良好的效果。因此，如果具备足够的技术条件仍可以切除。

七、并发症

1988 年，美国和加拿大一些关节镜医师对 8 791 例膝关节共同进行了一项广泛的、多中心的随访研究，结果发现 162 例并发症，发生率为 1.85%。综合这些大型研究可以发现，膝关节镜最常见的并发症是关节积血。所有膝关节镜手术中，需要吸引或手术排出的关节积血的病例约占 1%。仅次于关节积血的最常见并发症是感染，多中心研究中有 19 例出现感染，发生率为 0.02%。血栓栓塞性疾病和麻醉并发症也较常见于关节镜手术，发生率均为 0.01%。1988 年的多中心研究显示，器械断裂、神经系统并发症和严重血管并发症已较早期的研究明显减少。外侧支持带松解术的并发症发生率最高，达到 7.2%。半月板切除的并发症发生率令人吃惊地高于半月板修补。也有关于不同方式的 ACL 重建术的并发症的研究，其中人工材料重建的发生率最高（3.7%），同种异体重建的发生率为 3.3%，自体组织重建的发生率最低（1.7%）。

八、围术期与术后康复

（一）围术期

1. 术前评价

术前评价应包括详细的病史和体检。现病史应包括主诉以及何时、何地、何种方式受伤。过去史应包括以前曾经受到的骨科相关损伤以及治疗方式，任何用药史和药物过敏情况。应详细询问是否存在胃炎或消化性溃疡，以确定使用非甾体类消炎药（NSAID）的安全性；应了解过去曾进行手术的麻醉并发症情况。

体检应包括以下项目：膝关节渗出、活动度、压痛、畸形、股四头肌周长、详细的韧带检查。对侧下肢必须进行相同检查以资对比。应常规检查脊柱和同侧髋关节有无畸形以及可能引起膝关节疼痛的病变，这对于青春期和老年患者尤其重要。还应检查下肢力线和步态，并进行详细的神经血管检查。

术前应权衡手术的利弊，并记录于病历卡上。

2. 对患者的宣教

对患者的宣教于关节镜手术的结果以及手术过程都起到非常重要的作用。教育对象包括患者本人及其家属，应向其详细介绍关节镜手术的作用、风险和可能出现的并发症，并强调术后康复锻炼对于整个治疗结果的重要作用。教育过程中可使用图表、膝关节模型、宣教手册、X 线片、MRI 片。术中发现的病理情况可通过摄片或录像记录后保存。术后应制订详细的康复计划，协助患者出院后进行康复锻炼。

（二）术后康复

如果预计术后会出现持续的关节内渗血，应放置关节内引流。引流管放置时间根据具体情况调整，一般在术后 1 ~ 2 d 内拔除。术中切开操作术后可在 24 ~ 48 h 内预防性使用抗生素，一般情况下不建议使用。

研究显示，术后关节内注射丁哌卡因有助于控制术后疼痛，使用的剂量至今尚有争议。0.50% 丁哌卡因 30 mL 能有效减少患者在复苏室内阿片受体类药物的用量，促进早期活动，并减少住院时间。但尚未发现 0.25% 丁哌卡因 30 mL 关节内注射有任何相似的镇痛效果。研究已经显示，丁哌卡因对关节软骨不造成伤害，且只要关节内注射量不超过 150 mg，丁哌卡因血清浓度的毒性作用极低。单独使用吗啡或联用布比卡因都不能明显缓解术后疼痛，需要进行额外麻醉，或佩戴负重支具。术前疼痛与术后疼痛有密切的联系。

手术入路应使用 2 号或 3 号缝线闭合，术后使用无菌敷料加压包扎，可调节支具固定膝关节，冰敷，并抬高患肢。调节支具至一定角度，可限制膝关节屈伸。每 1 ~ 2 h 抬高下肢并使用冰敷 10 ~ 15 min 能有效缓解疼痛和肿胀。对于剥脱性骨软骨炎、软骨缺损，或其他需要限制负重的病例，应使用拐杖。

术后 4 ~ 5 d 通常服用口服麻醉药。口服或肌内注射非 NSAID，尤其是滑膜切除、粘连松解等术后患者。

　　膝关节镜手术患者关节功能恢复较快。坐着工作的患者通常术后几天即可恢复工作。但这只是相对情况，受到诸如疼痛、伤口情况、关节活动度、下肢力量、活动强度、工作、希望恢复的运动水平等因素的影响。

　　各种不同手术的术后康复计划不尽相同。半月板部分切除的术后康复包括等长伸展训练和力量训练。等长训练应在手术后立即开始。肌力训练应包括股四头肌、踝关节、90°～45°伸屈膝、内收或外展位直腿抬高、跟腱训练。伸展训练维持膝关节活动度，应包括腘绳肌、股四头肌、跟腱训练。在条件允许的情况下，固定自行车是一种很有效的训练方式。出院后可根据医师或理疗师的建议在家中继续康复训练。

　　患者出院时，应对其反复强调可能出现的并发症，以及继续康复训练的注意事项。出院后定期门诊或电话随访。

第五章 上肢损伤

第一节 肩胛骨骨折

肩胛骨位于两侧胸廓后上方，周围有丰厚的肌肉覆盖，骨折较为少见。但肩胛骨对上肢的稳定和功能起着重要的作用，骨折后如不能得到正确治疗，可能会对上肢功能造成严重影响。

一、骨折分类

（一）按部位分类

肩胛骨骨折按解剖部位可分为肩胛体骨折、肩胛冈骨折、肩胛颈骨折、肩胛盂骨折、喙突骨折和肩峰骨折等。肩胛体和肩胛冈骨折最为常见，其次为肩胛颈骨折，然后是肩胛盂骨折、肩峰骨折、喙突骨折，不少骨折属于上述各类的联合骨折。另外，还有肌肉和韧带附着点的撕脱骨折、疲劳或压力骨折。

1. 肩胛盂关节内骨折可进一步分为六型

Ⅰ型盂缘骨折：通常合并肩关节脱位。

Ⅱ型骨折：是经肩胛盂窝的横形或斜形骨折，可有肩胛盂下方的三角形游离骨块。

Ⅲ型骨折：累及肩胛盂的上 1/3，骨折线延伸至肩胛骨的中上部并累及喙突，经常合并肩锁关节脱位或骨折。

Ⅳ型骨折：骨折线延伸至肩胛骨内侧。

Ⅴ型骨折：是Ⅱ型和Ⅳ型的联合类型。

Ⅵ型骨折：是肩胛盂的严重粉碎性骨折。

2. 喙突骨折根据骨折线与喙锁韧带的位置关系分成两型

Ⅰ型骨折：位于韧带附着点后方，有不稳定倾向。

Ⅱ型骨折：位于韧带前方，稳定。

（二）按关节内外分类

根据骨折是否累及肩盂关节面，肩胛骨骨折可分为关节内骨折和关节外骨折。关节外骨折根据稳定性，又可进一步分为稳定的关节外骨折和不稳定的关节外骨折两种。

1. 关节内骨折

关节内骨折为涉及肩胛盂关节面的骨折，常合并肱骨头脱位或半脱位。肩胛盂骨折中只有 10% 有明显的骨折移位。

2. 稳定的关节外骨折

稳定的关节外骨折包括肩胛体骨折、肩胛冈骨折和一些肩胛骨骨突部位的骨折。单独的肩胛颈骨

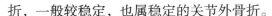

折，一般较稳定，也属稳定的关节外骨折。

3. 不稳定的关节外骨折

不稳定的关节外骨折主要指合并锁骨中段移位骨折的肩胛颈骨折，即"漂浮肩"损伤，该损伤常由严重暴力引起，此种骨折造成整个肩胛带不稳定。由于上臂的重力作用，它有向尾侧旋转的趋势。常合并同侧肋骨骨折，也可损伤神经血管束，包括臂丛神经。

二、临床表现及诊断

肩胛骨骨折根据外伤史、症状、体征及 X 线检查，可明确诊断。

（一）病史

（1）体部骨折常为直接暴力引起，受伤局部常有明显肿胀，皮肤常有擦伤或挫伤，压痛也很明显，由于血肿的刺激可引起肩袖肌肉的痉挛，使肩部运动障碍，表现为假性肩袖损伤的体征。但当血肿吸收后，肌肉痉挛消除，肩部主动外展功能即恢复。喙突骨折或肩胛体骨折时，当深吸气时，由于胸小肌和前锯肌带动骨折部位活动可使疼痛加剧。

（2）肩胛盂和肩胛颈骨折多由间接暴力引起，即跌倒时肩部外侧着地，或手掌撑地，暴力经肱骨传导冲击肩胛盂或颈造成骨折。多无明显畸形，易于漏诊。但肩部及腋窝部肿胀、压痛，活动肩关节时疼痛加重，骨折严重移位者可有肩部塌陷，肩峰相对隆起呈方肩畸形，尤其是肩关节脱位的外形，但伤肢无外展、内收、弹性固定情况。

（3）肩峰突出于肩部，肩峰骨折多为自上而下的直接暴力打击，或由肱骨突然强烈的杠杆作用引起，多为横断面或短斜面骨折。肩峰远端骨折，骨折块较小，移位不大；肩峰基底部骨折，远侧骨折块受上肢重量的作用及三角肌的牵拉，向前下方移位，影响肩关节的外展活动。

（二）X 线检查

多发损伤患者或怀疑有肩胛骨骨折时，应常规拍摄肩胛骨 X 线平片，常用的有肩胛骨正位、侧位、腋窝位和穿胸位 X 线平片。注意肩胛骨在普通胸部正位片上显示不清，因为肩胛骨与胸廓冠状面相互重叠。此外，还可根据需要加拍一些特殊体位平片，如向头侧倾斜 45°的前后位平片可显示喙突骨折。CT 检查能帮助辨认和确定关节内骨折的程度和移位，以及肱骨头的移位程度。因为胸部合并损伤的发生率高，胸片应作为基本检查方法的一部分。

（三）合并损伤

诊断骨折的同时，应注意检查肋骨、脊柱以及胸部脏器的损伤。肩胛骨周围有肌肉和胸壁保护，所以只有高能量创伤才会引起骨折。由于肩胛骨骨折多由高能量直接外力引起，因此合并损伤发生率高达35%～98%。合并损伤常很严重，甚至危及生命。然而，在初诊时却常常漏诊。最常见的合并损伤是同侧肋骨骨折并发血气胸，其次是锁骨骨折、颅脑闭合性损伤、头面部损伤、臂丛损伤。肩胛骨合并第 1 肋骨骨折时，因可伤及肺和神经血管，故特别严重。

三、治疗

绝大多数肩胛骨骨折可采用非手术方法治疗，只有少数患者需行手术治疗。由于肩胛骨周围肌肉覆盖多，血液循环丰富，骨折愈合快，骨折不愈合很少见。

（一）肩胛体和肩胛冈骨折

肩胛体和肩胛冈骨折一般采用非手术治疗，可用三角巾或吊带悬吊制动患肢，早期局部辅以冷敷，以减轻出血及肿胀。伤后 1 周内，争取早日开始肩关节钟摆样功能锻炼，以防止关节粘连。随着骨折愈合，疼痛减轻，应逐步锻炼关节的活动范围和肌肉力量。

（二）肩峰骨折

如肩峰骨折移位不大，或位于肩锁关节以外，用三角巾或吊带悬吊患肢，避免做三角肌的抗阻力功能训练。如骨折块移位明显，或移位到肩峰下间隙，影响肩关节运动功能，则应早期手术切开复位内固定。手术取常规肩部切口，内固定可采用克氏针张力带钢丝，骨块较大时也可选用拉力螺钉内固定。如合并深层肩袖损伤，应同时行相应治疗。

（三）喙突骨折

对不稳定的Ⅰ型骨折应行手术治疗。对单纯喙突骨折可以保守治疗，因为喙突是否解剖复位对骨折愈合及局部功能没有影响。但如合并有肩锁分离、严重的骨折移位、臂丛受压、肩胛上神经麻痹等情况，则需考虑手术复位，松质骨螺钉固定治疗。

（四）肩胛颈骨折

对无移位或轻度移位的肩胛颈骨折，可采用非手术方法治疗。用三角巾制动患肢 2 ~ 3 周，4 周后开始肩关节功能锻炼。

肩胛颈骨折在冠状面和横截面成角超过 40° 或移位超过 1 cm 时，需要手术治疗。根据骨折片的大小和骨折的类型，内固定物是在单纯的拉力螺钉和支撑接骨板之间选择。使用后入路，单个螺钉可从后方拧入盂下结节。骨折片很大时，应在后方使用 1/3 管状接骨板支撑固定，使带有关节面的骨片紧贴于肩胛骨近端的外缘。接骨板与直径为 3.5 mm 的皮质骨拉力螺钉的结合使用，增加了固定的稳定程度。合并同侧锁骨骨折的肩胛颈骨折，即"漂浮肩"损伤，由于肩胛骨很不稳定，移位明显，应采用手术治疗。通常先复位固定锁骨，锁骨骨折复位固定后，肩胛颈骨折常常也可得到大致的复位，如肩胛骨稳定就不需切开内固定肩胛颈骨折；如锁骨复位固定后肩胛颈骨折仍不能有效复位，或仍不稳定，就需进一步手术治疗肩胛颈骨折。

（五）肩胛盂骨折

肩胛盂骨折只占肩胛骨骨折的 10%，而其中有明显骨折移位者占肩盂骨折的 10%。对大多数轻度移位的骨折可用三角巾或吊带保护，早期开始肩关节活动范围的练习。一般制动 6 周，去除吊带后，继续进行关节活动范围及逐步开始肌肉力量的锻炼。

1. Ⅰ型盂缘骨折

如骨折块面积占肩盂面积的 25%（前方）或 33%（后方），或移位大于 10 mm 将会影响肱骨头的稳定并引起半脱位现象，应考虑手术切开解剖复位和内固定。目的在于重建骨性稳定，以防止慢性肩关节不稳。以松质骨螺钉或以皮质骨螺钉采用骨块间加压固定（图 5-1）。如肩盂骨块粉碎，则应切除骨碎片，取髂骨植骨固定于缺损处。小片的撕脱骨折，一般是肱骨头脱位时由关节囊、唇撕脱所致。前脱位时发生在盂前缘，后脱位时见于盂后缘。肱骨头复位后，采用三角巾或吊带保护 3 ~ 4 周。

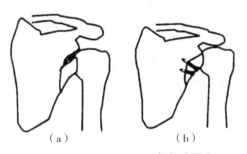

（a） （b）

图 5-1 盂缘骨折松质骨螺钉内固定

（a）盂缘骨折；（b）松质骨螺钉内固定

2. Ⅱ型骨折

如果出现台阶移位 5 mm，或骨块向下移位伴有肱骨头向下半脱位，应行手术复位固定。可采用后方入路，复位盂下缘骨折块，以拉力螺钉向肩胛颈上方固定。也可采用易调整外形的重建钢板，置于颈的后方或肩胛体的外缘固定。

3. Ⅲ ~ Ⅴ型骨折的手术指征

骨折块较大合并肱骨头半脱位，采用肩后方入路，复位盂下缘骨折块，以拉力螺钉向肩胛颈上方固定。也可采用易调整外形的重建钢板，置于肩胛颈的后方或肩胛体的外缘固定（图 5-2）；关节面台阶大于或等于 5 mm，上方骨块向侧方移位或合并喙突、喙锁韧带、锁骨、肩锁关节、肩峰等所谓肩上部悬吊复合体（SSSC）损伤时，可采用后上方入路复位骨折块，采用拉力螺钉，将上方骨折块固定于肩胛颈下方主骨上。手术目的是防止肩关节的创伤性骨关节炎、慢性肩关节不稳定和骨不愈合。

4. Ⅵ型骨折

Ⅵ型骨折较少见，也缺乏大宗病例或对照研究结果指导治疗。由于盂窝严重粉碎，不论骨块移位与否或有无肱骨头半脱位的表现，一般都不行切开复位。可采用三角巾悬吊制动，或用外展支架制动，也可采用尺骨鹰嘴牵引，早期活动锻炼肩关节。如果肩上方悬吊复合体有严重损伤，可行手术复位、固定，如此可间接改善盂窝关节面的解剖关系。

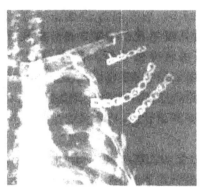

图5-2　肩胛骨骨折合并肩锁关节脱位，切开部位重建钢板、锁骨钩钢板内固定术后

（六）上肩部悬吊复合体损伤

上肩部悬吊复合体（SSSC）是在锁骨中段和肩胛体的外侧缘间组成的一个骨和软组织环，由肩盂、喙突、喙锁韧带、锁骨远端、肩锁关节和肩峰组成。SSSC的单处损伤，不会影响其完整性，骨折移位较小，只需保守治疗；两处损伤则会影响其完整性，可能会引起一处或两处明显移位，对骨折愈合不利，影响其功能。对这种骨折，只要有一处或两处存在不能接受的移位，就应行切开复位内固定。即使只固定一处，也有利于其他部位骨折的间接复位和稳定。

第二节　锁骨骨折

锁骨骨折亦称缺盆骨损折、锁子骨断伤、井栏骨折断等，是人体常见骨折之一，居肩胛带骨骨折的首位（53.09%），占上肢骨折的17.02%，占全身骨折的5.98%。各年龄组均可发生，但多见于儿童及青壮年。

锁骨横贯于第1肋骨上方，是上肢与躯干之间的连接支柱，位置表浅，呈"～"形弯曲，易遭受暴力而发生骨折。从锁骨的横切面来看，内侧1/3呈三角形、中1/3与外1/3交界处则变为类椭圆形，而外1/3则又变为扁平状（图5-3），由于其解剖上的弯曲形态，以及不同横切面的不同形态，因此在两个弯曲交接处的锁骨中1/3就形成压力上的弱点，同时该处无肌肉保护，故锁骨骨折多发生于中1/3及中外1/3交界处。

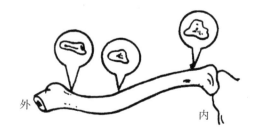

图5-3　锁骨外形及不同部位横切面形态

由于锁骨的特殊解剖位置，使居于锁骨下和第1肋骨的锁骨下血管和臂丛神经易受到创伤威胁，尤其锁骨骨折重叠畸形或向下成角移位时，可致锁骨下动、静脉和臂丛神经损伤。

一、病因病机

间接暴力和直接暴力均可造成锁骨骨折，但多为间接暴力所致。间接暴力多见于跌倒时手、肘着地，或肩外侧受到撞击，冲击力顺着关节传导至肩锁关节和胸锁关节，使弯曲的锁骨受到挤压而骨折，骨折类型多为横断或短斜形骨折（图5-4）。

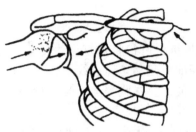

图 5-4　暴力作用方向与骨折的部位

直接暴力亦可从前方或上方作用于锁骨，常引起锁骨外 1/3 横断或粉碎骨折。粉碎性骨折的骨折片如向下移位，有压迫或刺伤锁骨下神经和血管的可能；如骨折片向上移位，有穿破皮肤形成开放性骨折的可能。

不同年龄可发生不同类型的骨折，新生儿和婴幼儿以青枝骨折多见，有的即使是横断骨折，则骨膜依然保持完整。

锁骨完全性骨折后，内侧骨折端因受胸锁乳突肌的牵拉而向后上方移位，外侧骨折端因肢体重力作用与胸大肌、胸小肌及肩胛下肌等的牵拉向前下方移位，并由于这些肌肉与锁骨下肌的牵拉作用，向内侧造成重叠移位（图5-5）。

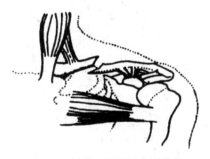

图 5-5　锁骨中段骨折典型移位

锁骨骨折一般按骨折部位分为外 1/3、中 1/3 和内 1/3 骨折。中 1/3 锁骨骨折为多见，占锁骨骨折总数的 75% ~ 80%；锁骨外 1/3 骨折较为少见，占 12% ~ 15%；内 1/3 锁骨骨折最为少见，占 5% ~ 6%。

二、诊断要点

由于锁骨位于皮下，骨折后局部畸形，压痛、肿胀特别明显，甚至骨折端可隆起于皮下，触摸即可发觉，有时可有骨擦音。伤侧上肢不能自主用力上举和后伸。锁骨骨折的典型体征是伤员头偏向伤侧以缓解胸锁乳突肌的牵拉引起的疼痛，同时用健侧手托住伤侧前臂及肘部，以减少伤肢重力牵拉引起骨折端的疼痛。幼儿多为青枝骨折，局部畸形及肿胀不明显，但活动伤侧上肢及压迫锁骨时，患儿啼哭叫痛。

根据外伤病史、体征和 X 线照片检查，诊断是不困难的。诊断锁骨骨折的同时，应除外其他的合并损伤，如气胸，胸部、肩部的骨折以及神经、血管损伤。锁骨外 1/3 骨折与肩锁关节脱位均有肩外侧肿胀、疼痛，两者需加以鉴别。肩锁关节脱位者用力将锁骨外端向下按之可复位，松手后可隆起。X 线照片可见锁骨外端上移，关节间隙变宽。

三、治疗方法

由于解剖特点，锁骨骨折复位不难，但固定不易。外固定方法虽然很多，但至今仍无一种真正有效的固定方法。由于锁骨的血运丰富，骨折容易愈合，并且畸形愈合后一般对功能影响不明显，故能求得外观上无畸形、平复，不影响美观，功能恢复完善，即达到了治疗目的。

锁骨骨折的治疗方法很多，主要应以非手术治疗为主。非手术治疗虽然难以达到解剖复位，但骨折均可达到愈合。非手术治疗骨折不愈合率仅为0.1%～0.8%，而手术治疗骨折不愈合率可高达3.7%。

（一）整复固定方法

对儿童青枝骨折或不完全骨折以及成人无移位骨折，不需手法整复，可用三角巾或颈腕带将患肢悬吊于胸前2～3周。

1. 手法整复外固定

（1）整复方法：有移位的锁骨骨折，可行膝顶复位法整复。患者坐于高凳上，挺胸抬头，双手叉腰，一助手站于患者背后，将一腿屈曲，足踏坐凳边缘上，膝部顶住患者两侧肩胛骨之间，以双手扳持患者两肩前外侧，向外后徐徐牵拉，使之呈扩胸姿势。当骨折端牵开后，术者站于患者前侧，手按压骨折端的高突部，使之平复即可（图5-6）。

（2）固定方法：①"8"字绷带固定：患者坐位，两腋下各置棉垫，用绷带从患侧肩后经腋下，绕过肩前上方，横过背部，绕对侧腋下，经肩前上方，绕回背部至患侧腋下。包绕8～12层，包扎后，用三角巾悬吊患肢于胸前（图5-7）。②双圈固定法：患者坐位，选择大小适当的棉圈，分别套在患者的两肩上，胸前用布条平锁骨系于双圈上，然后在背后拉紧双圈，迫使两肩后伸，用布条分别在两圈的上下方系牢，最后在患侧腋窝部的圈外再加缠棉垫1～2个，加大肩外展，利用肩下垂之力，维持骨折对位（图5-8）。

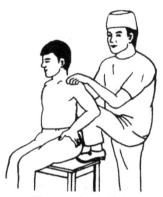

图5-6 膝顶复位法

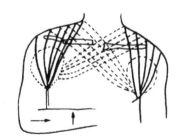

图5-7 双肩横"8"字绷带固定

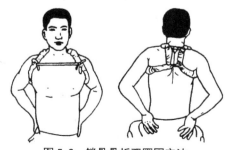

图5-8 锁骨骨折双圈固定法

2. 闭合穿针内固定

患者取仰卧位，头旋向健侧。局麻，常规消毒铺巾。在X线电视监视下，用两指捏住锁骨内侧段。在锁骨内侧段前面，将钢针穿过皮肤，并由锁骨内侧端骨隆起部穿入内侧段骨髓腔，手法整复骨折移位，再使钢针穿入外侧段骨髓腔，尽量向外进针，使针前端穿过外侧段后面的骨皮质。针后端弯成直角，截除多余段，残端埋入皮下。在锁骨内侧3～4 cm区域，其下方有重要神经、血管束，为穿针危险区。在X线电视监视下，自锁骨内侧端骨隆起处向外穿针能安全避过此危险区。

3. 切开复位内固定

（1）手术方法：患者仰卧位，伤侧肩部垫高。用颈丛神经阻滞麻醉或局部麻醉。沿锁骨横行切口，长5 cm左右，切开皮肤、皮下组织，暴露两侧骨折端及其他损伤部位，进行内固定或功能重建。

（2）内固定方法：①钢针髓腔内固定：钢针先穿入外侧骨折端髓腔，向外钻穿肩峰，在肩峰后面穿出皮肤，整复骨折移位，再向内穿入内侧端髓腔，钻入2～3 cm，直至穿透内侧段骨皮质，注意避免损伤锁骨下动静脉，钢针外端弯曲，截除多余段，针外端埋入皮下（图5-9）。②螺丝钉内固定：适用于锁骨外侧段不稳定骨折。手术切开、暴露骨折和喙突基底后，在锁骨内侧骨折段上面钻一个3.5 mm骨孔，用40～45 mm长的AO踝关节螺钉穿过骨孔，旋入喙突基底，旋紧螺钉，直至骨折复位，不一定需要缝合喙锁韧带（图5-10）。③接骨板内固定：因手术创伤及感染概率大、骨不连发生率较高，需二次手术取内固定物，且手术瘢痕影响美观，故锁骨中段骨折现已少用。锁骨外段不稳定骨折可用小号"T"形钢板内固定（图5-11）。

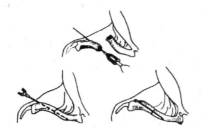

图5-9　锁骨骨折钢针内固定

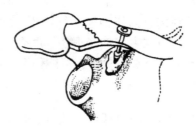

图5-10　外侧段骨折锁骨和喙突间螺钉固定

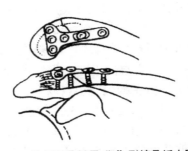

图5-11　外侧段骨折用"T"形接骨板内固定

锁骨骨折采用手术治疗时，应注意减少创伤和骨膜的剥离。新鲜骨折应首选髓内针固定。采用髓内针固定时针尾必须折弯，以免髓内针移位。术后以三角巾或吊带保护6周。8～10周骨折初步愈合后，可拔除内固定。

对于粉碎的锁骨中段骨折，也可采用钢板螺丝钉固定。可用小型动力加压钢板或小型重建钢板。钢板至少应有6～7孔，以保证固定效果，钢板最好置于锁骨上方。

一般锁骨骨折有轻度畸形愈合，不影响肩关节功能，也不出现疼痛或其他症状，不需要特殊治疗或手术治疗，但如骨折畸形愈合有明显的骨刺形成，或高低不平的骨痂形成，且压迫锁骨下血管或神经者，可考虑手术凿除骨痂或骨刺，手术显露方法与切开复位内固定相同，切口略长一些，切开并分离骨膜，于骨膜下凿除压迫血管或神经的骨痂或骨刺。

（二）药物治疗

一般按三期辨证用药。早期宜活血祛瘀、消肿止痛，内服药可选用活血止痛汤加减。若有咳喘、胸痛、痰中带血，肺络损伤，应加凉血止血、行气止咳药物，如仙鹤草、三七、枳壳、杏仁等；外敷双柏散或消肿止痛膏。中期宜接骨续筋，内服可选用续骨活血汤。中年以上患者，后期多气血虚弱，血不荣筋，肝肾亏损，故宜养血补气、壮骨舒筋，内服可选用六味地黄丸加减；外贴坚骨壮筋膏。对于婴幼儿骨折，因其骨折愈合迅速，一般不需服用药物。解除固定后可用海桐皮汤熏洗患肩，以舒筋活血、滑利关节。

（三）功能康复

初期可做手指、腕、肘关节的屈伸活动和用力握拳活动，以促进气血运行，达到消肿止痛的目的。中期逐渐做肩部练功活动，如耸肩活动和肩部后伸的扩胸活动。后期拆除固定，可逐渐做肩关节的各方向活动，重点是肩外展和旋转活动，防止肩关节因固定时间过长而并发肩关节周围炎。

第三节　肱骨干骨折

肱骨干骨折是指肱骨外科颈下 1 ~ 2 cm 至肱骨髁上 2 cm 之间的骨折，俗称臑骨骨折。好发于肱骨干的中部，其次为下部，上部最少。肱骨干骨折约占全身骨折的 1.31％，可发生于任何年龄，但多见于成人。

肱骨干为一长管状骨，上段轻度向前、外侧突出，横切面为圆柱形；下段稍向前弯曲，横切面为三角形；中段为肱骨干较细的部位，横切面亦为圆柱形，骨皮质最坚密，弹性较小，为骨折好发部位。桡神经由腋部发出，经肱骨上、中段内、后侧，转至肱骨下段外侧，肱骨中段外侧面有三角肌粗隆，粗隆下方有一桡神经沟，为桡神经下行径路。在肱骨中下 1/3 段，桡神经与肱骨干相接触，肱深动脉与之并行，故该处骨折易发生桡神经损伤。肱骨干的滋养动脉在中段偏下内方滋养孔进入骨内，向肘部下行，如在滋养孔平面以下发生骨折，可能伤及此滋养动脉，导致骨折端血液供应减少，有碍骨折愈合。

一、病因病机

直接外力和间接外力都可致肱骨干骨折。直接暴力如打击、挤轧，多致中段或中上段骨折，且多为横断形骨折或粉碎性骨折。间接暴力则多因跌倒时，以手按地或肘部着地，外力向上传导，造成中段或下段骨折；或因肌肉强力收缩的牵拉外力，如投掷或球类运动的投掷、掰手腕等所致的骨折，多为中下 1/3 的斜形或螺旋形骨折。

骨折后，因骨折的部位不同和受肌肉牵拉力的影响，骨折端会发生不同的移位。如发生在外科颈以下、胸大肌止点以上，多为横断形骨折，远折端由于胸大肌、背阔肌的牵拉而向内移位（图 5-12），此型骨折不多见，多发生于儿童。如骨折发生在胸大肌止点以下、三角肌止点以上，近折端受胸大肌的牵拉而向内移位，远折端受三角肌的牵拉和肱二头肌及肱三头肌的收缩影响而向外向上重叠移位，骨折亦多为横断形（图 5-13）。如骨折发生在三角肌止点以下，则近折端受三角肌的牵拉而外展，远折端因肱二头肌与肱三头肌的收缩作用而向上重叠移位（图 5-14）。如发生在下段，因肱二头肌、肱三头肌的收缩力线偏于肱骨中轴线的内侧，故折端多向外突起成角移位（图 5-15）。

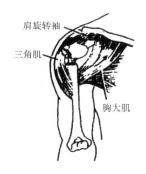

图 5-12　胸大肌止点以上骨折

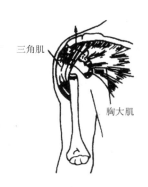

图 5-13　胸大肌与三角肌止点间骨折

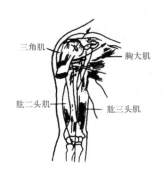

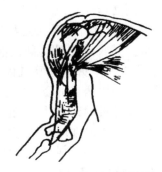

图 5-14　三角肌止点以下骨折　　　　图 5-15　肱骨干下 1/3 骨折的成角移位

二、诊断

肱骨干骨折均有明显外伤史，伤后局部疼痛、肿胀明显，压痛剧烈，有上臂成角畸形，触摸有异常活动和骨擦音。上臂正侧位 X 线片检查，不仅可以确诊骨折，还可明确骨折部位、类型及移位情况。如骨折合并桡神经损伤者，可出现典型垂腕、伸拇及伸掌指关节功能丧失，第 1 ~ 2 掌骨间背侧皮肤感觉丧失等体征。

三、治疗

无移位的肱骨干骨折仅用夹板固定 3 ~ 4 周，早期进行练功活动。有移位的肱骨干骨折宜及时行手法整复和夹板固定。整复时，手法宜轻柔，切勿粗暴，力争一次整复成功。若过度牵引、反复多次整复或患者体质虚赢，肌力较弱，再因上肢重量的悬垂作用，对于横断骨折和粉碎性骨折患者，在固定期间骨折断端可逐渐发生分离移位。骨折分离移位及软组织嵌入骨折断端之间，如处理不及时或不恰当，可致骨折迟缓愈合或不愈合，因此，在治疗过程中，须定期检查，及时纠正。此型骨折复位要求较低，但要注意矫正成角畸形和旋转移位，灵活选择压力垫。闭合性骨折合并桡神经损伤者，可先将骨折予以复位、固定，密切观察 2 ~ 3 个月，如无神经功能恢复表现，再做肌电图测定并考虑行手术探查。在观察期间，要主动或被动地活动伤侧手指各关节，以防畸形或僵硬。

（一）整复固定方法

1. 手法整复夹板固定

（1）整复方法：可在臂丛神经阻滞麻醉下或 2% 利多卡因血肿内麻醉下施行。

①上段骨折：采用牵拉推挤提压复位法。骨折部位不同，操作步骤及要点稍有差异。a. 胸大肌止点以上的骨折：患者仰卧，一助手用宽布带穿过患侧腋下向上做反牵拉，一助手持患肢腕关节上方顺势向远端牵拉，且逐渐外展 30° ~ 40°。术者站于患侧，两手拇指推近骨折端向内，其他四指扳拉远折端向外，先矫正侧方移位，在维持侧方对位的情况下，以提按法矫正前后移位使平复。b. 胸大肌止点以下三角肌止点以上的骨折：患者仰卧，一助手固定肩部，一助手持患肢腕关节上方，向远端牵拉，术者站于患侧，背向患者头部，以两手拇指推远折端向内，其他四指拉近折端向外。先矫正侧方移位，再以提按法矫正前后移位使其平复。c. 三角肌止点以下骨折：患者仰卧，助手同上，术者站于患侧，面向患者头部，以两手拇指推挤近折端向内，其他四指拉远折端向外，再以提按法矫复前后移位。若为螺旋形骨折，在复位时应加以旋转力量使其复位。②中段骨折：若为横断形或短斜形骨折，复位容易，仅用牵拉推挤提压法即可复位。但较常出现折端分离，致迟延愈合。此种患者体形多消瘦，再加上近折端有三角肌的牵拉和不自觉的前屈和外展活动，易形成向外成角，故一开始即应注意。③下段骨折：采用屈肘牵拉旋臂抱挤复位法。患者坐位，一助手固定上臂上段，另一助手一手持肱骨髁部，一手托前臂使肘关节屈曲 90°。术者站患侧，一手固定骨折近段，一手拿住骨折的远段，在助手牵拉下先矫正旋转移位（把骨折的远段向后旋，近段向前旋），然后用两手掌在骨折部的前后方用抱挤合拢的手法，使骨折面紧密接触。

骨折断端如有分离移位，切忌拔伸牵引，可在矫正侧方移位并夹板固定后，用纵向推挤法或肩部、肘部叩击法，使两骨折断端紧密接触。

肱骨干骨折引起上臂严重肿胀，或已行过手法复位而对位不良，肿胀仍重者，不宜即刻再行手法复位，最安全的办法是用尺骨鹰嘴持续牵引或悬吊皮肤牵引，待上臂肿胀基本消退后再进行手法复位外固定治疗。

（2）固定方法：肱骨干骨折经手法复位后，必须夹板加压垫妥善固定，以利骨折修复愈合。前、后、内、外侧4块夹板，其长度视骨折部位而定；上1/3骨折要超肩关节，下1/3骨折要超肘关节，中1/3骨折则不超过上、下关节。并应注意前侧夹板下端不能压迫肘窝，以免影响患肢血运及发生压迫性溃疡。若侧方移位时，可采用两点加压法放置固定垫；若成角移位时，可采用三点加压法放置固定垫，使其逐渐复位。若粉碎性骨折的碎骨片不能满意复位时，也可用固定垫将其逐渐压回，但应注意固定垫厚度要适中，防止局部皮肤压迫性溃疡和坏死。在桡神经沟部不要放置固定垫，以防桡神经受压而发生麻痹。固定后肘关节屈曲90°，用带柱托板或三角巾将前臂置于中立位，患肢悬吊于胸前，用以防止因伤肢重量悬垂而致骨折断端分离移位。

固定期间应定期做X线透视或摄片，以及时发现骨折断端是否有分离移位，一旦发生，必须予以矫正，应在夹板外面加用弹性绷带或宽4~5cm的橡皮带上下缠绕肩、肘部，以使骨折断端受到纵向挤压而逐渐接触。并取仰卧位调养，或加用铁丝外展支架固定3周。

固定时间成人6~8周，儿童3~6周。肱骨中下1/3骨折是迟缓愈合和不愈合的好发部位，固定时间可适当延长，必须在临床症状消失，X线摄片复查有足够骨痂生长之后，才能解除固定。在骨折端移位整复满意后，外固定方法尚有"U"形石膏或"O"形石膏固定，人字石膏固定及上肢石膏加外展架固定。

2. 牵引复位固定

（1）骨牵引：伴有严重创伤、胸腹部损伤或颅脑外伤，需要卧床治疗或肱骨上段不稳定骨折，都可采用尺骨鹰嘴牵引，以矫正重叠、旋转和成角移位，待3~4周后，如全身情况稳定，可改用肩人字石膏固定。

（2）皮牵引：适用于小儿肱骨干骨折，经手法复位难以取得良好效果者。

3. 闭合穿针内固定

其适应证为斜形、螺旋形、蝶形等不稳定骨折以及多段骨折手法整复失败者。臂丛神经阻滞麻醉，整个操作在带影像X线检查床上进行。常规消毒铺巾，术者穿手术衣。对肱骨中、上段骨折可经折端穿针固定（图5-16）或经大结节穿针固定（图5-17）。对肱骨下段骨折可经鹰嘴窝穿针固定（图5-18）或经折端穿针固定（图5-19）。固定后，可将针尾0.5cm处弯曲成90°埋于皮下。无菌包扎后，外附小夹板固定，屈肘于功能位，颈腕带悬吊。

术后3天复查，检查针孔及对位情况。早期进行功能锻炼，3个月后复查，如骨折愈合，可拔除内固定钢针。

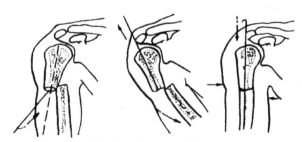

图5-16 肱骨中上段骨折经折端穿针固定法

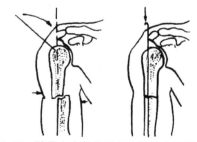

图5-17 肱骨中上段骨折经大结节穿针固定法

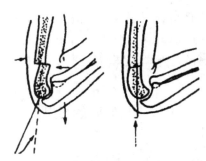

图 5-18　肱骨下段骨折经鹰嘴窝穿针固定法

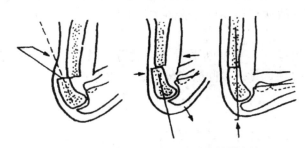

图 5-19　肱骨下段骨折经折端穿针固定法

4．切开复位内固定

（1）适应证：①闭合性骨折，因骨折端嵌入软组织，或手法复位达不到功能复位的要求，或肱骨有多段骨折者。②开放性骨折，伤后时间在 8 h 以内，经过彻底清创术，保证不会发生感染者。③同一肢体有多处骨折和关节损伤者，例如合并肩关节或肘关节脱位，或同侧前臂骨折者。④肱骨骨折合并血管或桡神经损伤，需手术探查处理者。

（2）手术方法：麻醉采用臂丛神经阻滞麻醉，或高位持续硬膜外麻醉或全身麻醉。患者仰卧，患肢置于手术台旁小桌上。切口以肱骨干骨折处为中心，在上臂前外侧做一弧形切口，根据需要上下延长（钢板内固定，以钢板长度为标准）。切开皮肤、皮下组织，皮瓣做适当游离牵开，于肱二头肌外缘与肱桡肌之间游离桡神经，并予以保护。沿肱桡肌外缘切开肌膜，将肱桡肌向内侧牵引，显露骨干，并做骨膜下游离显露骨折端，复位后给予内固定。

①接骨板内固定：一般用于肱骨中 1/3 的横形或短斜形骨折，选择适当长度的加压接骨板。②髓内针内固定：适用于肱骨上、中段骨折或多段骨折，选择的髓内针不宜过粗过长（以超过骨折端 10 cm 为宜），因肱骨下 1/3 细而扁和上臂肌力不太强，髓内针过粗过长易造成再骨折或将折端撑开而影响愈合。检查骨折固定满意后，彻底止血，逐层缝合皮下组织和皮肤。如有神经损伤或血管损伤，缝合伤口前须先给予处理。如是陈旧性骨折，应采用自体骨松质在骨折端周围植骨。

（二）药物治疗

药物治疗按骨折三期辨证用药。骨折初期瘀滞肿痛，治宜活血祛瘀、消肿止痛，内服可选用和营止痛汤，若肿痛较甚可加祛瘀止痛药如三七粉或云南白药，合并桡神经损伤可加通经络药如威灵仙、地龙等；外敷可选用消瘀止痛膏或双柏散等。中期治宜和营生新、接骨续损，内服可选用新伤续断汤。后期治宜补肝肾、养气血、壮筋骨，内服可选用健步虎潜丸；骨折迟缓愈合应重用接骨续损药，如土鳖虫、自然铜、骨碎补、狗脊等。解除固定后，外用海桐皮汤等煎水熏洗患肢，以活血通络，舒筋止痛。

（三）功能康复

固定后患肢即可做伸屈指、掌、腕关节活动和耸肩活动，有利于气血通畅，前臂和手肿胀较甚者，应每日进行用力握拳及轻柔抚摩，促进肿胀消退。肿胀消退后，做患肢上臂肌肉舒缩活动，以加强两骨折端在纵轴上的挤压力，保持骨折部位相对稳定，防止骨折断端分离。若发现骨折断端分离时，术者可一手按患侧肩部，一手托肘部，沿纵轴轻轻相对挤压或叩击，每日 1 次，使骨折端逐渐接触，并相应延长带柱托板或三角巾悬吊日期，直至分离消失，骨折愈合为止。中期除继续初期的练功活动外，还逐渐进行肩、肘关节活动。练功时不应使骨折处感到疼痛，以免引起骨折重新移位或产生剪切、成角及扭转压力而影响骨折愈合。骨折愈合后，应加大肩、肘关节活动范围，如做肩关节外展、内收、抬举活动及肘关节屈伸活动等，并可配合药物熏洗，按摩，使肩、肘关节的活动功能早日恢复，上臂肌肉舒缩功能达到正常。

四、并发症的处理

（一）神经损伤

神经损伤以桡神经损伤为最多见，肱骨中下 1/3 骨折，易由骨折端的挤压或挫伤引起不完全性桡神经损伤，一般观察 2 ~ 3 个月，如无神经功能恢复表现，再行手术探查。在观察期间，将腕关节置于功能位，使用可牵引手指伸直的活动支架，自行活动伤侧手指各关节，以防畸形或僵硬。

（二）骨折不连接

在肱骨中下 1/3 骨折常见到，多见横断形骨折端的分离移位、手术时损害了血供、适应证选择不当、内固定不合要求及术后感染、骨折端间嵌有软组织、肱骨三段或多段骨折未能妥善处理。一般采用植骨加内固定治疗。

（三）畸形愈合

因为肩关节的活动范围大，肱骨骨折虽有些成角、旋转或短缩畸形，也不大影响伤肢的活动功能，但如肱骨干骨折移位特别严重，达不到骨折功能复位的要求，严重地破坏了上肢生物力学关系，以后会给肩关节或肘关节带来创伤性关节炎，也会给伤员带来痛苦，因此对青壮年及少年伤员，应该施行截骨术矫正畸形愈合。如肱骨干骨折成角畸形明显，需要进行截骨矫正者，截骨的部位宜选肱骨颈骨松质部，因在肱骨干部截骨易产生骨不连。当肱骨颈部骨折严重畸形者，更应于肱骨颈部做截骨矫正治疗。

（四）肩、肘关节功能障碍

肩、肘关节功能障碍多见于老年伤员。因此对老年伤员不但不能长时间大范围固定，还要使伤员尽早加强肌肉、关节功能活动，若已经发生肩或肘关节功能障碍，更要加强其功能活动锻炼，并助以理疗和体疗，使之尽快恢复关节功能。

第四节　肱骨大结节骨折

一、伤因及类型

根据致伤的暴力及合并伤可分为四种类型。

1. 无移位的单纯肱骨大结节骨折

此种骨折多为直接暴力撞击于肱骨大结节，即当跌倒时肩部外侧着地引起骨折，骨折块很少有严重移位或无移位。

2. 合并肩关节前脱位的肱骨大结节骨折

此骨折是肩关节前脱位时，大结节撞击于肩胛盂前下缘所致，因大结节与肱骨的骨膜未断裂，当肩关节前脱位整复后，肱骨大结节亦自行复位。

3. 有移位的单纯撕脱骨折

此种骨折多为间接暴力引起，即当跌倒时，上肢外展外旋着地，冈上下肌、小圆肌突然猛力收缩肩袖牵拉肱骨大结节撕脱骨折，如为完全撕脱骨折，骨折块可缩至肱骨头的关节面以上。

4. 合并肱骨外科颈骨折的大结节骨折

多为间接暴力引起，如跌倒时手或肘部着地，暴力沿上肢向肩部冲击，可引起肱骨外科颈及大结节骨折。

二、临床表现及诊断

伤员伤后肩部外侧疼痛，活动上臂疼痛加重；局部肿胀、压痛，上臂外展不到 70°，根据外伤史、临床表现及 X 线检查即可诊断。

三、治疗

1. 无移位的肱骨大结节骨折

无移位的肱骨大结节骨折不需特殊处理，可用三角巾悬吊伤肢 2 周即可，并尽早加强伤肢功能锻练。如合并肩关节前脱位者，肩关节整复后，大结节骨折亦复位者，可按肩关节前脱位治疗。

2. 有移位的肱骨大结节骨折

有移位的肱骨大结节骨折如合并肱骨外科颈骨折，可按肱骨外科颈骨折复位固定处理。如肱骨大结节骨折块向上移位至肱骨头以上，影响肩关节外展功能者，必须进行骨折复位固定治疗。方法：①伤员坐位，在局部血肿内麻醉下，伤肢上臂外展 90°、外旋 60°、前屈 40° 位。②将伤肢放于外展架上，术者用拇指将冈上肌向肱骨大结节方向推压，迫使骨折块复位。③复位良好者用石膏条将外展架及伤肢固定 4 周。如有移位的肱骨大结节骨折手法复位失败，或大结节骨折被拉至肱骨头的上方时，均应行开放复位内固定治疗。一般用肩前内侧切口，暴露肱骨小结节及结节间沟，将上臂外旋外展，并用巾钳将大结节夹住向下牵拉，使之复位，用螺丝钉固定，逐层缝合伤口，术后用外展架固定，并加强伤肢功能锻炼。

第六章　下肢损伤

第一节　股骨颈骨折

股骨颈骨折是指由股骨头下至股骨颈基底部之间的骨折。多发生于老年人，此症临床治疗存在的主要问题是骨折不愈合及股骨头缺血性坏死。

一、诊断

（一）病史

股骨颈骨折多见于老年人，亦可见于儿童及青壮年，女性略多于男性。老年人因骨质疏松、股骨颈脆弱，即使轻微外伤如平地滑倒，大转子部着地，或患肢突然扭转，也可引起骨折。青壮年骨折少见，若发生骨折必因遭受强大暴力如车祸、高处跌下等，常合并他处骨折，甚至内脏损伤。

（二）症状和体征

伤后患髋疼痛，多不能站立或行走，移位型股骨颈骨折症状明显，髋部疼痛，活动受限，患髋内收，轻度屈曲，下肢外旋、短缩。大转子上移并有叩击痛，股三角区压痛，患肢功能障碍，拒触、动；叩跟试验（＋），骨传导音减弱。

嵌插型骨折和疲劳骨折，临床症状不明显，患肢无畸形，有时患者尚可步行或骑车，易被认为软组织损伤而漏诊，如仔细检查可发现髋关节活动范围减少。对老年人伤后主诉髋部疼痛或膝部疼痛时，应详细检查并拍摄髋关节正侧位片，以排除骨折。

（三）特殊检查

内拉通（Nelaton）线、布来安（Bryant）三角、舒美卡（Schoemaker）线等均为阳性，Kaplan 交点偏向健侧脐下。

（四）辅助检查

X 线检查可明确骨折部位、类型和移位情况。应注意的是某些线状无移位的骨折在伤后立即拍摄的 X 线片可能不显示骨折，2 ~ 3 周再次进行 X 线检查，因骨折部发生骨质吸收，如确有骨折则骨折线可清楚显示。因而临床怀疑骨折者，可申请 CT 检查或卧床休息两周后再拍片复查，以明确诊断。

二、分型

按骨折错位程度分为以下几型（Garden 分型）。

（一）Ⅰ型

不完全骨折。

（二）Ⅱ型

完全骨折，但无错位。

（三）Ⅲ型

骨折部分错位，股骨头向内旋转移位，颈干角变小。

（四）Ⅳ型

骨折完全错位，骨折端分离，近折端可产生旋转，远折端多向后上移位。

三、治疗

应按骨折的时间、类型、患者的年龄和全身情况等决定治疗方案。

（一）非手术治疗

（1）手法复位，经皮空心加压螺钉内固定术。①适应证：Garden Ⅱ、Ⅳ型骨折。②操作方法：新鲜移位型股骨颈骨折，可由两助手分别相向顺势拔伸牵引，然后内旋外展伤肢复位；或屈髋屈膝拔伸牵引，然后内旋外展伸直伤肢进行复位；或过度屈髋、屈膝、拔伸牵引内旋外展伸直伤肢复位；也可先行骨牵引快速复位，复位满意后按前述方法进行固定。

（2）皮肤牵引术。对合并有全身性疾病、不宜施行侵入方式治疗固定的股骨颈骨折，若无移位则可行皮肤牵引并"丁"字鞋保持下肢外展足部中立位牵引固定。

（3）较小儿童选用细克氏针固定骨折，较大儿童可用空心螺钉固定。

（二）手术治疗

1．空心加压螺钉经皮内固定

（1）适应证：Garden Ⅰ、Ⅱ型骨折。

（2）操作方法：新鲜无移位股骨颈骨折可在 G 形或 C 形臂 X 线机透视下直接行 2～3 枚空心螺钉内固定。先由助手牵引并扶持伤肢轻度外展内旋，常规皮肤消毒、铺巾、局麻，于股骨大转子下 1 cm 及 3 cm 处经皮做 2～3 个长约 1 cm 的切口，沿股骨颈方向钻入 2～3 枚导针经折端至股骨头内，正轴位透视见骨折无明显移位，导针位置良好，选择长短合适的 2～3 枚空心加压螺钉套入导针钻入股骨头至软骨面下 5 mm 处，退出导针，再次正轴位透视见骨折复位及空心加压螺钉位置良好，固定稳定，小切口缝 1 针，无菌包扎，将患肢置于外展中立位。1 周后可下床不负重进行功能锻炼。

2．空心加压螺钉内固定

（1）适应证：闭合复位失败或复位不良的各种移位型骨折。

（2）操作方法：取髋外侧切口，显露骨折端使骨折达到解剖复位或轻微过度复位，空心加压螺钉内固定技术同上述。

3．滑移式钉板内固定

（1）适应证：股骨颈基底部骨折闭合复位失败者或股骨上端外侧皮质粉碎者。

（2）操作方法：取髋外侧切口，加压髋螺钉应沿股骨颈中轴线或偏下置入，侧方钢板螺钉应在 3 枚以上，为防止股骨颈骨折旋转畸形，可附加 1 枚螺钉通过股骨颈固定至股骨头内。

4．内固定并植骨术

（1）适应证：陈旧性股骨颈骨折不愈合，或兼有股骨头缺血性坏死但无明显变形者或青壮年股骨颈骨折移位明显者。

（2）操作方法：可先行股骨髁上牵引，待骨折端牵开后，行手法复位空心加压螺钉经皮内固定（亦可手术时再行复位内固定），再视病情行带旋髂深动脉蒂、缝匠肌蒂的髂骨瓣或带股方肌蒂骨瓣等转位移植术。

5．截骨术

（1）适应证：陈旧性股骨颈骨折不愈合或畸形愈合，可采用截骨术以改善功能。

（2）操作方法：股骨转子间内移截骨术（麦氏）、孟氏截骨术、股骨转子下外展截骨术、贝氏手术等。但必须严格掌握适应证，权衡考虑。

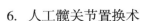

6. 人工髋关节置换术

（1）适应证：主要适用于 60 岁以上的陈旧性股骨颈骨折不愈合，内固定失败或恶性肿瘤、骨折移位显著不能得到满意复位和稳定内固定者，有精神疾病或精神损伤者及股骨头缺血性坏死等均可行人工髋关节置换术。

（2）操作方法：全身麻醉或硬膜外阻滞麻醉。手术入路可采用髋部前外侧入路（S-P 入路）、外侧入路、后外侧入路等，根据手术入路不同采用相应的体位。对老年患者应时刻把保护生命放在第一位，要细心观察，防治合并症及并发症。

（三）药物治疗

1. 中药治疗

按"伤科三期"辨证用药。早期瘀肿，疼痛较剧，宜活血化瘀，消肿止痛，用桃红四物汤加减；中期痛减肿消，宜通经活络，活血养血，用活血灵汤或舒筋活血汤；后期宜补肝肾，壮筋骨，用三七接骨丸。局部及远端肢体虚肿宜益气通络活血，用加味益气丸，肌肉消瘦、发硬、功能障碍者，宜养血通络利关节，用养血止痛丸。

2. 西药治疗

如手术治疗，术前半小时预防性应用抗生素，术后一般应用 3 d。合并其他内科疾病应给予对症药物治疗。

（四）康复治疗

功能锻炼（主动、被动）主要包括以下三方面。

（1）复位固定后即行股四头肌舒缩及膝踝关节的功能活动。

（2）1 周后扶双拐下床不负重活动，注意保持外展位。Garden Ⅱ、Ⅳ 型骨折可适当延缓下床活动时间。8 周后可扶双拐轻负重活动，半年后视病情扶单拐轻负重行走，1 年后弃拐进行功能锻炼，并注意定期复查。

（3）股骨颈骨折治疗的主要问题是骨折不愈合及股骨头缺血性坏死，所以中、后期的药物治疗及定期复查尤为重要。要嘱咐患者不侧卧、不盘腿、不内收伤肢。一旦出现股骨头缺血性坏死的征象，即应延缓负重及活动时间。

第二节　股骨干骨折

股骨干骨折指粗隆下 2 ～ 5 cm 至股骨髁上 2 ～ 5 cm 的骨干发生的骨折。股骨干骨折约全身骨折的 6%，多见于儿童和青年人，尤其多见于 10 岁以上儿童。近年，交通事故增多，成人发病比例有增多趋势，男多于女。股骨是人体中最长的管状骨，股骨干是指股骨转子下至股骨髁上的部分。股骨干有一个轻度向前外凸的生理弧度，有利于股四头肌发挥其伸膝作用，骨干表面光滑，后面有一条隆起的粗线，称为股骨嵴，是肌肉附着处，也是对位，尤其是纠正旋转移位的标志。股骨干的皮质厚而致密，骨髓腔略呈圆形，上、中 1/3 的内径大体均匀一致，下 1/3 的内径较膨大。股骨干周围由三群肌肉包围，其中以股神经支配的前侧伸肌群（股四头肌）为最大，由坐骨神经支配的后侧屈肌群次之，二者相互拮抗保持平衡；由闭孔神经支配的内收肌群最小，但无外展肌群相对抗。因此骨折后远端经常有内收移位的倾向，形成向外成角畸形，因此在治疗股骨干骨折时，单纯的外固定不能保持骨折整复后的位置，必须加用牵引治疗。

一、病因病理

（一）直接暴力

直接暴力引起者多为打击、碾轧、挤压、碰撞、跌仆等强大暴力所引起，骨折多为横断或粉碎骨折。移位明显，软组织损伤严重，内出血多达 1 000 ～ 1 500 mL，局部肿胀较重，甚至可发生休克现象。对于挤压引起的骨折，除了重视骨折的治疗，更要防止挤压综合征的发生，后者常常危及患者的生命。

在儿童则可能为不全或青枝骨折。

（二）间接暴力

多为跌仆后杠杆、扭转作用发生，骨折为斜形或螺旋形骨折。股骨干骨折发生于中、上部最多，除不全骨折和儿童的青枝骨折外，均为不稳定性骨折。

二、分类

股骨干骨折后，骨折断端因受暴力、肌肉的收缩牵拉，下肢重力及搬运的影响而发生各种不同的移位（图 6-1）。

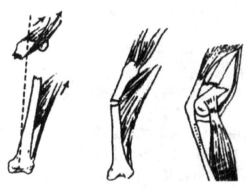

图 6-1　股骨干骨折分型

（一）股骨干上 1/3 骨折

骨折近端因受髂腰肌、臀中肌、臀小肌及其他外旋肌的收缩牵拉而产生前屈、外展、外旋移位，骨折远端由于受内收肌的收缩牵拉和重力作用，呈内收、向后、向上重叠移位，并向外侧凸成角畸形。

（二）股骨干中 1/3 骨折

两断端除重叠移位外，移位方向无一定规律。多数骨折近端有外展屈曲倾向，远端因受内收肌群的作用，多向内上方移位而常向外成角。无重叠畸形的骨折，因受内收肌收缩的影响有向外成角的倾向。

（三）股骨干下 1/3 骨折

骨折远端因受膝后方关节囊及腓肠肌的收缩牵拉而向后移位，严重者骨折端有损伤腘动、静脉和胫神经、腓总神经的可能，骨折近端内收向前移位。

三、诊断要点

（1）有明显外伤史，明确外伤史如车祸、高处坠落、塌方、运动伤、打击、挤压等。

（2）临床症状与体征，伤后局部肿胀、皮色青紫甚者有水疱、疼痛、压痛、功能丧失，出现缩短、成角或旋转畸形，有异常活动，可扪及骨擦音。

（3）严重移位的股骨下 1/3 骨折，在腘窝部有巨大的血肿，小腿感觉和运动障碍，足背、胫后动脉搏动减弱或消失，末梢血循环障碍，应考虑有血管、神经的损伤。损伤严重者，由于剧痛和出血，早期可合并外伤性休克。严重挤压伤、粉碎性骨折或多发性骨折，还可并发脂肪栓塞。

（4）X 线检查可显示骨折的部位、类型及移位情况。

四、临床治疗

（一）保守治疗

新鲜无移位不需重复位，但患肢应制动。处理股骨干骨折，应注意患者全身情况，积极防治外伤性休克，重视对骨折的急救处理，现场严禁脱鞋、脱裤或做不必要的检查，应用简单而有效的方法给予临时固定，如将患肢与健肢用布条或绷带绑在一起，急速送往医院。股骨干骨折的治疗采用非手术疗法，多能获得良好的效果。但因大腿的解剖特点是肌肉丰厚，拉力较强，骨折移位的倾向力大，在采用手法复位、夹板固定的同时需配合短期的持续牵引治疗。

1. 手法整复

患者在单侧腰麻或局麻下，取仰卧位，一助手双手固定骨盆，另一助手双手握住小腿上段，顺势拔伸，并徐徐将患肢屈髋 90°，屈膝 90°，沿股骨纵轴方向用力牵引，矫正重叠移位后，再按骨折不同部位分别采取不同手法复位。

（1）上 1/3 骨折：将伤肢外展，并略加外旋，然后术者一手握近端向后、向内挤按，另一手握住远端由后向前、向外端提。

（2）中 1/3 骨折：将伤肢外展，术者以手自断端的外侧向内挤按，然后以双手在断端前、后、内、外夹挤。

（3）下 1/3 骨折：在维持牵引下，膝关节徐徐屈曲，并以紧挤在腘窝内的双手作支点将骨折远端向上推迫。

2. 固定

成人股骨干骨折，由于患者多为中青年，体壮肌力强大，单用手法复位较困难，即使复位，单纯的小夹板固定，也难以防止肌肉收缩引起的变位，因此应采用皮肤牵引或骨牵引，待骨折复位后再用小夹板固定，轻量牵引维持。

（1）持续牵引：皮肤牵引适用于 4～12 岁或年老体弱的人。用胶布贴于患肢内、外两侧，再用绷带裹住，将患肢放置在牵引架（托马架）上（图 6-2）。股骨上 1/3 骨折，一般应屈髋 45°～60°，外展 30°～35° 轻度外旋位，促使骨折远端接近近端，下 1/3 骨折时，应尽量屈膝；松弛后方关节囊和腓肠肌，减少远端向后移位倾向。4～12 岁的患儿牵引重量为 2～3 kg，时间为 3～4 周；成人为 1/12～1/7 体重，一般以不超过 5 kg 为宜，时间为 8～10 周。用皮肤牵引时，应经常检查，以防胶布滑落而失去牵引作用。

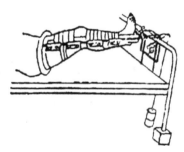

图 6-2　皮肤牵引

（2）骨骼牵引（图 6-3）：①牵引部位：股骨干上 1/3 骨折采用股骨髁上或胫骨结节牵引，患肢屈髋 45°～60°，外展 30°～40°，屈膝 30°～60°，远端稍外旋，置托马架或板式架上；股骨干中 1/3 骨折采用股骨髁上牵引，患肢屈髋 30°～40°，外展 30°～45°，屈膝 30°～45°，置板式架或托马架上；股骨干下 1/3 骨折，骨折远端向后移位的屈曲型骨折，适用股骨髁上牵引，膝关节屈曲 45°～60°。骨折远端向前移位的伸直型骨折，适用胫骨结节牵引。②牵引重量和时间：牵引重量开始应重，8～9 kg；迅速牵开重叠，待骨折复位后，逐渐减小牵引量，一周后减到维持量，一般为 4～5 kg。

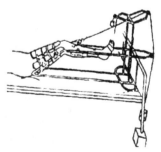

图 6-3　骨骼牵引

（3）幼儿垂直悬吊皮肤牵引：适用于 3 岁以内的儿童。一般牵引 3～4 周后，改用小夹板固定 3 周，再行功能锻炼，骨折均可获得良好的愈合。此法是把患肢和健肢同时用皮肤牵引向上悬吊，用重量悬起，以臀部离开床面一拳之距为宜，依靠体重做对抗牵引（图6-4）。如果臀部接触床面，说明牵引重量不够，要重新调整重量，使臀部离开床面。牵引期间要注意双下肢血液循环情况。此法患儿能很快地适应，对治疗和护理都比较方便。

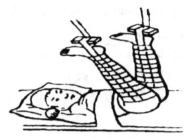

图6-4 垂直悬吊牵引

（4）夹板固定骨折复位后，在维持牵引下，根据上、中、下不同部位放置压垫，防止骨折的成角和再移位。股骨干上1/3骨折，应将压垫放在骨折近端的前方和外方；股骨干中1/3骨折，把压垫放在骨折线的外方和前方；股骨干下1/3骨折，把压垫放在骨折近端的前方。再按照大腿的长度放置四块夹板，后侧夹板上应放置一较长的塔形垫，以保持股骨正常的生理弧度，然后用四条布带捆扎固定。

（二）药物治疗

按骨折治疗的三期辨证用药，早期可服新伤续断汤，中期服接骨丹，后期服健步虎潜丸。

（三）练功活动

卧床期间应加强全身锻炼，鼓励患者行深呼吸，主动按胸咳嗽排痰，予以臀部垫气圈或海绵垫，预防卧床并发症，较大儿童、成人患者的功能锻炼应从复位后第2天起，开始练习股四头肌收缩及踝关节、跖趾关节屈伸活动和髌骨被动运动。如小腿及足出现肿胀可适当按摩。从第3周开始，两手撑床，臀部抬起，健肢蹬床，使身体离开床面，以达到使髋、膝关节开始活动的目的。从第4周开始，两手提吊杆，健足踩在床上支撑，收腹、抬臀，臀部完全离床，使身体、大腿与小腿成一平线以加大髋、膝关节活动范围。经照片或透视，骨折端无变位，可从第6周开始扶床架练习站立，解除固定后，对上1/3骨折加用外展夹板，以防止内收成角，在床上进行各关节的屈伸活动1周即可扶双拐下地做患肢不负重的步行锻炼。当骨折端有连续性骨痂时，患肢可循序渐进地增加负重。经观察证实骨折端稳定，可改用单拐。1～2周后才弃拐行走。此时再拍X线片检查，若骨折没有重新变位，且愈合较好方可解除夹板固定。

股骨干骨折的治疗采用中西医结合、固定与活动相结合的原则。固定是从肢体能活动的目标出发，而活动以不影响骨折部的固定为限度，坚强而有限的固定是肢体赖以活动的基础，而合理的活动又是加强固定的必要条件。功能锻炼不但能保持骨折端良好位置，矫正骨折端的残余成角及侧方移位，同时还能对断面施加生理性压力刺激，促进血液循环，增强组织代谢，保持和恢复肢体功能，从而提高骨折愈合质量，缩短疗程（图6-5）。

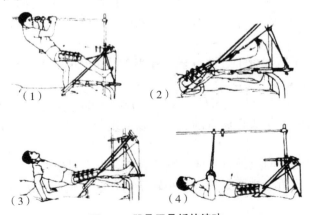

（1）   （2）

（3）   （4）

图6-5 股骨干骨折的练功

股骨干骨折越靠近膝关节，膝关节功能损害越大，血肿容易使股中间肌粘连，造成严重的膝活动度障碍。应早期采用物理治疗以促进血肿吸收，减少粘连形成。早日开始股四头肌和髌骨的锻炼非常重要。在恢复期，物理治疗也宜长期进行。可做持续被动运动（CPM）以改善膝关节活动范围。

早期出现创伤性休克的患者，应积极处理休克，及时补液，并密切注意病情变化。疑有挤压综合征、脂肪栓塞综合征患者，应提高警惕、密切观察，及时对症处理，疑有神经、血管损伤时，若复位后症状未解除，应及时行切开探查，以防肢体坏死。

中西医结合治疗股骨干骨折现已有 30 多年的历史。复位、固定、功能锻炼和内用药是处理骨折的四个基本步骤，在采用手法复位外固定治疗骨折时，要求骨折达到基本对位对线即可，不能强求解剖复位，非稳定性骨折在复位固定后应严格限制肢体关节的活动，以免发生骨折畸形愈合、延迟愈合、骨不连等并发症。

第三节　股骨转子间骨折

股骨转子间骨折多发生于老年人，女性发生率为男性的 3 倍。人类寿命的延长，使骨结构退化性病变与骨质疏松症的发病率增高，骨质疏松的主要并发症是骨折，此类骨折又被称为脆性骨折，与骨质疏松导致的骨皮质变薄、骨小梁结构的脆弱，力学强度下降密切相关。髋关节部位的骨折是老年骨质疏松性骨折中最常见的骨折。随着年龄增加，骨质疏松程度加速，骨强度明显降低，骨折发生率上升，老年人常不同程度地罹患内科疾病，脏器功能障碍，增加了治疗的复杂性。

一、骨折分型

常用的股骨转子间骨折分型方法有以下几种。

（一）Boyd-Griffin 分型

Boyd 和 Griffin 将股骨转子周围骨折分为四型，涵盖了从股骨颈的关节囊以外部分至小转子下方 5 cm 的所有骨折（图 6-6）。

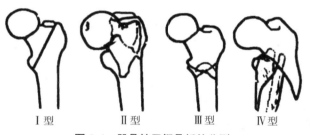

Ⅰ型　　　Ⅱ型　　　Ⅲ型　　　Ⅳ型

图 6-6　股骨转子间骨折的分型

（1）Ⅰ型：由大转子至小转子，沿转子间线所发生的骨折。

（2）Ⅱ型：粉碎性骨折，骨折主要沿转子间线走行，皮质骨上有多处骨折。

（3）Ⅲ型：骨折基本上位于转子下，至少有一骨折线位于骨干近端，经过小转子或其稍远部位。可有不同程度的粉碎性骨折。

（4）Ⅳ型：骨折包括转子区和骨干近端，至少有两个平面出现骨折，其中一个常位于矢状面。

（二）Evans 分型

Evans 提出了一种被广泛采用的分型系统，将转子骨折分为稳定性和不稳定性两类。又进一步区分不稳定性骨折，一种通过解剖复位或近似解剖复位可以恢复稳定性，另一种即使解剖复位也不能获得稳定性（图 6-7）。

（1）Ⅰ型：骨折线由小转子向上外方延伸，顺行骨折，根据复位前后情况又分为四个亚型。

（2）Ⅱ型：为逆向斜形骨折，主要骨折线由小转子向外下方延伸，该型骨折由于内收肌的牵拉，股骨干有向内侧移位的倾向。

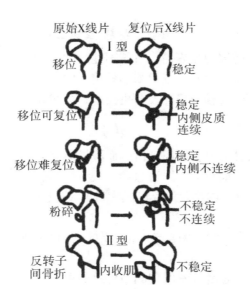

图 6-7 根据骨折线的走行方向股骨转子间骨折的 Evans 分型

（三）AO 分型

AO 学派将转子间骨折划分至股骨近端骨折 A 型（图 6-8）。

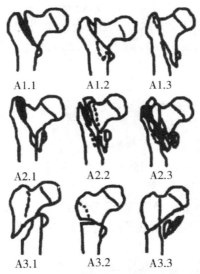

图 6-8 转子间骨折的 AO 分型

（1）A1：股骨转子部骨折，大转子外侧皮质完整。

A1.1：沿转子间线骨折，骨折端间无嵌插。

A1.2：沿转子间线骨折，骨折端间有嵌插。

A1.3：顺转子间骨折，骨折线至小转子下。

（2）A2：股骨转子部粉碎性骨折，大小转子外侧皮质完整。

A2.1：有一个中间骨折块。

A2.2：有两个中间骨折块。

A2.3：有两个以上中间骨折块。

（3）A3：骨折线经过外侧以及内侧皮质。

A3.1：简单骨折，由外下斜向内上。

A3.2：简单骨折，横形骨折。

A3.3：粉碎性骨折。

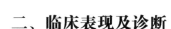

二、临床表现及诊断

患者有不同程度的外伤史，髋部明显疼痛，下肢不能站立、行走，髋部皮下可见瘀斑，局部软组织肿胀。大转子处叩击痛及压痛明显，下肢出现短缩、外旋、内收畸形，股骨纵向叩击时髋部出现疼痛，髋部 X 线平片可清楚显示骨折部位，移位情况及骨折类型，可明确诊断。

三、治疗

转子间骨折由于局部以松质骨为主，肌肉丰富，血液供应充分，非手术疗法能达到骨折愈合。但由于保守治疗，出现的并发症较多，如压疮、尿道感染、关节挛缩、肺炎以及下肢深静脉血栓形成等。在无明确手术禁忌证的情况下，复位与内固定治疗已成为目前转子间骨折治疗的首选方法。

（一）非手术治疗

虽然股骨转子间骨折治疗以手术治疗为首选，但有时候手术治疗不能施行而只能采取保守治疗。

1. 保守治疗的相对指征

伤前不能行走的患者；感染的患者；术区皮肤条件差的患者；疾病晚期的患者；存在多种并发症，伴有重要器官功能不全或衰竭，短期内难以纠正的患者等。

2. 非手术治疗的方式

非手术治疗有两种方式：一种是不顾及骨折的位置以及愈合情况而早期行功能锻炼，适用于无行走可能的患者，伤后数日内，一旦患者可以耐受，将患者自床上移至椅上，以减少长期卧床的并发症；另一种是经骨牵引达到并维持骨折复位直至骨愈合，适于有行走可能的患者，以 15% 体重行骨牵引 8 ~ 12 周（其间拍摄 X 线平片以了解骨折情况并加以调整），之后活动患髋，患肢部分负重，骨折愈合后完全负重。

（二）手术治疗

手术治疗的目的是要达到骨折端坚强和稳定的固定。

1. 影响骨折段 - 内固定系统强度的因素

影响骨折段 - 内固定系统强度的因素：①骨骼质量。②骨折块几何形状。③复位情况。④内固定的设计。⑤内固定的植入位置。外科医师能控制的只有骨折复位质量、内固定器械的选择及其植入。

2. 治疗股骨转子间骨折常用的内固定物

治疗股骨转子间骨折常用的标准内固定物可分为两类，一类是滑动加压螺钉加侧方钢板，如 Richards 钉板、DHS、DCS 等；另一类是股骨近端髓钉，如 Ender 针、带锁髓内针、Gamma 钉、PFN 等。

3. 手术方法

（1）滑动加压髋螺钉加侧方钢板固定：其基本原理是将加压螺钉插入股骨头颈部以固定骨折近端，在其尾部套入一侧方钢板以固定骨折远端。复位固定中可通过头端螺钉的螺冠使骨折线的近、远端达到加压固定的作用，在骨折愈合过程中，因断端间的骨质吸收和髋臼压力使骨折两端之间产生自动滑动加压作用，有利于骨折的愈合。由于滑动加压螺钉加侧方钢板系统固定后承受大部分负荷直至骨折愈合，固定后股骨颈干角自然恢复，骨折端特别是骨矩部分可产生加压力，目前已成为股骨转子间骨折的常用标准固定方法（图 6-9）。对于不稳定的粉碎性股骨转子间骨折，传统的粗隆部截骨及股骨干内移等提高稳定性的方法也很少应用。若骨折线延至股骨干近端或为反斜形骨折，则由于骨折端间的滑动不能产生稳定骨折的嵌压，致近骨折端外移，远骨折端内移，可致内固定失效，此时应选用 DCS 固定。在所有的髋部内固定装置中，髋螺钉植入的方法基本相似。下面介绍经典的 Richards 加压螺钉的操作方法。

手术步骤：股外侧做纵切口，起自大转子顶部，依据侧方钢板所需的长度，切口的长度一般为 15 ~ 20 cm。自大转子下横断股外侧肌肌腱，在股外侧肌后缘纵行切开，用骨膜剥离器做骨膜下剥离，向上翻股外侧肌，显露大转子和股骨近侧段，于转子间水平可见骨折线。按量角器确定颈干角度数，自股骨大粗隆下 2 cm 向股骨头颈部钻入导针。经正、侧位 X 线透视确定导针位置是否满意，并可测定进钉深度。随后用扩孔器扩大骨皮质针进孔，再用预置深度的组合髓芯锉，扩大进钉孔道与皮质骨孔。用预定深度的攻丝器攻丝。上述步骤完成后即可旋入固定螺钉，理想深度应为钉尖达股骨头皮质下0.5 cm 范围内，至少应超越股骨头的中心点。螺钉的全部螺纹必须位于骨折线的近侧，否则不可能达到加压和滑动加压的作用。将套筒式钢板置于股骨皮质外侧，套筒套住固定螺钉的尾部，使固定螺钉钉尾进入套筒滑槽内，如采用加压器送入钢的套筒部分操作时比较容易。调整钢板位置使之与外侧骨皮质完全贴合。选用适当长度的螺钉固定钢板于股骨上。用加压器对固定螺钉尾部进行加压，加压力量应依据骨折类型与骨质疏松程度决定，过度加压易使已十分薄弱的松质骨崩裂，导致固定失败。最后旋入尾螺钉连接螺钉与侧钢板。对于小转子分离病例，可附加 1 枚拉力螺钉固定。C 形臂机透视确认骨折复位及内固定位置正确，关闭切口。

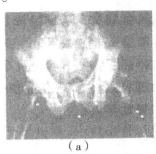 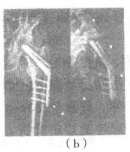

（a） （b）

图 6-9　DHS 固定转子间骨折术前、后 X 线平片

（a）术前 X 线平片；（b）术后 X 线平片

（2）股骨近端髓钉固定：股骨近端髓钉固定转子间骨折近年来有了很大的发展，主要有 Gamma 钉，Russell-Tayler 重建钉，PFN 等。其特点是通过髓内针插入 1 枚螺栓至股骨头颈。其优点为：有固定角度的螺栓可使股骨颈干角完全恢复；有效地防止旋转畸形；骨折闭合复位，髓内固定使骨折端干扰减少，提高骨折愈合率；中心位髓内固定，固定物所受弯曲压力较钢板减少，内固定物断裂发生率降低。目前股骨近端髓钉已成为股骨转子间骨折及粉碎性、不稳定性骨折的首选固定方法。

手术步骤：于大转子顶点上方做朝向背侧的纵弧形切口，长约 5 cm，切开皮肤、皮下及阔筋膜张肌，钝性分离臀中肌，摸到大转子顶点，于顶部中 1/3 处贴大转子内侧轻开槽并插入导针（依固定钉设计不同，也可直接从梨状窝进针，但穿针时易损伤股骨颈皮质及股骨头血运，因此较少用）。透视下导针穿过骨折线至远端髓腔。沿导针扩髓，以利重建钉（或 Gamma，PFN 钉）插入，沿导针打入髓内钉，如转子下骨折线较长时可选用较长的髓内钉。正侧位 X 线透视，确定髓内钉位置，调整颈干角及前倾角，防止下肢出现过度内、外旋（保持颈干角在 130° 左右），然后按定位器要求，打入头内固定螺钉，再锁上远端锁钉。此手术操作简单，出血和创伤小，年龄大、手术耐受力差的患者可以选用此法以减少手术创伤，缩短手术时间。

（三）骨质疏松症的治疗

老年转子间骨折患者一般都伴有骨质疏松症，此种骨折在 70 岁以上人群中多见，是老年退化型骨质疏松症（Ⅱ型骨质疏松症）的主要并发症之一。骨质疏松症是全身骨骼系统的病变，除对骨折部位进行必需的外科治疗外，全身抗骨质疏松治疗也是十分必要的。随年龄增大患者骨量进一步丢失，骨质量下降，骨强度降低，将导致其他部位的骨折发生及已愈合部位发生再骨折。按 WHO 的诊断标准脆性骨折的发生属于重度骨质疏松症，因此在进行外科治疗的同时，不能忽视骨质疏松症的治疗。老年骨折患者早期可选用降钙素治疗，并适量补充钙剂，降钙素具有较强的破骨细胞抑制作用，同时有中枢性镇痛作用。因此降钙素对骨折急性期一方面可以抑制活跃的骨吸收，同时又有止痛效果。在患者能下地活动、骨吸收减缓之后，可以加用或改用活性维生素 D 制剂（骨化三醇），老年人肠道黏膜细胞的维生素 D_3 受体减少，活性降低，肝、肾的羟化酶减少，体内的活性维生素 D_3 生成减少，都是导致老年性骨质疏松症的重要原因。因此补充活性维生素 D_3 是十分有益的治疗方法。同时应当适量补充钙剂，并摄取含钙量较高的食物，维生素 D_3 还有调节神经肌肉功能的作用，改善肌肉功能防止跌倒也是对老年骨质疏松症十分有益的另一个方面。阿仑磷酸钠作为新一代的双磷酸盐类药物具有增加骨量作用，对预防再骨折和降低髋部、腰椎的骨折发生危险性都有肯定的作用。

第四节　股骨髁上骨折

发生在腓肠肌起点以上 2 ~ 4 cm 范围内的股骨骨折称为股骨髁上骨折（supracondylar fractures of femur），直接或间接暴力均可造成。膝关节强直而骨质疏松者，由于膝部杠杆作用增加，也易发生此骨折。

一、病因

本类骨折主要为强大的直接暴力所致，如汽车冲撞、压砸、重物打击和火器伤等。其次为间接暴力所致，如自高处落地、扭转性外力等。好发于 20 ~ 40 岁青壮年人。

直接暴力所致骨折多为粉碎性或短斜骨折，而横断骨折较少；间接暴力所致骨折，则以斜行或螺旋形骨折为多见。

二、分型

股骨髁上骨折可分为屈曲型和伸直型，而屈曲型较多见。屈曲型骨折的骨折线呈横形或短斜面形，骨折线从前下斜向后上，其远折端因受腓肠肌牵拉及关节囊紧缩，向后移位，有刺伤腘动静脉的可能。近折端向前下可刺伤髌上囊及前面的皮肤。伸直型骨折也分为横断及斜行两种，其斜面骨折线与屈曲型者相反，从后下至前上，远折端在前，近折端在后重叠移位。此种骨折患者，如腘窝有血肿和足背动脉减弱或消失，应考虑有腘动脉损伤。其损伤一旦发生，则腘窝部短时间进行性肿胀，张力极大，伤处质硬，小腿下 1/3 以下肢体发凉呈缺血状态，感觉缺失，足背动脉搏动消失。发现此种情况，应提高警惕，宜及早手术探查。如骨折线为横断者，远折端常合并小块粉碎骨折，间接暴力则为长斜行或螺旋形骨折，儿童伤员较多见。

三、临床表现与诊断

（一）外伤史

伤者常有明确的外伤史，直接打击或扭转性外力造成，而间接暴力多由高处跌地、足部或膝部着地所造成。

（二）肿痛

伤肢由于强大暴力，致使骨折周围软组织损伤亦很严重，故肢体肿胀明显、剧烈疼痛。

（三）畸形

伤肢短缩，远折端向后旋转，成角畸形。即使畸形不明显，局部肿胀、压痛及功能障碍也很明显。

（四）失血与休克

股骨髁上骨折合并股骨下 1/3 骨折的出血量可达 1 000 mL 以上，如为开放性则出血量更大。刚入院的伤员常有早期休克的表现，如精神紧张、面色苍白、口干、肢体发凉、血压轻度增高、脉搏稍快等。在转运过程中处理不当及疼痛，均可加重休克。

（五）腘动脉损伤

股骨髁上骨折及股骨干下 1/3 骨折，两者凡向后移位的骨折端均可能损伤腘动脉，腘窝部可迅速肿胀，张力加大。若为腘动脉挫伤，血栓形成，则不一定有进行性肿胀。腘动脉损伤症状可有小腿前侧麻木和疼痛，其下 1/3 以下肢体发凉，感觉障碍，足趾及踝关节不能运动，足背动脉搏动消失。所有腘动脉损伤患者都有足背动脉搏动消失这一特点，因此在骨折复位后搏动仍不恢复者，即使患肢远端无发凉、苍白、发绀、感觉障碍等情况，亦应立即行腘血管探查术。若闭合复位后仍无足背动脉恢复者，是危险的信号。所以不应长时间保守观察，迟疑不决。如腘动脉血栓形成，产生症状有时较慢而不典型，开始足背动脉搏动减弱，最后消失，容易误诊，延误手术时机。

（六）合并伤

注意伤员的全身检查，特别是致命的重要脏器损伤者，在休克时腹部外伤症状常不明显，必须随时观察，反复检查及腹腔穿刺，以免遗漏，对车祸、矿井下事故，常为多发性损伤，应注意检查。

（七）X 线摄片

对无休克的伤员，首先拍 X 线片，以了解骨折的类型，便于立即做紧急处理。如有休克，需待缓解后，再做摄片。

四、鉴别诊断

（1）股骨下端急性骨髓炎：发病急骤、高热、寒战、脉快，大腿下端肿痛，关节功能障碍，早期局部穿刺可能有深部脓肿，发病后 7 ~ 10 d 拍片，可见有骨质破坏，诊断便可确定。

（2）股骨下端病理骨折：股骨下端为好发骨肿瘤的部位，如骨巨细胞瘤、骨肉瘤等。患者有股骨下端慢性进行性肿胀史，伴有疼痛迁延时间较长、进行性加重，轻微的外伤可造成骨折，X 线片可明确诊断。

五、治疗

髁上骨折治疗方法颇多，据骨折类型选择治疗方案如下。

（一）石膏及小夹板固定

石膏及小夹板固定适用于成人无移位的股骨髁上骨折及合并股骨干下 1/3 骨折的患者。儿童青枝型骨折，可行石膏固定或用四块夹板固定，先在股骨下端放好衬垫，再用 4 根布带绑扎固定夹板，一般固定 6 ~ 8 周后去除，练习活动，功能恢复满意。

1. 优点

此法无手术痛苦及其并发症的可能，治疗费用低廉可在门诊治疗。

2. 缺点

①仅适用于无移位骨折及裂纹或青枝骨折。②膝关节功能受限，需一定时间恢复。③可出现压疮，甚则出现腓总神经损伤。

（二）骨牵引加超膝关节小夹板固定

此法适用于移位的髁上骨折。屈曲型在手法整复后，行髁上斯氏针骨牵引，膝屈至 100° 的位置上，置于托马架（Thomass）或布朗（Braun）架上，使腓肠肌松弛，达到复位，然后外加超膝关节小夹板固定。

伸直型可采用胫骨结节牵引，牵引姿势、位置同上。在牵引情况下，远折段向相反方向整复，即可复位。如牵引后仍不复位，可在硬膜外阻滞麻醉下行手法整复，勿使用暴力，注意腘血管的损伤，如骨折尖端刺在软组织内，可用撬拨法复位后，外加小夹板固定。屈膝牵引 4 ~ 6 周，牵引期内膝关节不断地进行功能练习，牵引解除后，仍用夹板或石膏托固定，直至骨折临床愈合。牵引复位的时间在 1 ~ 7 d 内，宜用床边 X 线机观察。

1. 优点

此法优点在于经济、安全，愈合率高，配合早期功能锻炼，减少了并发症。

2. 缺点

伤员卧床时间较长，有时需反复床边透视、复位及调整夹板或压垫，虽不愈合者极少，但畸形愈合者常见。如有软组织嵌入骨折端，则不易愈合。横断骨折可见过度牵引而致骨折端分离，造成延迟愈合。开放性股骨髁上骨折合并腘动脉、腓总神经等损伤则不宜牵引，需行手术治疗，以免加重血管、神经的损伤。

（三）股骨髁上骨折撑开器固定

本法适用于股骨髁上骨折而无血管损伤者，并且远折段较短、不适宜内固定的伤员。在硬膜外阻滞麻醉下，采用斯氏针，分别在股骨髁及股骨近折段各横穿一斯氏针，两针平行，在针的两侧各安装一个撑开器，然后在透视下手法整复，并调整撑开器的长度，待复位后，采用前、后石膏托固定于屈膝位。如骨折处较稳定，可将撑开器转而为加压，使骨折处更为稳定牢固。固定4～6周后拔针，继续石膏固定，直至骨折临床愈合。若手法整复失败，可考虑切开复位，从股骨下端外侧纵切开，直至骨折端，避开腘血管，整复骨折后，仍在骨折的上、下段穿针，外用撑开器，缝合伤口。

1. 优点

（1）因髁上骨折的远折段甚短，无法内固定，本法使用撑开器代替牵引，患者可较自由地在床上起坐活动，避免了牵引之苦，是个简单易行的方法。

（2）局部固定使膝关节能早期锻炼避免了关节僵直。

2. 缺点

（1）此法为单平面固定，不能有效防止旋转，需要辅以外固定的夹板或石膏。

（2）可能发生针眼、关节腔感染。

（四）切开复位内固定

股骨髁上骨折的治疗主要有两个问题：一为骨折复位不良时，因其邻近膝关节，易发生膝内翻或外翻或过伸等畸形；二为膝上股四头肌与股骨间的滑动装置，易因骨折出血而粘连，使膝关节伸屈活动障碍，尤以选用前外侧切口放置内固定物、术后石膏固定者为严重。因此，切开复位内固定的要求应当是选用后外侧切口；内固定物坚强并放置于股外侧，术后可不用外固定，尽早练习膝关节活动。

1. 槽形角状钢板内固定

本法适用于各型移位骨折。

（1）方法：患者平卧位，大腿下1/3后外侧切口，其远端拐向胫骨结节的外侧。切开髂胫束，在股外侧肌后缘、股外侧肌间隔前方进入。将股外侧肌拉向前，显露股骨髁上骨折及其股骨外髁部，如需要可切开膝外侧扩张部及关节囊，根据标准X线片确定在外髁上与股骨干成直线的槽形角状钢板打入点。先用4 mm钻头钻孔，再用1.5 cm×0.2 cm薄平凿深入扩大，注意使凿进洞方向与膝关节面平行，将备好的槽形角状钢板的钉部沿骨孔扣入。然后将骨折复位，用骨折固定器固定骨折及钢板的侧部（长臂）。在骨折线远侧的钢板上入1或2枚长螺丝钉，在骨折近端拧入3～5枚螺丝钉，反复冲洗切口，逐层缝合，包扎。

（2）优点：角状钢板固定股骨髁上骨折或髁间骨折，与直加压钢板固定的生物力学完全不同。直钢板固定者，骨折移位的压力首先加于螺丝钉上，骨折两端的任何折弯力扭曲力，都使钢板上的螺丝钉向外脱出，钢板折弯，内固定失败，此已为临床多例证实。角状钢板则不然，骨折远端的负重力扭曲折弯力，首先加于角状钢板的髁钉，再通过角部，传达到侧部。钢板将压力分散传递至多枚螺丝钉上，由于压力分散，钢板及每一螺丝钉所承受的压力较小。股骨髁上骨折的变形，受肌肉牵拉易发生外弓及后弓。负载力及折弯力均使钢板角部的角度变小，使侧部更贴紧骨皮质，不会将螺丝拔出，因而固定牢固，不需外固定，满足了临床膝活动的需要。

（3）缺点：①操作技术要求高，要求钢板钉部与膝关节面平行，同时长臂也要在股骨干轴线上。否则，内固定失败。②角部为压力集中点易出现断裂。③安装不当或金属疲劳易出现膝内翻畸形。④不宜过早负重。

2. 股骨下端内及外侧双钢板固定

（1）适应证：本法适用于股骨髁上骨折其远折段较长者，具体来说远折段至少要有固定两枚螺丝的长度，才能应用。如远折段过短，则采用上述的撑开器固定法。

（2）麻醉与体位：麻醉方法同上，患者侧卧45°位于手术台上，伤肢下方置搁腿架，取股骨下端外侧切口时较为方便。若做股骨下端内侧切口，则需将大腿外旋，并调整手术台的倾斜度，暴露亦很清楚。如合并腘动脉损伤需做探查术，可将患者侧卧45°的位置改变为90°的侧卧位，如此腘窝便可充分暴露。

（3）手术方法：切口在股骨下端后外侧，同上方法做一纵行切口，长约14 cm，待进入骨折端后，再做内侧切口，是从股骨内收肌结节处向上沿股内侧肌的后缘延长，约12 cm即可。

从外侧切口开始，切开阔筋膜，经股外侧肌与股二头肌之间进入骨折端，注意避开股骨后侧的腘血管，并妥加保护，防止误伤。内侧切口在股内侧肌后缘分离进入骨折端，骨膜勿过多地剥离。整复骨折后取 12 cm 以上的 6 ~ 8 孔普通接骨钢板两块，弯成弧形，或取两块髁部解剖钢板，使与股骨下端的弧度相适应，将钢板置于股骨下端的内、外侧，两侧钢板的最下一孔，相当于股骨髁部，由外向内横钻一孔，取 70 ~ 75 mm 的骨栓先行安装固定，然后检查双侧钢板弧度是否与股骨密贴，并加以调整，双侧钢板的最上孔不在同一平面上，因为外侧钢板较直，内侧钢板较弯，所以由外向内钻孔时略斜，即内侧稍低，最好以 40 ~ 45 mm 的短骨栓固定为牢固。其余钉孔，在内、外侧交替以螺丝钉固定。在钢板下端第 2 孔，因该处股骨较宽，故左、右各以 1 枚螺丝钉固定，从而制止远折段的旋转移位。缝合两侧伤口不置引流。外加长腿前、后石膏托固定。手术后抬高患肢是必要的，将下肢以枕垫之或以布朗架垫之，有利于静脉回流。另一种情况术后不上石膏托，为对抗股部肌肉的拉力，可行小腿皮肤牵引 2 ~ 3 周后拆除，再以石膏管形固定。术后进行功能锻炼。

（4）优点：手术时钢板的上、下端采用骨栓固定较为牢固，不易松动滑脱，钻孔时方向一定要准确，两个骨栓上、下稍斜，但基本上是平行的。由于钢板在股骨下端的内、外两侧，不影响髌骨的滑动，固定合理，有利于骨折的愈合，最大限度减少伸膝装置的破坏，使关节功能恢复较好。

（5）缺点：①两侧切口创伤较大，钢板取出时亦较费事。②术后需外固定，可致膝关节功能障碍，需较长时间恢复。

六、康复指导

双钢板固定术后，从术后 10 ~ 14 d 拆线后开始，先练习肌肉等长收缩，每小时活动 5 min，夜间停止。术后 8 ~ 10 周拆石膏，开始不负重练习膝关节活动，每日理疗、热水烫洗或热水浴，主动活动关节。待拍片及检查骨折已临床愈合时，再开始负重练习。骨折处尚未愈合前，做过多的关节活动是不相宜的，因关节活动障碍的伤员做膝关节活动时，会增加股骨下端骨折段的杠杆力，从而影响骨折愈合。当然在固定比较牢固的患者，功能练习并无妨碍。

槽形角钢板固定：术后不外固定，2 周后可逐渐练习膝关节活动；4 周扶双拐不负重下地活动；术后 8 周扶拐部分负重行走；12 ~ 14 周在无保护下负重。

七、预后

常遗留不同程度的膝关节功能障碍。骨折一般能按期愈合，但骨牵引治疗时骨折端若有软组织嵌入或严重粉碎骨折骨缺损并软组织损伤时，骨折可出现不愈合。骨折并腘血管损伤时，应检查修复，特别注意血管的损伤，血栓形成时，可出现肢体远端小动脉的栓塞而坏死、截肢。

第七章 足踝部损伤

第一节 踝关节骨折

踝关节骨折是临床常见损伤，约占全身骨折的4.2%，居关节内骨折之首，多发生于16～35岁的青壮年。

踝关节骨折不仅有骨骼的损伤，且常合并有韧带损伤和关节脱位，因此本节在叙述骨折的同时，也讨论韧带损伤和关节脱位的处理。

一、临床表现

绝大多数踝关节骨折由扭转暴力所致。因外力作用的方向、大小和肢体受伤时所处的位置不同，可造成不同类型、不同程度的损伤。

踝关节骨折的症状主要是局部的疼痛、肿胀和不同程度的运动功能障碍。踝关节有不同程度的肿胀、皮下瘀血和压痛。压痛尖锐的部位表明局部有损伤。若骨折有移位，踝部可有畸形，畸形的方向常可作为判断暴力作用方向的一个指标，如足内翻畸形，常是因内收暴力所致。内、外踝均为皮下骨，若跟部骨折有移位，可清楚地触及骨折断端，并可触及骨擦感。

X线可明确诊断。根据骨折的类型、骨折移位的特点、距骨在踝穴中倾斜或侧移位的情况，以及骨折线的位置与胫距关节面的相应关系等，尚可分析出损伤的机制。

二、损伤机制与分型

踝关节损伤若采用保守疗法治疗，对治疗有指导价值的是Lauge-Hansen分类法，其对特殊的骨折类型及损伤机制做了详细的分类。根据受伤时足所处的位置、外力作用的方向以及不同的创伤病理改变而分为旋后–内收型、旋前–外展型、旋后–外旋型、旋前–外旋型和垂直压缩型，其中以旋后–外旋型最常见。该分类法强调踝关节骨折波及单踝、双踝或三踝是创伤病理的不同阶段。在重视骨折的同时必须也重视韧带的损伤，只有全面地认识损伤的发生与发展过程，方能正确评估损伤的严重程度，确定恰当的治疗方案。

（一）旋后–内收型

足于受伤时处于旋后位，距骨在踝穴内强力内收，踝关节外侧组织受到牵拉而损伤，内踝受距骨的挤压而损伤。

所有的踝关节损伤，由于伤力的大小不同，致伤力量可在整个过程中停留于任何一点，因而可有不同程度的损伤形式。

第Ⅰ度：踝关节外侧韧带部分或完全断裂，或引起外踝骨折。

外侧韧带的损伤可能是部分的，只有前距腓韧带的撕裂，这是由于足跖屈强力内翻所致，在此位置上，外侧韧带的前束处于张力下。若内收伤力停止，这是唯一的损伤，常称为"踝扭伤"。

若踝关节在 90° 位上强力内翻，踝关节外侧韧带的所有三束均同时被牵拉，可导致外侧韧带的完全断裂；若三束韧带的抗拉力大于外踝骨，将造成外踝的骨折。该骨折表现为跟腓韧带附着处的外踝尖的撕脱骨片，或在踝关节水平位撕脱整个外踝。这种骨折的特征是横形骨折，在腓骨外侧皮质有明显的裂隙。而在旋前－外展损伤时，腓骨外侧皮质为碎裂状，两者形成鲜明对照。

第Ⅱ度：暴力继续，距骨将推挤内踝发生近乎垂直的骨折，骨折位于踝关节内侧间隙与水平间隙交界处，即在踝穴的内上角，常合并踝穴内上角关节软骨下骨质的损陷，或软骨面的损伤。

（二）旋前－外展型

足在旋前位，距骨在踝穴内被强力外展，踝关节内侧组织受到牵拉伤力，外踝受到挤压伤力。

第Ⅰ度：内侧牵拉伤力引起三角韧带断裂或较常见的内踝撕脱骨折。由于距骨的异常活动没有旋转因素，内踝的外展骨折在 X 线侧位上呈横形，骨折位于踝关节水平间隙以下。

第Ⅱ度：若暴力继续，将导致下胫腓韧带部分或完全损伤。撕裂下胫腓前韧带，造成下胫腓部分分离；也可表现为胫骨前结节撕脱骨折；也可将下胫腓前、后韧带及骨间韧带完全撕裂，而发生下胫腓完全分离。有时也可因后韧带坚强未被撕裂，而发生后踝撕脱骨折。

第Ⅲ度：距骨继续外展，使外踝在胫距关节面上 0.5 ~ 1 cm 外形成短斜形或碎裂骨折，小蝶形骨片位于外侧。

（三）旋后－外旋型

足处于旋后位，距骨受到外旋伤力或小腿内旋而距骨受到相对外旋的外力。距骨在踝穴内以内侧为轴向外后方旋转，冲击外踝向后外方移位，推开后踝的限制并牵拉内侧组织而损伤。

第Ⅰ度：足处于旋后位，距骨受外旋伤力而外旋，因内侧组织不在张力状态下，因此内侧组织不先损伤，而先撕裂下胫腓前韧带，或造成胫骨前结节撕脱骨折。

第Ⅱ度：伤力继续便产生外踝在下胫腓联合水平的冠状面斜形骨折，骨折线自胫距关节水平处向后上方延伸。

第Ⅲ度：暴力继续，距骨继续向后旋转至踝穴外，推开后踝的限制，造成后踝的骨折。此时后踝骨折块被完整地后韧带与外踝联在一起，向后外方移位。

第Ⅳ度：在前基础上，再进而发生三角韧带撕裂或内踝骨折，形成旋后－外旋损伤的三踝骨折－脱位。

（四）旋前－外旋型

足于受伤时处于旋前位，三角韧带处于张力状态，当距骨在踝穴内外旋时，紧张的内侧组织首先损伤而丧失稳定性，距骨以外侧为轴向前外侧旋转移位，撕裂下胫腓韧带与骨间韧带后，造成腓骨的螺旋骨折。

第Ⅰ度：内踝撕脱骨折或三角韧带断裂。由于这类损伤使距骨内侧向前旋转，内踝向前拉脱，结果是骨折线在矢状面上自前上斜向后下。

第Ⅱ度：内侧损伤后，距骨失去三角韧带的限制，在踝穴中向前摆动，故外旋时先撕脱下胫腓前韧带，继而撕裂骨间韧带，发生下胫腓不完全分离，或撕脱胫骨前结节。

第Ⅲ度：若暴力再进而扭转腓骨，造成高位腓骨螺旋形骨折，有的高达腓骨颈，最低的位置也在下胫腓联合上 2.5 cm，骨折线自前上斜向后下。

第Ⅳ度：再严重时，可在Ⅲ度的基础上，撕裂下胫腓后韧带发生下胫腓完全分离，或下胫腓后韧带保持完整，而形成后踝的撕脱骨折，同样也发生下胫腓分离。

（五）垂直压缩型

足在不同的伸屈位置，遭受垂直压缩暴力所致。足在中立位时，遭受垂直压缩力，暴力沿肢体纵轴传导，距骨滑车将胫骨下关节面劈成碎片；当足处于背伸位时，将产生胫骨下关节面前缘的压缩骨折；当足处于跖屈位时，产生胫骨下关节面后缘的压缩骨折。

三、诊断

根据伤后踝部疼痛、肿胀、功能障碍等症状，以及局部压痛、皮下瘀血、畸形和骨擦感等体征，结合 X 线片，可得到正确的诊断和分型。

若怀疑有韧带断裂时，有必要在压力下摄 X 线片，此时常需用麻醉。在内翻压力下拍摄双踝前后位片，如距骨倾斜超过健侧 5° ~ 15°，提示前距腓韧带完全断裂，15° ~ 30° 提示外侧韧带前束和中束断裂，大于 30° 提示外侧韧带的三个组成部分完全断裂。在外翻外旋压力下拍摄前后位 X 线片，若内踝与距骨间隙增宽超过 2 ~ 3 mm，下胫腓间距大于 5 mm，提示下胫腓韧带全部断裂；若下胫腓间距小于 5 mm，但大于 3 mm，且对侧下胫腓间隙小于 3 mm，提示下胫腓韧带不全断裂。

对于踝关节损伤，一般来说患者所描述的足扭转的方向是不可靠的，踝关节损伤发生得太快，不能正确地被患者所认识。所以分析其受伤机制时应以 X 线片为主，部分病例可结合体格检查。

在分析 X 线片时主要根据以下诸点。

（1）骨折类型的生物力学机制：对长骨来说，若弯矩起主要作用则致横形、横斜形或蝶形骨折，若扭矩起主要作用则致螺旋形或长斜形骨折。此点在分析腓骨受伤机制类型时尤为重要。另外，由于外踝的轴线和腓骨干的轴线向外成 15° 夹角，因此在外翻力作用下导致的腓骨骨折亦可呈由内下略向外上的短斜形。韧带牵拉力导致的骨折线方向和拉力方向接近垂直。压迫力导致的骨折线方向和骨内剪压力方向一致。

（2）骨折移位的特点和距骨在踝穴中倾斜或侧移位的情况。

（3）骨折线的位置与胫距关节面的相应关系：一般来说，牵拉损伤其骨折线低于胫距关节面，挤压损伤则略高于胫距关节面。对腓骨来说，腓骨骨折水平越高，下胫腓韧带损伤越严重，踝穴不稳定的危险性也越大。

（4）损伤的严重程度。

下列各点有助于诊断和辨认 Lauge-Hansen 分型：①注意腓骨骨折的类型及位置的高低，若为长斜形或螺旋形骨折，是由外旋伤力所致，见于旋后 - 外旋型损伤与旋前 - 外旋型损伤。但前者骨折位置较低，从胫距关节水平处向后上方延伸；而后者位置较高，至少在下胫腓韧带联合上方 2.5 cm 处。骨折为横形，且低于胫距关节面，外侧皮质裂开、开口，为旋后 - 内收型损伤所致。骨折为短斜形或外侧皮质碎裂的蝶形骨折，骨折线水平在下胫腓韧带联合上 0.5 ~ 1 cm 处，则为旋前 - 外展型损伤所致。②注意内踝骨折的类型及位置的高低：内踝骨折线水平，且低于胫距关节面，是因三角韧带受牵拉所致。若骨折线自踝穴的内上角发生垂直或斜形骨折，是由旋后 - 内收损伤所致。③注意是否有下胫腓分离：下胫腓分离最多见于旋前 - 外旋损伤，少数见于旋前 - 外展损伤，而旋后 - 外旋损伤一般不伴有下胫腓分离。④各型损伤中以旋后 - 外旋损伤最为常见。

四、治疗复位的标准（Phillips 提出）

（1）踝关节内侧间隙不超过距骨顶与胫骨下端关节面间距 2 mm。

（2）内踝向任何方向移位不超过 2 mm。

（3）腓骨骨折远端向外侧移位小于 2 mm，向后侧移位小于 5 mm。

（4）侧位 X 线片显示胫骨后踝骨折块小于胫骨下关节面的 25%，或是虽大于 25%，但移位小于 2 mm。

近年来，许多学者研究证实外踝是维持踝关节稳定的重要因素。外踝骨折后的短缩和外侧移位，踝穴势必增宽，使距骨在踝穴内失去稳定而发生外移或倾斜。但距骨向外移位 1 mm，胫骨与距骨接触将减少 40%，接触面减少后每单位负重面积所承受的压力加倍，将导致踝关节的创伤性关节炎。所以我们认为，踝关节骨折压力求解剖复位，最低标准应是：完全纠正外踝的短缩与外移，以及下胫腓分离，而在其他方面不低于 Phillips 的标准。

整复的时机：踝关节骨折移位者，因合并距骨的脱位，故应立即整复。即使是肿胀严重或局部有张力性水泡也不应拖延整复时间，否则患者疼痛难忍。更重要的是，肿胀很难在短期内消退，待肿胀消退后，骨折因纤维组织形成已很难通过手法整复而达到良好的复位。踝关节的骨折—脱位即使肿胀严重，手法复位也不太困难，骨折及脱位复位后，肿胀在 2 ~ 3 d 内迅速消退，若有残余移位，此时可再次整复。

关于踝关节骨折的治疗方法，目前大致有手法复位外固定、闭合复位内固定和手术切开复位内固定三大类。手法复位外固定具有方法简便、安全经济的优点，若使用得当，大多数病例可获得满意的疗效；其缺点是稳定性差，尤其是严重不稳定的踝关节骨折，易发生再移位。手术切开复位并坚强内固定，由于是在直视下解剖组织进行骨折复位，故解剖复位率高，坚强的内固定又可早期活动关节，防止关节僵直，因而有明显的优越性；该疗法的缺点是需解剖组织，使软组织的稳定结构受到破坏而影响关节功能，以及感染的威胁等，此外对于局部肿胀严重及伴有皮肤挫伤、张力性水泡等病例，显然不宜立即切开复位，等到皮肤条件好转后再手术，则贻误了骨折治疗的最佳时机。闭合复位内固定则综合了上述二者的优点，具有操作简便、固定牢靠、组织创伤小、感染率低等优点，为治疗不稳定性踝关节骨折的有效方法。

（一）手法复位外固定

治疗踝关节损伤时有一个很重要的原则，就是按暴力作用相反的方向进行复位和固定。所以不同类型的损伤有不同的复位与固定方法。

1. 旋后 – 内收损伤

（1）Ⅰ度损伤：踝关节外侧韧带断裂或外踝骨折。

如果是外侧韧带的部分断裂，可用胶布外翻位固定。固定时间 2 ~ 3 周。去除固定后加强踝关节功能锻炼，并在行走时将鞋底外侧垫高 0.5 cm，以保持患足处于轻度外翻位。

韧带完全断裂者应用石膏固定。应将足固定在 90° 并轻度外翻位，并保持石膏固定 4 ~ 6 周。若将韧带完全断裂误认为单纯扭伤而处理不当，将引起踝关节复发性脱位，而使关节不稳定。韧带完全断裂者拆除石膏后，应重视愈合韧带组织本身功能的再锻炼，摇板锻炼对增加踝关节稳定有重要的意义。

对外踝骨折采用石膏或夹板固定均可取得良好的疗效。不论何种固定，均应将患足固定于轻度外翻位，6 周后去除固定，逐步负重。

（2）Ⅱ度损伤：双踝内收骨折。①手法复位：患者仰卧，由一助手用肘部套在腘窝下，另一助手一手握足跟，一手持足尖，将足保持在 90° 位，两人先顺畸形方向牵引，而后调整至中立位。待重叠畸形纠正后，术者双拇指推内踝骨折块向外，余双手四指扳外踝骨折近端向内下，助手同时在保持牵引下将患足外翻，以纠正骨折移位。②石膏或夹板固定：若采用石膏固定，可用膝以下石膏管型，注意内、外踝及足跟部用衬垫保护。在石膏未定型前，术者用一手的手掌（不是手指）在足跟的内侧施加轻度压力，而另一手加抗力于外踝骨折的近端，将患足塑形于轻度外翻位。根据骨折愈合的情况，6 ~ 10 周拆除石膏固定。注意各期功能锻炼。

若采用小夹板外固定，其长度应上至小腿的中上 1/3 处，下端前侧 2 块应下达踝关节平面，内、外、后 3 块应超过足底 4 cm 左右。注意压垫的位置，应将足固定于轻度外翻位。功能锻炼同石膏固定。

2. 旋前 – 外展损伤

（1）Ⅰ度损伤：内踝撕脱骨折或三角韧带断裂。

内踝的无移位骨折及三角韧带断裂者，可用膝以下石膏或超踝夹板内翻位固定 6 周。后两周，可带石膏负重锻炼。

若内踝骨折有分离者，可用手法复位，复位后固定同上。

（2）Ⅱ度损伤：内踝骨折伴下胫腓韧带部分或完全损伤。

将患足内翻，整复内踝，并用双手掌对抗叩挤两踝，以纠正下胫腓分离。复位后用膝以下石膏管型固定，注意将双踝及足跟处用衬垫保护。在石膏未定型前，术者用双手掌在双踝处加压塑形，以防止下胫腓分离，同时助手推挤足跟外侧，以使石膏塑形成轻度内翻位。术后注意抬高患肢，注意各期功能锻炼。一般需固定 6 ~ 8 周。也可使用超踝夹板固定。

（3）Ⅲ度损伤：第Ⅱ度加以外踝骨折。①手法复位：助手将足置于 90° 位轻柔牵引，不可使用强力，以防软组织嵌入内踝骨折间隙影响复位及愈合。待重叠畸形矫正后，术者用双拇指推外踝骨折远端向内，双手四指扳胫骨远端向外，助手同时将患足内翻，以纠正骨折移位。若伴有下胫腓分离，术者用双手掌扣挤双踝来纠正。②石膏或夹板固定：若采用石膏固定，可用膝以下石膏管型，注意内、外踝及足跟部用衬垫保护。若不伴有下胫腓分离，术者重点将患足塑形于轻度内翻位；若伴有下胫腓分离，术者重点用双手掌在双踝内外侧加压塑形，下助手配合在足跟外侧加压，将患足塑形于轻度内翻位。

若采用夹板固定，应使用超踝夹板，根据骨折的移位情况及是否伴有下胫腓分离而正确使用压垫。固定后，应将患肢抬高，注意各期功能锻炼，及时更换松弛失效的固定。一般需固定 8 ~ 10 周。

3. 旋后 – 外旋损伤

（1）Ⅱ度损伤：下胫腓前韧带损伤伴外踝骨折。

该骨折一般移位很少，若外踝轻度移位，助手可将患足内旋15° 左右，术者推挤向后外侧移位的外踝而复位。复位后，采用超膝石膏管型将足内旋15° 位固定6周。

（2）Ⅳ度损伤：三踝骨折。

①手法复位：助手在行对抗牵引时，不可用强力牵引，以防过度牵引后软组织嵌入内踝断端之间而影响整复及愈合。骨折重叠畸形矫正后，在下助手将足内旋的同时，术者用双拇指推挤外踝骨折的远端向前、向内，余四指扳胫骨远端向后、向外，如此可纠正距骨的脱位及外踝的移位。触摸腓骨下端骨折平整后，下助手将足置于背伸90° 位，推挤内踝向上，以纠正内踝的分离。手法成功的关键是术者推挤复位的同时，下助手将足有力地内旋。企图将足内翻来纠正距骨与外踝向外后侧的旋转移位是错误的，根据距下关节功能机制，距下关节活动的平均轴心角度是在水平位上42° ，在矢状面上向内侧16° ，所以距下关节成为一个扭矩变换器，跟骨在内翻时引起距骨外旋，将重复受伤过程，加大损伤，使移位增大。

若后踝的骨折块大于肠骨下关节面1/3，常合并距骨的向后上方脱位。在整复时，术者一手将足跟向下向前推，一手掌置于胫骨远端前方向后压，即可轻易地纠正后踝移位及距骨的向后脱位。绝不可在跖底足前部加力，使踝关节背伸来纠正后踝骨折，否则因杠杆作用会使移位加重。

②固定：凡不稳定的踝关节外旋类骨折，均应在内旋位固定才能有效地防止骨折再移位，而小夹板难以使患足得到确实的内旋固定，故不宜使用夹板，而应采用长腿石膏超膝关节固定。

整复后，因内、外踝均为皮下骨，方可通过触摸而判断骨折复位的情况，若复位良好，即用石膏固定。石膏固定应超膝关节，并使膝关节屈曲15° ～ 20° ，方能控制外旋伤力。石膏固定应有良好的塑形，将患足固定于背伸90° 、内旋15° ～ 20° 位上。如后踝骨折块大于胫骨下关节面1/3，在足后跟及胫骨下端前侧用棉垫作衬垫，在石膏未定型前，术者一手掌按胫骨远端前方向后，另一手掌推足跟向前，用中等力度加压塑形，可有效地防止后踝的再移位。

复位固定后，患肢抬高，鼓励患者加强足趾活动及小腿肌肉等长收缩功能锻炼，同时辅以活血化瘀药物口服，在3 ～ 5 d 内应用20%甘露醇250 ～ 500 mL 静脉滴注。肿胀消除后及时更换石膏。视其年龄、骨折移位程度及软组织损伤程度，6 ～ 10 周拆除石膏。6 周后如骨折尚未牢固愈合，可用行走石膏下地负重锻炼。拆除石膏后，用弹力袜控制失用性水肿，直至肢体的肌力与血循环恢复，如此可有效地减轻关节僵直的程度。

4. 旋前 – 外旋损伤

（1）Ⅰ度及Ⅱ度损伤：内踝骨折及内踝骨折伴下胫腓前韧带、骨间韧带断裂。

骨折一般无显著移位，若有移位，将足内旋、内翻下整复移位之内踝。复位后，用石膏将足背伸90° 及内旋15° ～ 20° ，并轻度内翻位固定。

（2）Ⅲ度损伤：Ⅱ度损伤加腓骨骨折（下胫腓部分分离）。

其手法复位比较容易，将足置于内翻内旋位整复是复位的关键，术者应扣挤双踝以纠正下胫腓的部分分离。应用膝以上的石膏管型固定，塑形时足应有轻度内翻和确实的内旋，内、外踝两侧方应加压塑形。

5. 垂直压缩损伤

若骨折粉碎程度严重，可采用跟骨牵引，在牵引下整复骨折移位，并配合使用夹板固定。在固定期间早期进行踝关节的轻微活动，以起"模造"作用。4 周后更换为石膏固定，直至伤后10 ～ 12 周方可负重。

（二）闭合穿针内固定

1. 适应证

（1）距骨原始移位大于 1 cm 者。因关节损伤严重，稳定性差，易发生再移位。对此类损伤，手法复位后，经皮穿针内固定可提高固定的效果。

（2）旋前–外旋损伤Ⅳ度。因腓骨高位骨折，下胫腓完全分离，稳定性极差，石膏固定效果不佳。在手法复位后，宜使用穿针内固定。

（3）内踝骨折有软组织嵌入，阻碍骨折复位和愈合时。采用克氏针撬拨，将嵌入的内侧韧带或骨膜等软组织拨出，并用克氏针经皮穿针内固定。

（4）下胫腓分离合并胫骨前结节撕脱骨折者，骨折块卡于下胫腓间隙，影响下胫腓分离的复位。对此类损伤可用克氏针撬拨骨折块，使"卡壳"缓解，手法复位后，用克氏针内固定。

2. 闭合穿针内固定类型

（1）内踝骨折撬拨复位穿针内固定：若骨折线较宽，复位困难，或复而返回者，考虑有软组织嵌夹于骨折线之间，复位时可用克氏针将嵌夹于骨折间的软组织拨出。局部消毒麻醉后，用直径为 2 mm 的克氏针，从内踝前方或后方，经皮插入骨折间隙由深向浅撬拨，将嵌入的内侧韧带或骨膜等软组织拨出。对内踝骨折复位后不稳定者，采用经皮穿针内固定。取一枚直径 2 mm 的克氏针自内踝尖处穿入皮下，触及骨质后，用骨钻向外、上方缓缓钻入，直至穿透胫骨外侧骨皮质。再于上一进针点前 0.5 ~ 1.0 cm 处（视骨折块大小而定），用骨钻穿入另一枚克氏针交叉固定。针尾剪短折弯，埋入皮下或留于皮外。

（2）外踝骨折穿针内固定：局部消毒麻醉后，术者维持复位，一助手取 1 枚直径为 2.5 mm 的克氏针自外踝尖纵行向上经皮穿入，使克氏针进入近折端 4 ~ 5 cm 为止。若骨折不稳定，可行交叉固定。在固定时应考虑外踝与腓骨干之间有 10° ~ 15° 的外翻角，以防此角变小，踝穴变窄，影响踝关节背伸功能。

（3）下胫腓分离的撬拨复位与穿针固定：下胫腓分离合并胫骨前结节撕脱骨折者，骨折块卡于下胫腓间隙，影响下胫腓分离的复位，此时可用一枚直径为 2 ~ 2.5 mm 的克氏针从下胫腓联合上方经皮穿入，向后下方插入下胫腓联合间隙，向前撬拨，将骨折块撬向前侧，使"卡壳"缓解，再用手法扣挤下胫腓联合而复位。若复位后不稳定，可用一枚克氏针从外踝斜向内上穿透胫骨内侧皮质固定。

（4）后踝骨折的穿针固定：后踝骨折块超过关节面 1/4 者，可自跟腱两侧交叉穿入 2 枚直径为 2.5 mm 的克氏针，注意勿损伤胫后血管神经。进针方向与小腿纵轴垂直，深度达胫骨前侧骨皮质。

若为双踝骨折，复位后固定的顺序是先内踝后外踝。因为内踝在足背伸内翻位下易于复位固定，外踝在未固定前可与距骨一起适应、满足内踝的复位体位。

若为三踝骨折，复位后固定的顺序是先后踝，再内踝。因为先固定内外踝，由于内外踝的骨性相夹，后踝难以解剖复位。

本疗法的优点为：①固定可靠：内外踝均为交叉克氏针固定，不仅防止了骨折的侧方移位，而且可以防止骨折端间的旋转移位，从而将其牢固地固定起来。②骨折愈合快：本疗法复位准确，固定可靠，又不破坏骨折处血运，从而保证了骨折的顺利愈合。③功能恢复好：可靠的固定及顺利愈合使患肢早期功能锻炼成为可能，从而促进了其功能恢复。④感染率低：不切开皮肤及周围软组织，故感染率低。

第二节　踝关节脱位

踝关节由胫、腓、距三骨构成。距骨被内、外、后三踝包围，由韧带牢固固定在踝穴中。内侧的三角韧带起于内踝下端，呈扇形展开，附着于跟骨、距骨、舟骨等处，主要作用是避免足过度外翻。由于三角韧带坚强有力，常可因足过度外翻，牵拉内踝造成内踝撕脱性骨折。外侧韧带起于外踝尖端，止于距骨和跟骨，分前、中、后 3 束，主要作用是避免足过度内翻。此韧带较薄弱，当足过度内翻时，常可导致此韧带损伤或断裂，亦可造成外踝撕脱骨折。下胫腓韧带紧密联系胫骨腓骨下端之间，把距骨牢固控制在踝穴内。此韧带常在足极度外翻时断裂，造成下胫腓联合分离，踝穴变宽，失去生理稳定性。单纯性踝关节脱位极为罕见，多合并有骨折。踝关节骨折合并脱位已在踝关节骨折一节讨论。本节讨论以脱位为主，合并轻微骨折的损伤。

根据脱位的方向不同，可分为外脱位、内脱位、前脱位和后脱位。根据有否创口与外界相通，可分为闭合性脱位和开放性脱位。一般内侧脱位较多见，其次是外侧脱位和开放性脱位，后脱位少见。由于踝关节周围软组织少，又处于皮下的缘故，踝脱位畸形严重，常伴有皮肤裂开，此时要仔细清创，防止感染。

清·钱秀昌《伤科补要·腑骨脚踝趺骨》："下至踝骨，腑骨之下，足趺之上，两旁突出之高骨也，在内名内踝，俗名合骨；在外为外踝，俗名核骨。其骱出者，一手抬住其脚踝骨，一手扳住脚后跟拔直，拔筋正骨，令其复位，其骱有声，转动如故。再用布带缚之，木板夹定，服舒筋活血汤。一二日后，解开视之，尚有未平，再用手法，按摩其筋结之处，必令端直。再服健步壮骨丸"。

清·赵濂《伤科大成·接骨入骱之小笋也用手巧法》："脚踝易出易入，一手抬住其脚踝，一手拿住其脚踝，将踝拔直捏正，其骨复于旧位。左踝出手偏于左，右踝出手偏于右，脚趾曲上，脚跟曲下，一伸而上骱有响声，活动如故"。

一、踝关节内脱位

（一）病因与发病机制

踝关节内脱位多为间接暴力引起，如腰扭而致伤。常见有由高处跌下，足的内侧先着地，或走不平道路，使足过度外翻、外旋致伤，往往合并有内、外踝骨折。

（二）诊断

1. 临床表现

踝关节肿胀、疼痛、瘀斑、起水泡，足踝功能丧失，足呈外翻外旋，内踝不高突，局部皮肤紧张，外踝下凹陷，畸形明显，常合并有内踝外踝骨折，或下胫腓韧带撕裂。X 线检查，正位片可见距骨及其以下向内侧脱出，且往往合并有内踝外踝骨折。

2. 诊断依据

该病依据外伤史，以及足外翻、内踝下突起等典型畸形即可确诊。结合 X 线片，可更明确判断是否合并骨折。

（三）治疗

1. 手法复位外固定

一般行手法整复外固定，采用牵拉推挤复位法。患者患侧卧位，膝关节半屈曲，一助手固定患肢小腿部，将小腿端起。术者一手持足趺，一手持足跟，顺势用力牵拉，并扩大畸形，然后以两手拇指按压内踝下骨突起部向外，其余指握足，在保持牵引的情况下，使足极度内翻、背伸，即可复位。复位后，用超踝塑形夹板加垫，将踝关节固定在内翻位。单纯脱位固定 3 周，合并有骨折者固定 5 周。

2. 药物治疗

此伤位居足踝，瘀血易下注内结，多肿胀严重，或起水泡。故发病后，即应大剂量服用活血化瘀、利湿通经之剂，方用活血疏肝汤。待肿胀消退后，内服通经利节、壮筋骨之药。解除固定后，内服补气血、壮筋骨、强腰膝、通经活络之品，方用健步壮骨丸等。

二、踝关节外脱位

（一）病因与发病机制

踝关节外脱位多为间接暴力所致，与内脱位机制相反，如扭、蹼，由高跌下，足的外侧先着地或行走不平道路，或平地滑倒，使足过度内翻、内旋而致伤，往往合并有内、外踝骨折。

（二）诊断

1. 临床表现

踝关节肿胀，或起水泡、有瘀斑，功能丧失。足呈内翻内旋，外踝下高突，皮肤紧张，内踝下空虚。若伴有外踝骨折，则肿胀疼痛更显著；若伴有下胫腓韧带撕裂，则下胫腓联合分离。

2. 实验室及其他检查

X线表现：正位片可见距骨及其以下向外侧脱出，往往合并有外踝及内踝骨折。有下胫腓韧带撕裂者，可见下胫腓关节脱位，间隙增宽。

3. 诊断依据

该病诊断主要依据外伤史和临床表现，以及足内翻、外踝下高突等典型畸形，即可确诊。结合拍X线片，可判定是否合并骨折。

（三）治疗

1. 手法复位外固定

一般行手法整复外固定，采用牵拉推挤复位法。患者健侧卧位，患肢在上，膝关节屈曲。一助手固定患肢小腿部，将小腿端起。术者一手持足跗部，一手持足跟，顺势用力牵拉，并扩大畸形。然后以两手拇指按压外踝下方突起部向内，其余指握足，在保持牵引的情况下，使足极度外翻，即可复位。

复位后，以超关节塑形夹板加垫固定踝关节于外翻位，其他同踝关节内脱位。

2. 药物治疗

同踝关节内脱位。

三、踝关节前脱位

（一）病因与发病机制

踝关节前脱位多为间接暴力或直接暴力引起，如由高处跌下，足跟后部先着地，身体向前倾，而致胫骨下端向后错位，形成踝关节脱位；或由于推跟骨向前，胫腓骨向后的对挤暴力，也可致踝关节前脱位。

（二）诊断

1. 临床表现

踝关节肿胀、功能障碍，足呈极度背屈，不能跖屈，跟腱两侧有胫腓骨远端的骨性突起，跟骨向前移，跟腱紧张，常合并胫骨前缘骨折。

2. 诊断依据

该病诊断主要依据外伤史、临床表现以及典型的畸形，如足背屈、跟骨前移、跟腱紧张、跟腱两侧可触到胫腓骨下端向后突等即可确诊。结合拍X线片，可确定有否骨折。

（三）治疗

1. 手法复位外固定

一般行手法整复外固定，采用牵引提按复位法。患者仰卧位，膝关节屈曲。一助手固定患肢小腿部，将小腿提起。术者一手握踝上，一手持足跗部，顺势牵拉的情况下，持踝上之手提胫腓骨下端向前，握足跗的手使足跖屈，向后推按，即可复位。复位后以石膏托固定踝关节于稍跖屈的中立位3~4周。

2. 药物治疗

同踝关节内脱位。

四、踝关节后脱位

（一）病因与发病机制

踝关节后脱位多为足尖或前足着地，暴力由后方推挤胫腓骨下端向前。或由高坠下，前足着地，身体向后倾倒，胫腓骨下端向前翘起而致踝关节后脱位，往往合并后踝骨折。

（二）诊断

1. 临床表现

踝关节肿胀、疼痛，功能障碍。足跖屈，跟骨后突，跟腱前方空虚，踝关节前方可触及突出的胫骨下端，而其下方空虚。常合并后踝骨折。

2. 诊断依据

依据外伤史和临床表现，以及典型畸形，如足跖屈、踝前能触到撬起的胫骨下端等，即可确诊。结合 X 线片，确定是否合并骨折。

（三）治疗

1. 手法复位外固定

一般行手法整复外固定，采用牵拉提按复位法。患者仰卧，膝关节屈曲。一助手以双手固定小腿部，将小腿端起。一助手一手持足跖部，一手持足跟部，两手用力牵拉，扩大畸形。术者用力按压胫腓骨下端向后，同时牵足的助手在牵引的情况下，先向前下提牵，再转向前提，并略背屈，即可复位。复位后，以石膏托固定踝关节于背屈的中立位 4 ~ 6 周。

2. 药物治疗

同踝关节内脱位。

五、开放性脱位

（一）病因与发病机制

踝关节开放性骨折脱位多由压砸、挤压、坠落和扭绞等外伤引起，其致伤原因与闭合性骨折脱位不同。根据资料统计，踝关节开放性骨折脱位的开放伤口，均表现为自内向外，即骨折近端或脱位之近骨端自内穿出皮肤而形成开放创口。

踝关节开放性骨折脱位，伤口污染较重，感染率相对增高。如单纯依靠外固定维持整复后的位置，一旦创口感染后进行换药，则影响固定效果，极易发生移位。

（二）诊断

1. 临床表现

踝关节肿胀、疼痛、功能障碍，伤口多位于踝关节内侧，一般为横形创口，严重者胫骨下端外露，伤口下缘的皮肤嵌夹于内踝下方，足呈内翻内旋，外踝下高突，内踝下空虚。

2. 诊断依据

依据外伤史、临床症状，结合 X 线片即可明确诊断。

（三）治疗

踝关节开放性骨折脱位在治疗上应着眼于如何防止感染及稳定骨折与脱位，使关节得以早期进行功能锻炼。切开复位内固定具有直视下达到解剖复位的优点，内固定又为早期开始关节功能活动创造了条件，缩短了患肢功能恢复的时间，因此踝关节骨折脱位多采用手术进行治疗。彻底清创，复位后，对合并骨折进行内固定。对损伤或污染严重不能内固定的病例，可依赖软组织缝合后的张力和管形石膏维持复位的位置，肿胀消退后及时更换，以期达到最大限度的功能恢复。

第三节　距骨骨折脱位

距骨无肌肉附着，骨质几乎为关节软骨包围，血供有限，主要是距骨颈前外侧进入的足背动脉关节支，当发生骨折、脱位时易发生缺血性骨坏死。距骨骨折占全身骨折的 0.14% ~ 0.9%，占足部骨折的 3% ~ 6%，因而不常见。在治疗结果上，少有大宗病例报道。其一，医生对这种损伤相对不熟悉；其二，距骨位置较隐蔽，骨折后不易从常规 X 线平片上发现，也不易切开复位，获得较好的内固定；其三，距骨参与形成踝、距下和距舟等关节，具有重要的生物力学功能，一旦破坏，对足功能影响较大。

一、距骨头骨折

（一）分型

（1）过度跖屈时发生距骨头压缩骨折，也可合并舟骨压缩骨折。

（2）足内翻后引起剪力骨折，骨折常为两部分。距骨头骨折因局部血运丰富不易发生缺血性坏死。

（二）治疗

无移位骨折可用非负重小腿石膏固定 6 周。小块骨折如无关节不稳定，可手术切除移位骨块。移位骨折块大于距骨头关节面 50% 时，可能会导致距舟关节不稳定，需要内固定。如骨折粉碎，无法复位固定，可行距舟关节融合术。

二、距骨颈部骨折

距骨颈部骨折约占距骨骨折的 50%，青壮年男性多见。由于颈部是血管进入距骨的重要部位，该部位骨折后较易引起距骨缺血性坏死。严重损伤多合并开放性损伤和其他损伤。

（一）分型

（1）Hawkins（1970 年）把距骨颈部骨折分为三型（图 7-1）。

Ⅰ型：无移位的距骨颈部骨折。

Ⅱ型：移位的距骨颈部骨折合并距下关节脱位或半脱位。

Ⅲ型：移位的距骨颈部骨折，距骨体完全脱出，距下关节脱位。

（2）Canale（1978 年）提出 Hawkins Ⅱ、Ⅲ型可伴有距舟关节脱位。这种骨折又被称为 Hawkins Ⅳ型（图 7-1）。

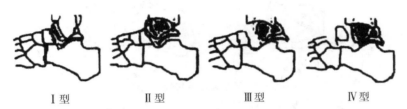

Ⅰ型　　　　Ⅱ型　　　　Ⅲ型　　　　Ⅳ型

图 7-1　Hawkins 分型

当足强力背伸时，距骨颈恰抵在胫骨下端前缘，就像一个凿子对距骨颈背部施予剪切力而导致距骨颈骨折。如骨折无移位，此时称 Hawkins Ⅰ型骨折。暴力进一步作用，距骨体被挤压向后，并以三角韧带为轴旋转，距下关节半脱位，此时称 Hawkins Ⅱ型骨折。距下关节移位越大，距跟骨间韧带断裂可能越大，复位越困难。暴力加大使距跟韧带、距腓后韧带断裂，三角韧带可断裂也可完整，距骨体从踝穴中完全脱出，此时称 Hawkins Ⅲ型骨折。此时距骨体被挤压向后内侧，位于内踝和跟腱之间，并以纵轴旋转 90°，近端骨折面指向外侧。内踝可由于距骨体撞击而骨折。由于距骨体移位挤压皮肤，可引起皮肤缺血性坏死。约 50% 为开放性损伤。距骨体虽离胫后神经血管束较近，但由于长屈肌腱的阻挡，神经血管束较少受到损伤。Ⅱ、Ⅲ型骨折如合并距舟关节脱位，即为 Hawkins Ⅳ型骨折。

（二）治疗

1. Hawkins Ⅰ型

非负重小腿石膏固定足中立位或轻度跖屈位 6 ~ 12 周。此型不愈合极少见，但发生缺血性坏死的可能性约为 10%。确定骨折有无移位非常重要，但有时不太容易诊断，可摄 Canale 位 X 线平片以帮助诊断（图 7-2）。摄片时患足内翻 15°，X 线向头侧倾斜 75°，此位置可较好地显示出距骨颈部。骨折后的主要问题是易遗留距下关节和距小腿关节活动受限。

2. Hawkins Ⅱ型

（1）手法复位：可先试行手法复位，如移位较大，应尽快复位。越早复位，发生缺血性坏死的可能性越小。复位时先使足跖屈，再向后推挤足并向前牵拉踝部，以恢复距骨轴线。牵引足跟部以纠正距下关节脱位。如距骨颈和距下关节达到解剖复位，用小腿石膏固定足踝于轻度跖屈和内、外翻位。也可先用克氏针经皮固定，再用石膏固定，但手法复位常不易获得距骨颈和距下关节的解剖复位。此时不应反复操作，以免加重软组织损伤，而应切开复位。

（2）切开复位：一般采用前内或前外切口。在足前内侧胫前和胫后肌腱之间做一纵形切口，切口起自舟骨结节，近端止于内踝。显露距骨颈骨折，复位骨折，用复位钳维持复位，克氏针固定。透视骨折满意后，用2枚3.5 mm或4.5 mm直径螺钉或空心螺钉固定（图7-3）。如果骨折内侧粉碎严重，不能较好判断复位情况，可在足背伸肌腱外侧做一纵形切口，其走向和第4跖骨轴线一致，显露距骨颈和体部，从此切口也可看到距下关节。较易复位骨折和脱位，如有条件，使用钛螺钉可为以后做MRI检查提供较好的条件，以便早期发现距骨缺血性坏死。有时螺钉需要经距骨头软骨面打入，螺钉尾部外露将影响距舟关节活动并引起后期骨性关节炎。此时，应使用埋头处理，使螺钉尾沉于关节面下或使用可吸收材料螺钉固定。

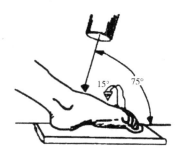

图7-2　Canale位投照法

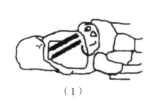 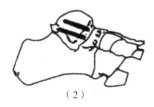

（1）　　　　　　　　　　（2）

图7-3　距骨颈部骨折螺钉固定

（1）直径为4.5 mm的螺钉固定；（2）直径为3.5 mm的螺钉固定

　　从距骨远端向近端固定，因受穿针和螺钉位置限制，易发生骨折跖侧张开，不易达到较好的固定效果（图7-4）。固定强度亦不如从后向前固定理想（图7-5）。后方穿钉可采用后外切口，从跟腱和腓骨肌腱之间进入，显露距骨后外结节，在此结节和外踝之间，以及距骨后关节面和跟骨后关节面之间，可作为入针点。沿距骨纵轴线穿入导针，然后旋入4.5 mm或6.5 mm空心螺钉（图7-6）。由于颈部骨折粉碎严重，有时需清除碎骨块植入髂骨块后再予以固定。

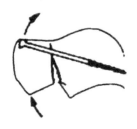 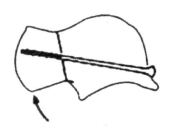

图7-4　螺钉由远向近固定，跖侧易张开　　　　　图7-5　螺钉由后向前固定，固定力线好

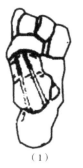 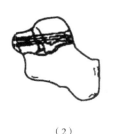

（1）　　　　　　　　　　（2）

图7-6　从距骨后方向头颈部固定螺钉

（1）旋入6.5 mm空心螺钉；（2）旋入4.5 mm空心螺钉

如果骨折固定稳定，石膏固定 4 ~ 6 周，去石膏后可早期开始非负重活动。10 ~ 12 周如 X 线检查证实骨愈合后方可负重。

3．Hawkins Ⅲ 型

对闭合性损伤，手法复位更加困难。开放复位可采用前内侧入路。如合并内踝骨折，复位较容易。如内踝完整，为方便复位可做内踝截骨，向下翻开内踝进入关节，注意保护三角韧带勿受损伤。复位距骨体时，如遇困难，可用跟骨牵引或股骨撑开器或外固定器固定于胫骨和跟骨，以牵开关节间隙后再复位。骨折复位后可采用上述固定方法。开放性损伤应彻底清创，如果污染不重，距骨体仍有软组织相连，可考虑将脱位的距骨体复位固定。如不能保留距骨体，则需行 Blair 融合术或跟胫融合术。

4．Hawkins Ⅳ 型

除复位距骨颈骨折和距下关节脱位半脱位外，尚需复位距舟关节并固定该关节。

三、距骨体部骨折

距骨体骨折占距骨骨折的 13% ~ 23%，该骨折的缺血性坏死及创伤性关节炎的发生率高，分别为 25% ~ 50% 和 50%。致伤原因以坠落伤为主，距骨体受到胫骨和跟骨间轴向压力，由于距小腿关节位置不同和跟骨的内外翻而形成不同类型的骨折。

（一）骨软骨骨折

距骨滑车关节面在受到压力的作用后可在其外侧和内侧面发生骨软骨骨折。外侧面骨软骨骨折是由于足背伸时受内翻压力旋转，距骨滑车外侧关节面撞击腓骨关节面而引起；内侧面骨软骨骨折是足跖屈时内翻压力使胫骨远端关节面挤压距骨滑车内侧关节面而发生骨折。

1．分型

Berndt 和 Harty（1952 年）提出了一种分类方法（图 7-7），如下所述。

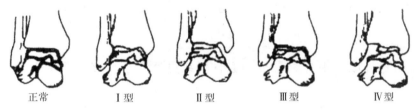

　　　　正常　　　　　Ⅰ型　　　　　Ⅱ型　　　　　Ⅲ型　　　　　Ⅳ型

图 7-7　Berndt 和 Harty 分型

（1）Ⅰ型：软骨下骨质压缩。

（2）Ⅱ型：骨软骨部分骨折。

（3）Ⅲ型：骨软骨完全骨折，无移位。

（4）Ⅳ型：骨软骨完全骨折，有移位。

2．诊断

距骨滑车关节面的骨软骨骨折常发生于距小腿关节扭伤后，患者就诊时关节肿胀、疼痛、活动受限，很易诊为踝扭伤。有报道，此类骨折在急诊室的漏诊率为 75%。所有踝扭伤患者中有 2% ~ 6% 后来被确诊为骨软骨骨折。因此，踝扭伤后应注意此类骨折的发生，拍摄足的正、侧和踝穴位 X 线平片。高度怀疑骨折时，可做关节 MRI 检查。

3．治疗

（1）Ⅰ型损伤：限制活动。

（2）Ⅱ型损伤：用小腿石膏固定 6 周。

（3）Ⅲ型损伤：内侧损伤可用小腿石膏固定 6 周，外侧损伤应手术切开或在关节镜下切除骨块，缺损区钻孔，以使再生纤维软骨覆盖，大的骨块可用可吸收螺钉固定。

（4）Ⅳ型损伤：手术切开或在关节镜下切除骨块或固定骨块。

（二）距骨外侧突骨折

距骨外侧突骨折常由足背伸时受到纵向压缩和旋转暴力引起，也可于足内翻后撕脱骨折或外翻旋转时腓骨撞击而产生。治疗石膏固定6～8周。如果发现较晚，持续有症状，骨块小时可手术切除，大的骨块可手术内固定。

（三）距骨后侧突骨折

距骨后侧突可分为较大的后外侧结节和较小的后内侧结节。骨折可发生于外侧结节、内侧结节或整个后侧突。

1. 距骨后外侧结节骨折

距骨后外侧结节骨折最多见，多发生于足强力跖屈后胫骨后下缘撞击后外侧结节所致。少数可由足过度背伸后距腓韧带牵拉所致撕脱骨折。

（1）诊断：患者常述踝部扭伤史。于患侧距小腿关节后外侧有压痛，踝及距下关节活动受限。被动伸屈足趾时，可加重骨折部疼痛。骨折后应和距骨后三角骨鉴别，三角骨一般边界清楚，呈圆形、椭圆形。骨扫描和螺旋CT有助于区别，必要时行三维重建。而双侧对比摄片不可靠，因约1/3为单侧三角骨骨折。

（2）治疗：小腿石膏固定6周后练习活动，如仍有症状，可再继续固定6周；如为陈旧性损伤或持续有症状时，小的骨块可手术切除。较大骨块如影响关节稳定，应切开复位，内固定。

2. 距骨后内侧结节骨折

距骨后内侧结节骨折较少见。由Cedell首次报道，又被称为Cedell骨折。骨折常发生于踝背伸和旋后时，内后结节被胫距后韧带撕脱。骨折移位后可压迫或刺激胫后神经引起踝管综合征。治疗同上述外侧结节骨折。

3. 整个后侧突骨折

整个后侧突骨折极为罕见。移位骨折亦可压迫或刺激胫后神经，因骨块较大，带部分关节面，常需切开复位、内固定。

（四）距骨体部剪力

剪力骨折损伤机制类似于距骨颈骨折，但骨折线更靠后。粉碎性骨折常由严重压轧暴力引起（图7-8）。

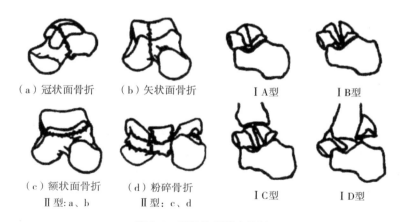

（a）冠状面骨折　（b）矢状面骨折　　ⅠA型　　　ⅠB型

（c）额状面骨折　（d）粉碎骨折　　　ⅠC型　　　ⅠD型
　Ⅱ型：a、b　　　Ⅱ型：c、d

图7-8　距骨体部剪力骨折

1. 分型

Boyd把距骨体部剪力骨折分为两型。

（1）Ⅰ型：骨折线位于冠状面或矢状面，有四个亚型。ⅠA型：无移位骨折。ⅠB型：有移位骨折。ⅠC型：骨折移位伴距下关节脱位。ⅠD型：骨折移位并脱出距下关节和距小腿关节。

（2）Ⅱ型：骨折线位于额状面。ⅡA型：无移位骨折和移位小于3 mm的骨折。ⅡB型：骨折和移位大于3 mm的骨折。

2. 诊断

其诊断要点主要有：①内踝下后方肿胀并压痛最明显。②骨折常合并距下关节内翻脱位，复位脱位后拍片可发现骨折。③距小腿关节正位片有时可见靠近内踝尖处横形或三角形骨折片，但侧位片距骨后方骨折片应与距骨后突籽骨相鉴别。④行垂直距下关节面的 CT 扫描可确诊。

3. 治疗

治疗Ⅰ A 型、Ⅰ B 型且移位小于 3 mm 者及Ⅱ A 型、无移位粉碎性骨折，均可用小腿石膏固定 6 ~ 8 周。移位大于 3 mm，Ⅰ B 型、Ⅰ C 型、Ⅰ D 型、Ⅱ B 型骨折，可先手法复位，位置满意后石膏固定，如复位失败，应切开复位，螺钉固定。严重移位粉碎性骨折，复位已不可能，可能需要切除距骨体，做 Blair 融合术或跟 – 胫骨融合术。

4. 并发症

并发症多为创伤性关节炎，治疗方法以关节融合为主或全距小腿关节置换术。

四、距骨脱位

距骨脱位主要分为距骨周围脱位和完全脱位，前者占外伤性脱位的 1% ~ 1.3%，多数可以闭合复位，后者距骨缺血性坏死率极高，治疗以关节融合为主。

（一）足巨下关节脱位或距骨周围脱位

距下关节脱位是指足在外力作用下，薄弱的距跟韧带和距舟韧带断裂以及关节囊破裂，继而产生距下关节和距舟关节脱位。此时，距骨仍停留于踝穴中，未发生脱位。坚强的跟舟韧带保持完整亦无跟骰关节脱位。脱位一般不合并距骨颈骨折（图 7-9）。

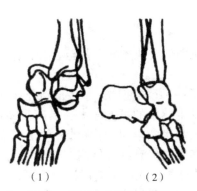

图 7-9　距下关节脱位正侧位
（1）正位；（2）侧位

1. 分型

距骨按脱位后足远端移位方向，可分为内侧脱位、外侧脱位、前脱位和后脱位。当足在强力跖屈、内翻压力作用下，距骨颈抵于载距突旋转，如不发生距骨颈骨折，即产生内侧脱位。此时，距骨头向足背外侧移位，舟骨常停留于距骨头颈内侧和背侧，内侧脱位最为常见。当足在强力跖屈及外翻压力作用时，发生外侧脱位。距骨头移向内侧，舟骨位距骨外侧，跟骨移向距骨外侧。外侧脱位时损伤暴力更大，软组织损伤严重，开放性损伤多见，且多伴有距下关节和距小腿关节的骨软骨骨折。前、后脱位极为罕见。

2. 诊断

距下关节脱位后，足有明显的内翻或外翻畸形。有时软组织肿胀严重，可掩盖畸形，结合足 X 线正、侧位和斜位平片可明确诊断。少数患者可合并神经血管束损伤，应注意检查足的感觉和血运情况。

3. 治疗

脱位后应及早复位，以免皮肤长时间受压坏死和足血运障碍。闭合性损伤可先手法复位，屈曲膝关节，放松腓肠肌，纵向牵引足跟部，先稍加大畸形后再反畸形方向复位。内侧脱位时足外翻、外展，然后背伸。外侧脱位时足内翻，前足内收、背伸。

（1）闭式复位：有5%～20%复位失败。内侧脱位时，复位失败的主要原因为伸肌支持带和距舟关节囊嵌顿，外侧脱位时复位失败的主要原因为胫后肌腱和屈趾长肌腱绕过距骨颈阻碍复位。另外，如合并距下关节和距舟关节内的骨折，也可影响复位。

（2）切开复位：闭式复位失败或合并关节内骨折需要切开复位时，去除阻碍复位的原因，使距骨复位。小的骨块可以切除，大的骨块应复位，内固定。开放性损伤应彻底清创，污染严重时可二期关闭伤口。

（3）复位后处理：如果关节稳定，可用小腿石膏固定足于中立位4周，4周后练习功能活动。如不稳定，可用克氏针临时固定距舟关节和距下关节，再用小腿石膏固定并适当延长固定时间。

（4）预后：距下关节脱位后，虽然距骨血供可能受到损害，但由于未从距小腿关节脱位，从而保留了距小腿关节前关节囊进入距骨体的血管和踝内侧下方的血管，较少发生距骨缺血性坏死。但在外侧脱位、开放性损伤或合并关节内骨折时，都难以达到较好的疗效。其他并发症有皮肤坏死、关节不稳定、感染、神经血管束损伤等。

（二）距骨全脱位

在距骨周围脱位的基础上，如果外力继续作用，可使距骨不仅和其他跗骨分离，而且还从可踝穴中脱出，导致距骨全脱位。

1. 损伤机制

由于内、外翻压力不同，有内侧全脱位和外侧全脱位。在足极度内翻时，距骨围绕垂直轴旋转90°，致使距骨头朝向内侧，与此同时距骨还沿足长轴外旋，故其跟骨关节面朝向后方。由于损伤暴力大，距骨可脱出踝穴将皮肤冲破而脱出体外。此种脱位多为开放性损伤，即便是闭合性损伤，距骨脱位至皮肤下，对皮肤造成很大压力。

2. 诊断

患侧足部肿胀明显，骨性隆起使局部皮肤光亮，甚至裂开，露出脱位的距骨。

3. 治疗

（1）开放性损伤：距骨全脱位是一种严重损伤，多为开放性损伤，易合并感染，预后差，选择治疗亦很困难。如把脱位的距骨复位，发生感染的可能较大，易产生距骨缺血性坏死及踝和距下关节的创伤性关节炎，功能不满意。因此，有人主张应早期切除距骨，行胫跟融合术，但由于足畸形，也很难达到满意功能。如果污染不严重，清创彻底或仍有部分软组织相连，均为距骨再植入创造了条件。如污染严重，完全脱出无任何软组织相连，估计再植入后不能成活时，可切除距骨，行胫跟融合。

（2）闭合性损伤：可先手法复位，将足极度屈曲、内翻，用拇指从足前内侧向外推挤距骨头，同时在足踝内侧向下推压距骨体，希望将距骨重新纳入踝穴，也可同时配合跟骨牵引或用钢针撬拨以协助复位。如复位失败，应切开复位。因手法复位困难，也可直接采取切开复位，采用前外或前内侧入路，尽量少剥离软组织。术后固定6周以便关节囊愈合，并应密切观察距骨有无缺血性坏死。

第四节　跟骨骨折

跟骨骨折（fractures of the calcaneus）占所有足部骨折的60%，占全身骨折的2%。跟骨骨折男性比女性常见。70%的跟骨骨折为关节内骨折，15%为双侧同时发生。至今尚无一种理想的分类及治疗方法。近10年来，随着CT技术、术中透视技术及内固定技术应用于跟骨骨折，医学界对跟骨关节内骨折有了进一步的认识，已在治疗方面取得较大进展，与其他部位关节内骨折一样，解剖复位、坚强内固定、早期活动是达到理想功能效果的基础。

一、解剖概要

跟骨是最大的跗骨，共有3个距骨关节面和1个骰骨关节面（图7-10）。躯体垂直作用力经过跟骨一部分传递到跟骨结节，另一部分传递于骰骨和第4、5跖骨组成的外侧柱和由距骨和足舟骨组成的内侧柱。跟骨是跟腱的附着处，也是足底跖腱膜的起始点。跟骨主要功能是支持体重，延长小腿三头肌力臂，组成足纵弓。跟骨创伤性畸形引起距跟关节和足功能故障。

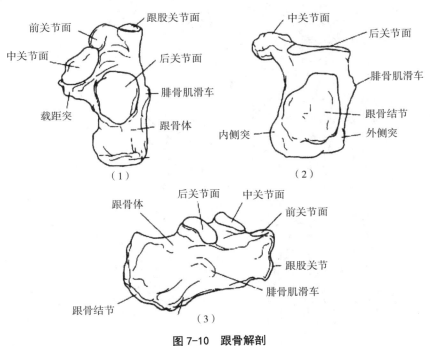

图 7-10 跟骨解剖

（1）上面观；（2）后面现；（3）外侧观

二、创伤机制

骨折多发生于高处坠落或交通事故伤。依据受伤时足的姿势和外力方向不同而出现不同的骨折形式。

跟骨关节内骨折是垂直压力经过距骨作用于跟骨，由于跟骨和距骨的轴线不同，先造成一个平行距骨后上缘的跟骨剪力骨折。骨折线从跟骨后内向前外，该骨折线又称为初级骨折线。它经过跟骨后关节面，将跟骨分为两部分：跟骨结节骨折块和载距突骨折块。根据受伤时足所处内、外翻位置不同，每个骨折块包含大小不同的关节面。由于压力作用，跟骨结节骨折块向外侧和近侧移位，而载距突骨折块由于坚强骨间韧带附着保持原位。压力继续作用，产生次级骨折线。典型骨折有两种类型：①骨折线向后方走行，由跟骨结节后缘穿出，形成舌状骨折。②骨折线向后上方走行，由跟骨结节上缘穿出，则造成关节压缩骨折（图 7-11）。

跟骨骨折后可出现：①跟骨高度丧失，尤其是内侧壁。②距骨宽度增加。③距下关节面破坏。④外侧壁突起。⑤跟骨结节内翻。因此，如想恢复跟骨功能，除恢复距下关节面完整还应恢复跟骨外形。

三、分类

（一）AO/OTA 分类

1. 关节外跟骨骨折（73A、73B）（图 7-12）

撕脱（73A1）：前突（73A1.1）、载距突（73A1.2）、后粗隆（73A1.3）。无移位（73B1）：简单（73B1.1）、粉碎（73B1.2）、移位（73B1.3）；合并跟骰关节骨折（73B3）：劈裂骨折（73B3.1）、合并塌陷（73B3.2）、劈裂和塌陷骨折（73B3.3）。

2. 关节内跟骨骨折（73C）（图 7-13）

该段关节内（73C1）：背后关节面外侧（73C1.1）、背后关节面中央（73C1.2）、背后关节面内侧（73C1.3）。三片段关节内（73C2）：背后关节面中外侧（73C2.1）、自关节面外到内侧（73C2.2）、自关节面中大于四片段到内侧（73C2.3）。四片段或大于四片段关节内（73C3）。

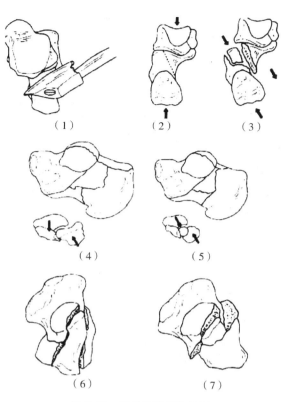

图 7-11 跟骨·骨折创伤机制

（1）上面观跟距骨，锐利距骨后外缘剪切跟骨骨折；（2）后面观跟骨与距骨轴线不同；（3）跟骨骨折后面观；（4）舌型骨折内侧观；（5）关节压缩型骨折内面观；（6）舌型骨折上面观；（7）关节压缩型骨折上面观

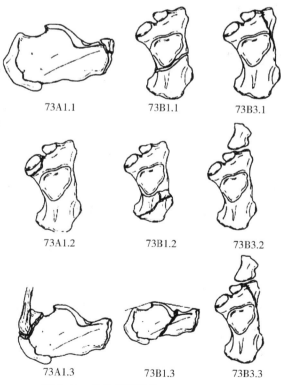

图 7-12 关节外跟骨骨折 AO/OTA 分类

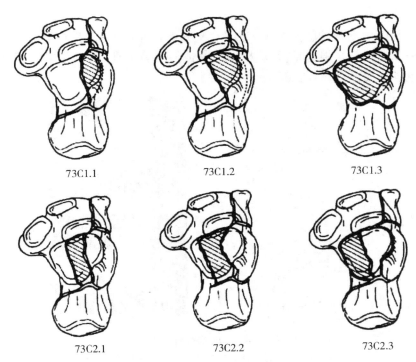

73C1.1　　　　　　73C1.2　　　　　　73C1.3

73C2.1　　　　　　73C2.2　　　　　　73C2.3

图 7-13　关节内跟骨骨折 AO/OTA 分类

（二）其他常见分类

跟骨骨折根据骨折线是否波及距下关节分为关节内骨折和关节外骨折。

（1）关节外骨折按解剖部位可分为：①跟骨结节骨折。②跟骨前结节骨折。③跟骨结节内、外侧突骨折。④载距突骨折。⑤跟骨体骨折（图 7-14）。

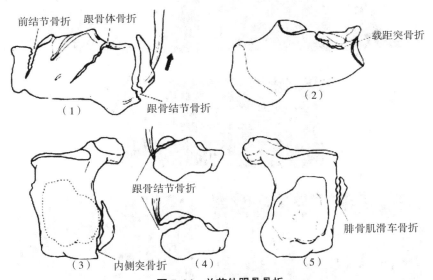

图 7-14　关节外跟骨骨折

（1）跟骨侧面观显示跟骨结节骨折、跟骨体骨折、前突骨折；（2）载距突骨折；（3）骨结节侧突骨折；（4）跟腱止点跟骨结节骨折；（5）腓骨肌滑车骨折

（2）关节内跟骨骨折 X 线片分类：最常见的 Essex-Lopresti 分类把骨折分为舌型骨折和关节压缩型骨折（图 7-15、图 7-16）。

（3）CT 分类：较常见的 Sanders 分类法（图 7-17），其分型基于冠状面 CT 扫描。在冠状面上选择跟骨后跟距关节面最宽处，从外向内将其分为三部分 A、B、C，分别代表骨折线位置。这样，就可能有四部分骨折块，三部分关节面骨折块和一部分载距突骨折块。

Ⅰ型：所有骨折无移位。

Ⅱ型：二部分骨折，根据骨折位置在A、B或C又分为ⅡA、ⅡB、ⅡC骨折。

Ⅲ型：三部分骨折，同样，根据骨折位置在A、B或C又分为ⅢAB、ⅢBC、ⅢAC骨折。

Ⅳ型：骨折含有所有骨折线，ⅣABC。

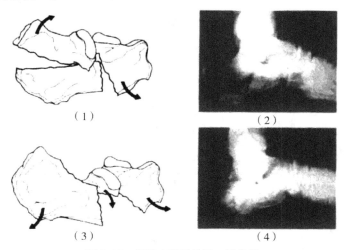

图7-15　关节内跟骨骨折X线分类

（1）、（2）舌型骨折；（3）、（4）关节压缩型骨折

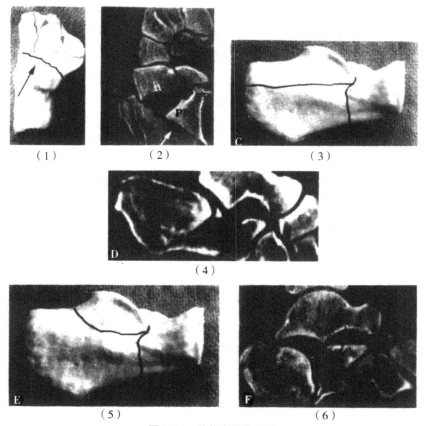

图7-16　关节内跟骨骨折

（1）从跟骨上面观原发骨折线（粗黑线）及继发骨折线（细灰线），原发骨折线将跟骨分为前内侧骨折块及后外侧骨折块；（2）轴位CT显示原发骨折线（箭头指示）跟骨结节骨块向远侧及外侧移位，使跟骨加宽及短缩（PT：后关节面，ST：载距突）；（3）、（4）侧位显示原发骨折线呈垂直方向，继发骨折线呈水平方向，经跟骨结节后缘穿出形成舌型骨折；（5）、（6）继发骨折线向后上方走行，由跟骨结节上缘穿出，形成关节压缩型骨

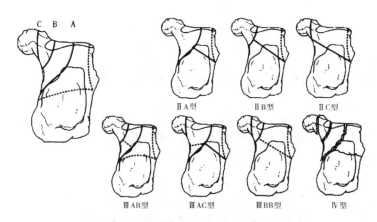

图 7-17　关节内跟骨骨折 Sanders 分类

四、诊断

（一）临床特征

疼痛，不能负重，后足部畸形肿胀，足弓内侧血肿。如疼痛剧烈，足感觉障碍，被动伸趾引起剧烈疼痛时，应注意足骨筋膜室综合征的可能。亦应注意全身其他合并损伤，如脊柱、脊髓损伤，骨盆骨折、胫骨平台骨折等。

（二）X 线检查

足前后位可见骨折是否波及跟骰关节。侧位可显示跟骨结节角（Bohler 角）和交叉角（Gissane 角）变化（图 7-18），跟骨高度降低。跟骨轴位可显示跟骨宽度变化及跟骨内、外翻。斜位可发现前突骨折。Broden 位是一常用的特殊斜位，可在术前、术中了解距下关节面损伤及复位情况。投照时伤足内旋 40°，X 线球管对准外踝并向头侧分别倾斜 10°、20°、30°、40°（图 7-19）。

关节内骨折应常规 CT 检查，以了解关节面损伤情况。

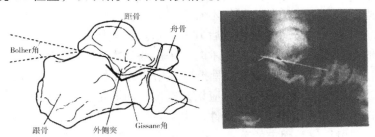

图 7-18　显示 Bohler 角（正常 20°～40°）和 Gissane 角（正常 120°～140°）

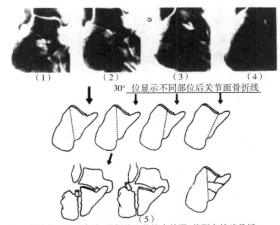

30° 位显示不同部位后关节面骨折线

后关节面呈现台阶　骨折片上移撞击外踝　载距突粉碎骨折

图 7-19　Broden 位显示后距下关节

（1）10° 位；（2）20° 位；（3）30° 位；（4）40° 位；（5）Broden30° 草图示骨折线

五、治疗

（一）关节外骨折

关节外骨折占所有跟骨骨折的 30% ~ 40%。多由间接暴力引起，较好。一般不需手术治疗，预后较好。

1. 前结节骨折

无移位骨折用石膏固定 4 ~ 6 周。骨折块较大时，可切开内固定。陈旧骨折或骨折不愈合有症状时，可手术切除骨折块。

2. 跟骨结节骨折

骨折无移位或有少量移位时，石膏固定患足跖屈位 6 周。骨折移位较大时，应手法复位，屈膝、足跖屈手法复位，石膏固定 6 周。如复位失败可切开复位，螺钉或钢针固定。

3. 跟骨结节内、外侧突骨折

无移位或少量移位时可用小腿石膏固定 8 ~ 10 周。移位骨折可闭合复位，经皮钢针或螺钉固定。如果骨折畸形愈合且有跟部疼痛时，可通过矫形鞋改善症状，无效者也可手术切除骨突起部位。

4. 载距突骨折

单纯载距突骨折很少见。骨折后可偶见屈趾长肌卡压于骨折之中，移位骨块也可挤压神经血管束。

无移位骨折可用小腿石膏固定 6 周。移位骨折可足内翻跖屈手法复位，用手指直接推挤载距突复位。较大骨折块时也可切开复位，内固定。

5. 跟骨体骨折

可手法复位石膏外固定，失败者切开复位，内固定。

（二）关节内骨折

在选择治疗方案时，还应考虑以下几个方面。①年龄：老年患者骨折后关节易僵硬，且骨质疏松，不易牢固内固定，一般 50 岁以上以非手术治疗为宜。②全身情况：如合并较严重糖尿病、周围血管疾病，身体极度虚弱，或合并全身其他部位损伤不宜手术时，应考虑非手术治疗。③局部情况：足部严重肿胀，不宜马上手术。应等 1 ~ 2 周肿胀消退后方可手术。④损伤后时间：手术应在伤后 3 周内完成。如果肿胀、水疱或其他合并损伤而不能及时手术时，采用非手术治疗。⑤骨折类型：无移位或移位小于 2 mm 时，采用非手术治疗。Sanders Ⅱ、Ⅲ型骨折应选用切开复位。虽然关节面骨折块无明显移位，但跟骨体骨折移位较大，为减少晚期并发症，也应切开复位，内固定。关节面严重粉碎性骨折，恢复关节面形态已不可能，可选用非手术治疗。如有条件，也可在恢复跟骨外形后一期融合距下关节。⑥医生的经验和条件：不能达到理想复位及固定的手术，行功能疗法或转到有条件医院。

1. 非手术治疗

伤后即卧床休息，也可麻醉下手法复位（图 7-20）。抬高患肢，并用冰袋冷敷患足。24 h 后开始主动活动足踝关节。3 ~ 5 d 后开始用弹性绷带包扎。1 周左右可开始挂拐行走，3 周后穿跟骨矫形鞋部分负重，6 周后可完全负重。伤后 4 个月可逐渐开始恢复轻工作。

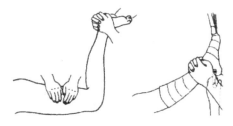

图 7-20　手法复位示意图

患者俯卧位，屈曲膝关节，助手下压固定大腿，术者双手交叉用手掌挤压骨折复位，如不成功可自跟骨结节穿 1 枚斯氏针向下后牵引跟骨。

2. 闭合撬拨复位疗法

用手法结合某些器械或钢针复位。常用 Essex-Lopresti 法：患者俯卧位，在跟腱止点处插入 1 枚斯氏针，针尖沿跟骨纵轴向前并略微偏向外侧，达后关节面下方后橇起移位骨折片。撬拨复位后再用双手在跟骨部做侧方挤压，侧位及轴位透视，位置满意后，将斯氏针穿入跟骨前方固定。粉碎性骨折时，也可将斯氏针穿过跟骰关节。然后用石膏将斯氏针固定于小腿石膏管型内。6 周后去除石膏和斯氏针。此方法适用于某些舌状骨折（图 7-21、图 7-22）。

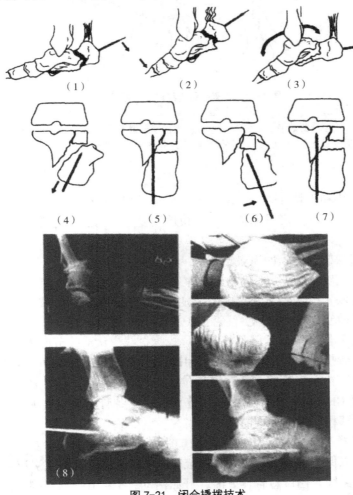

图 7-21　闭合撬拨技术

（1）自跟骨结节纵向穿入 1 根斯氏针达骨折线；（2）跖屈前足；（3）保持前足跖屈位撬拨跟骨结节；（4）矫正跟骨内翻；（5）与载距突对线后推进斯氏针与载距突固定；（6）当外侧关节面移位时可用斯氏针固定的跟骨结节骨折块整复关节面；（7）复位后推进斯氏针与载距突固定；（8）术中照片

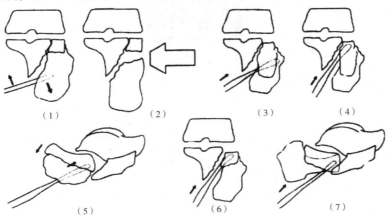

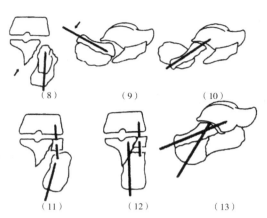

图 7-22　较复杂骨折经皮撬拨术示意图

（1）载距突下经皮插入 1 枚细克氏针向下撬拨跟骨结节；（2）挤压外侧壁使之复位；（3）用小骨膜起子托拨嵌插的外侧块解脱嵌插；（4）、（5）矫正舌型骨折旋转；（6）、（7）矫正关节压缩型骨折旋转；（8）插入斯氏针于骨块；（9）撬拨复位骨折；（10）复位后与距骨固定；（11）插入第 2 枚斯氏针于跟骨结节撬拨复位；（12）与载距突固定；（13）复位固定后侧位

3. 切开复位术

直视下复位关节面骨块和跟骨外侧壁，结合牵引可同时恢复跟骨轴线并纠正短缩和内、外翻。使用钢板螺钉达到较坚强固定，可使患者早期活动。尽快地恢复足的功能，避免了由于复位不良带来的各种并发症。具体方法如下。

（1）体位：单侧骨折取侧卧位。如为双侧骨折，则取俯卧位。

（2）切口：外侧 "L" 形切口。纵形部分位于跟腱和腓骨长短肌腱之间，横形部分位于足背皮肤与足底皮肤交界处。切开皮肤直达骨膜下翻起皮瓣，显露距下关节和跟骨关节，用 3 枚克氏针从皮瓣下分别钻入腓骨、距骨。腓肠神经位于皮瓣中，注意保护。

（3）复位：掀开跟骨外侧壁，显露后关节面。寻找骨折线，认清关节面骨折情况。取出载距突关节面外侧压缩移位的关节内骨折块。使用 Schanz 针牵引跟骨，先内翻跟骨结节，同时向下牵引，再外翻，以纠正跟骨短缩及跟骨结节内翻，使跟骨内侧壁复位，用克氏针维持复位。然后把取出的关节面骨折块复位，放回外侧壁并恢复 Gissane 角和跟骨关节，克氏针固定各骨折块。透视检查位置。如骨折压缩严重，空腔较大，可行植骨移植。但一般不需要植骨。

（4）固定：根据骨折类型选用钢板和螺钉固定（图 7-23 ~ 图 7-25）。如可能螺钉应固定外侧壁到对侧载距突下骨皮质上，以保证固定确实可靠。固定后，伤口放置引流管或引流条，关闭伤口。

（5）术后处理：2 周拆线。伤口愈合良好时，开始活动，6 ~ 10 周穿行走靴部分负重，12 ~ 16 周去除行走靴负重行走，逐渐开始正常活动。

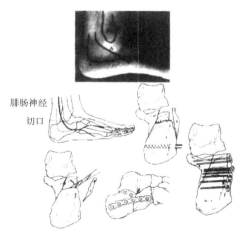

图 7-23　跟骨骨折切开复位示意图

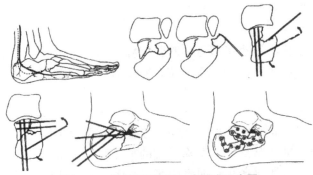

图 7-24 跟骨切开复位、内固定示意图

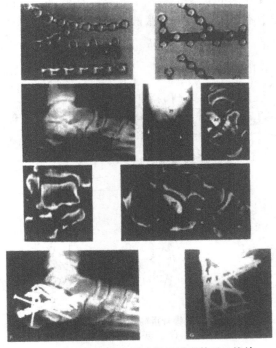

图 7-25 距骨骨折内固定钢板及术前后 X 线片

4．关节融合术

跟骨是全身负重最大的骨骼。距跟关节是全身负重最大的关节。严重粉碎骨折、关节面无法解剖复位的关节面骨折均为关节融合的适应证，需一期融合，可同时恢复跟骨的外形并施以固定，这样可以缩短卧床和不负重的时间，对有骨缺损者要毫不犹豫地进行植骨，对于皮肤条件、全身情况不能行一期融合术者，可作二期融合术。一、二期融合术根据情况采用坚强内固定直至骨折愈合。一期融合并同时恢复跟骨外形可缩短治疗时间，使患者尽快地恢复工作。在切开复位时，亦应有做关节融合术的准备，一旦不能达到较好复位，也可一期融合距下关节。手术时用磨钻磨去关节软骨，大的骨缺损可植骨，用钢板维持跟骨基本外形，用 1 枚 6.5 mm 直径全长螺纹空心螺钉经导针从跟骨结节到距骨。

（三）并发症

1．伤口皮肤坏死，感染

外侧入路 L 形切口时，皮瓣角部边缘易发生坏死，所以手术时应仔细操作，避免过度牵拉切口，缝合不应有张力。一旦出现坏死，应停止活动。如伤口浅部感染，可保留内置物，伤口换药，有时需要皮瓣转移。深部感染需清创、静脉应用敏感抗生素，如内固定无松动，不取出。内固定已松动，需取出。

2．神经炎、神经瘤

手术时可能会损伤腓肠神经造成局部麻木或形成神经瘤引起疼痛。如疼痛不能缓解，可切除神经瘤，将神经残端埋入腓骨短肌中。由于跟骨畸形愈合后，内侧挤压刺激胫后神经分支，引起足跟内侧疼痛，非手术治疗无效时，可手术松解。

3. 腓骨肌腱脱位、肌腱炎

骨折后由于跟骨外侧壁突出，缩小了跟骨和腓骨间隙，挤压腓骨长、短肌腱。肌腱与螺钉、钢板的摩擦及手术后瘢痕也可引起肌腱炎。腓骨肌腱脱位、嵌压后，如患者有症状，可手术切除突出的跟骨外侧壁，扩大跟骨和腓骨间隙。

跟骨畸形愈合的外侧减压术（图 7-26）：侧卧位，在腓骨肌腱走行稍下方作弧形切口，从外踝后方延伸至跟骰关节区。如先前已行距下关节融合或切开复位，应尽量用原切口。从周围瘢痕组织中分离和游离腓肠神经到达远近端解剖的正常部位，切除所有的神经瘤，并游离神经到达穿鞋时骨突对神经造成潜在刺激最小的部位。切开腓骨肌腱鞘，行肌腱减张术。牵开腓骨肌腱和腓肠神经，切开跟腓韧带。纵行切开腓骨肌腱鞘的底层及跟骨外侧的骨膜。骨膜下剥离，显露突出的跟骨外侧骨块并切除之，达正常的跟骨宽度，注意骨切除过程中不要损伤距下及跟骰关节。在骨切除床上修复牵开的骨膜及肌腱。常规关闭切口，软敷料加压包扎。

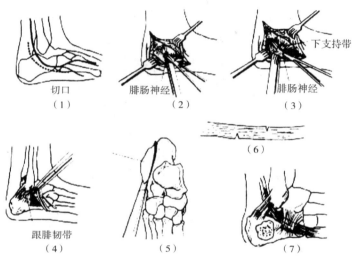

图 7-26　跟骨骨折畸形愈合的外侧减压术

（1）切口恰在腓骨肌腱下方；（2）腓肠神经减压；（3）切开下支持带，松解腓骨肌腱；（4）切开跟腓韧带，显露跟骨外侧；（5）跟骨外侧切除；（6）Z 形延长向前方脱位的腓骨肌腱；（7）腓骨肌腱延长复位后重建或修复下支持带

术后处理：术后 2 ~ 3 d 鼓励早期活动，并循序渐进地进行耐受的负重。如在肌腱延长或复位术后应用石膏，在出院前更换短腿非行走石膏，3 周后再更换短腿行走石膏 3 周，然后开始踝关节的活动范围练习和力量训练，术后 8 ~ 12 周可允许充分活动。

4. 距下关节和跟骰关节创伤性关节炎

由于关节面骨折复位不良或关节软骨的损伤，距下关节和跟骰关节退变产生创伤性关节炎。关节出现疼痛及活动障碍，可使用消炎止痛药物、理疗和支具等治疗。如症状不缓解，应作距下关节或三关节融合术。对拟行距下关节融合术的患者，应拍摄站立侧位 X 线片，测定距骨倾斜角（图 7-27），如异常需行距下撑开骨块移植关节融合术。

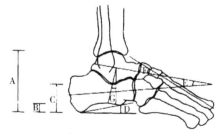

图 7-27　X 线片测量

A. 距跟高度；B. 骰骨到地面距离；C. 足舟骨到地面距离；D. 跟骨仰角 E. 距跟角；F. 第 1 距跖角；G. 距骨倾斜角

（1）手术方法：患者侧卧位，作纵行后外侧切口至距下关节。在切口近端找出腓肠神经，切除并包埋于肌肉中。也可将腓肠神经保留。骨膜下显露跟骨外侧壁并切除达到正常宽度。找出距下关节，撑开并剥离距下关节至软骨下骨，用板状挡板协助距下关节的显露。此时要注意有无足跟的内翻或外翻，必要时应予以矫正。术中拍 X 线片确保侧方距跟角达到矫正（正常为 25°～ 45°）。测量距下关节间隙，取大小合适、带有 3 层皮质骨的髂骨骨块植入距下关节。将 2 枚全螺纹松质骨螺钉从足跟部打入，固定跟骨和距骨。最后再拍 X 线片，应包括侧位和轴位，以保证位置准确。逐层关闭切口，间断缝合。

（2）术后处理：用短腿石膏固定 12 周，6 周后戴石膏开始负重。

5. 跟痛

跟痛由于外伤时损伤跟下脂肪垫引起，也可因跟骨结节跖侧骨突出所致。可用足跟垫减轻症状。如无效可手术切除骨突出。

第八章 脊柱脊髓损伤

人们至今仍然认为"脊髓损伤是严重的外伤，难以长期生存，是治不好的外伤"。但近年来由于医学尤其是康复医学的发展，脊髓损伤的康复治疗有了重大进展。

与第一次世界大战（1914—1918）相比较，第二次世界大战（1939—1945）脊髓损伤患者的预后出现了惊人的进步。据 Munro 报道，第一次世界大战时美军脊髓损伤者中 20 年后生存者仅一例，而第二次世界大战中生存者达 2 000 例以上，其中 80% 经职业训练后恢复了工作。两次大战仅相隔 1/4 个世纪，之所以能够发生如此巨大的变化，其主要原因在于康复医学的发展，其次为抗生素和化学治疗的作用。据报道，脊髓损伤如排除伤后 3 个月内的死亡率，则患者的寿命可与正常人相媲美，而且可以回归家庭，走向社会，还可以结婚和生育，因此现在强调早期康复和全面康复。

康复医学亦是继发障碍（残疾）的预防医学，如能遵照康复医学的要求和程序进行严格的康复和功能训练，则可及时防止一系列并发症（诸如压疮、尿路感染、关节挛缩、骨质疏松等）的发生，对延长患者的生命将起重大作用。据美国国立脊髓损伤统计中心（NSCISC）近 10 年统计，脊髓损伤者的生存率为 86.1%，死亡率则由过去的 4.42% 急剧下降至 0.44%。

第一节 脊髓损伤的发生

一、原因

依时代及地区、国情或文化习惯的不同而异，概括起来有：①外伤（交通事故、坠落、跌倒、地震伤等）有时伴有脊椎骨折脱位，有时不伴有脊椎损伤而单纯脊髓损伤。②脊椎、脊髓发生的肿瘤及血管畸形。③分布到脊髓的血管阻塞。④脊髓的炎症。⑤脊髓被压迫（韧带骨化、椎间盘突出、变形性退行性脊柱疾患等）。⑥其他疾病：先、后天畸形，脱髓性变性疾病、代谢性疾病、脊椎结核等。⑦运动外伤。⑧医源性脊髓损伤。

脊髓组织与骨、皮肤、肝脏等组织不同，一旦破坏则几乎不能再生，其感觉、运动麻痹瘫痪会以某种形式继续存在。

脊髓损伤的原因随时代和社会的发展而不同，过去以战伤、煤矿事故为多，近年来交通事故、工农业劳动灾害事故急剧增加，而运动外伤与日常生活中的损伤亦引起了人们的注意。据统计，致脊髓损伤的诸多原因中交通事故居于首位。其中，日本西部为 42%，澳大利亚为 50%，美国为 56%，加拿大为 43%，中国台北为 45%。而体育事故有增长趋势，日本西部为 4%，澳大利亚为 18%，加拿大为 17%，其中以跳水、游泳为最多，其次为足球、橄榄球、体操、滑雪、柔道、摔跤、杂技、举重、骑马等常有发生。根据新宫统计，日本 1990—1992 年 3 年中交通事故致脊髓损伤者为 4 263 例（43.7%）；

高处坠落伤致脊髓损伤者2 818例（28.9%）；跌倒致脊髓损伤者1 260例（12.9%）；重物挤压、打扑致脊髓损伤者537例（5.5%）；体育外伤致脊髓损伤者528例（5.4%）；企图自杀由高处跳下自损者167例（1.7%）；其他致脊髓损伤者179例（1.9%）。在交通事故的4 263例中，汽车致伤2 007例（47.1%）；摩托车致伤1 239例（29.1%）；自行车致伤663例（15.6%）；步行者250例（5.9%）；其他104例（2.4%）。据统计以交通事故为最多（34%）；堕落伤由23%逐年减少至18%；砸伤由11%减至5%；而跌倒伤由17%逐年上升至今的28%；体育外伤亦在逐年增加。在日本脊髓损伤的原因历来均以交通事故为最多，而坠落、砸伤、挤压等劳动灾害事故在减少，高龄者因跌倒而致的脊髓损伤在增加。我国上海市松江区以交通伤为最多（30.1%）；在交通伤中，因骑自行车不慎跌倒致伤者占39.1%，骑自行车被卡车撞倒者占23.9%，与骑自行车相关的交通事故占总数的63%，建筑伤位于交通伤之后居第二位为18.3%；工厂事故为15%；农村事故为5.8%。无锡市高处坠落伤为最高（36.1%）；北京市5年回顾调查以坠落伤为最高（36.1%）；车辆冲撞所致交通事故仅为9.0%（不包括自行车外伤）。

交通事故国外以车祸为多，据统计汽车事故为49.0%，摩托车为37.2%，损伤部位以颈髓为主，高达63.4%，多为青年人。国内交通事故中以自行车外伤为主，此与我国城市中以自行车为主要交通工具有关。目前在我国加强城市自行车交通的管理已成为降低脊髓损伤发生率的重要环节。

高处坠落伤多为建筑伤，与违反安全工作规程有关，但未经训练的农民自行造房以及大批农民流入城市参与建筑大军容易致伤，则是近年来我国发生脊髓损伤原因中新的动向，值得注意。近年来国内大城市由于建筑的高层化，电梯失控坠下造成脊髓伤者时有发生，农村山区由树上坠下，或由粮车上跌下致伤亦常有发生。

工矿灾害事故中，我国目前农民个体开采小煤窑的倒塌所致的脊髓损伤，在某些地区亦为数甚多。

医源性脊髓损伤近年来在国内不断发生，诸如颈椎推拿致四肢瘫者，腰椎间盘突出全麻下手法推拿，大重量器械牵引，甚至有在机械牵引的同时术者以全身重量踩于患者腰背上造成截瘫，胸椎椎管狭窄减压及脊柱侧弯矫正术后皆有发生截瘫者，特别是脊柱脊髓外伤后已截瘫的患者，经手术后由于血管原因或手术技巧等因素致术后脊髓损伤加重，麻痹平面上升，颈椎椎管狭窄，颈椎后纵韧带骨化等手术造成脊髓损伤者亦屡见不鲜。因此，医生必须提高警惕，避免医源性脊髓损伤的发生。

运动外伤引起的脊髓损伤多发于青少年，跳水事故者多发生颈髓损伤。据新数据统计，528例中跳水114例（21.6%）为最多；其次为滑雪71例（13.4%）；橄榄球67例（12.7%）；跳伞、悬吊滑翔37例（7.0%）；柔道、摔跤等格斗项目35例（6.5%）；体操31例（5.9%）；越野摩托车赛23例（4.4%）；棒球22例（4.2%）；其他128例（24.2%）。白泽报道日本脊髓损伤中心1979—1990年12年间收治768名急性脊髓损伤者中，体育外伤所致者53人，占6.9%，其中25例（4.7%）为游泳时跳水引起。

二、年龄

据统计，0～96岁均有发生，新生儿以产伤为主。由于高龄社会的到来，脊髓损伤的年龄亦出现高龄化的趋势。据新数据统计，1990—1993年，日本脊髓损伤平均年龄为48.7岁，以59岁年龄组为最多，其次为20岁年龄组。美国和澳大利亚过去以20岁年龄组为最多，近年来则以65岁以上年龄组为最多，且有逐年增长的趋势。我国胡光宇统计年龄最大者77岁，最小者7岁，平均年龄为41.26岁；逢其南统计平均年龄为33.9岁，该统计均系外伤性脊髓损伤。北京（1982—1986）五年回顾调查以30～40岁年龄组为高。年龄特征如下：

（1）多见于20～40岁。

（2）最近有高龄化倾向。

（3）尤以60岁以上高龄者脊髓损伤引人注意。

（4）高龄者脊髓损伤发生于跌倒等轻微外力，几乎均为颈髓损伤。

三、性别

据新数据统计，男性为 80.4％，女性为 19.6％，男性为女性的 4 倍；据大谷氏统计，女性近年来明显在逐年增加，由 9％增至 15％；胡光宇统计，男性为 76.47％，女性为 23.53％；逢其南统计，男性为 88.57％，女性为 11.43％。我国女性发生率高，与平等参加社会生产劳动有关。

四、脊髓损伤部位

脊髓损伤可发生于所有部位，但目前所见到的钝力性脊髓损伤有一定程度的局限性。

（1）钝力所致的脊髓损伤多发于下位颈椎及胸腰椎移行部。

（2）下位颈椎脊髓损伤引起四肢瘫；胸椎以下的脊髓损伤引起截瘫。

（3）重症外伤（交通事故、坠落事故等）所致的脊髓损伤，多见于胸腰椎移行部（截瘫的青壮年）。

（4）轻微外伤（跌倒事故等）多见于高龄者，引起颈髓损伤的四肢瘫。

（5）体育运动所致的脊髓损伤为青壮年，多为颈髓损伤而引起四肢瘫痪。

最近，颈髓损伤（四肢瘫痪）有增加的倾向。

由脊髓的某个水平（即髓节平面）损伤而产生的麻痹叫作"麻痹平面"。医学上对麻痹（即瘫痪）水平的命名是以功能正常的最下一个髓节来判定的。例如至第 1 胸髓的功能为正常时即称为第 1 胸髓损伤（T_1 水平的脊髓损伤）（图 8-1）。

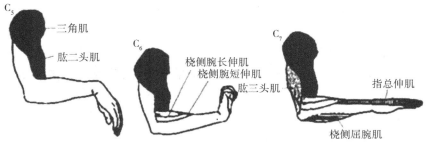

图 8-1　颈髓完全损伤最下位髓节诊断的关键肌

对于颈髓、腰髓、骶髓可由肌肉麻痹来判断其水平，但胸髓至腰髓上部的麻痹则因其对应的肌肉麻痹不十分明确，所以要以其感觉的麻痹来判断其水平。脊椎的外伤部位与脊髓的麻痹水平不一致的情况是很常见的。了解脊髓损伤患者的麻痹水平对于进行康复医疗是很重要的。

四肢瘫及截瘫的定义如下：四肢瘫（tetraplegia，quadriplegia）是颈脊髓损伤所导致的上肢和下肢均受累的麻痹。

截瘫（paraplegia）是指胸以下脊髓损伤所导致的躯干及下肢麻痹，上肢无麻痹。

第二节　脊髓损伤的临床表现

脊髓损伤后，受损伤以下呈麻痹（瘫痪）状态，麻痹大多数在损伤后立即出现，但也有伤后当时并无麻痹而逐渐出现麻痹者。麻痹可有运动、感觉、排尿、排便以及自主神经等的功能障碍。

一、脊髓损伤的平面

（1）四肢瘫痪：两上肢，包括躯干及两下肢均瘫痪，发生于颈髓损伤时。

（2）截瘫：躯干以下及两下肢的瘫痪，发生于胸髓、腰髓、骶髓损伤时。

通常瘫痪的上限于受伤后逐渐上升，5 ~ 6 d 达最高位，以后逐渐下降，其范围为 1 ~ 2 髓节。这是由于以脊髓损伤部为中心而出现水肿，于受伤后 5 ~ 6 d，水肿达最高峰，以后又逐渐消退之故。

损伤范围的判定：正确判定脊髓损伤的部位以及损伤程度具有重要意义。脊髓损伤后损伤水平以下出现感觉、运动及自律神经功能障碍。一般情况下，损伤水平越高，其功能丧失也越多。反言之，即脊髓损伤的水平越低，其对身体功能的影响也就越小。

脊髓于胸髓或腰髓水平受损伤时出现截瘫，这是由于躯体及两下肢的感觉运动功能受到了影响的缘故。颈脊髓损伤后上肢、下肢和躯干的全部或部分感觉丧失时，出现四肢瘫痪（图8-2）。

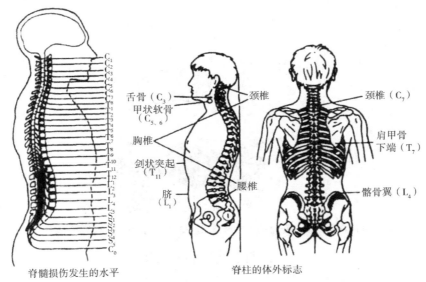

脊髓损伤发生的水平　　　　脊柱的体外标志

图8-2　脊髓损伤发生的水平及脊柱的体外标志

二、麻痹程度

麻痹有感觉麻痹及运动麻痹两种，前者为感觉神经（由末梢走向脑的向心性纤维）的障碍，后者为运动神经（由脑走向末梢的离心性纤维）的障碍。

（1）感觉：①浅感觉（痛觉、温度觉、触觉）。②深感觉（位置觉、震动觉、压觉、识别觉等）。常用的检查方法：痛觉、温度觉与触觉的传导束不同，所以通常检查痛觉与触觉。①麻木感。②异常感觉。③触觉过敏。④触觉迟钝等表示为不全瘫。⑤痛觉过敏。⑥痛觉迟钝。⑦镇痛等表示为不全瘫。⑧触觉消失则表示为完全瘫。

（2）运动：四肢主动运动（肌力）消失、低下、出现肌萎缩。

（3）反射：①深反射（腱反射）：脊髓损伤后，深反射可以表现为消失、低下或亢进（桡骨膜反射、肱二头肌腱反射、髌腱反射、跟腱反射等）。②浅反射：脊髓损伤后，浅反射可以表现为减弱或低下（角膜反射、腹壁反射、提睾反射、肛门反射等）（图8-3，8-4）。③病理反射：出现Hoffmann反射，Babinski反射，膝阵挛，踝阵挛等（图8-4）。

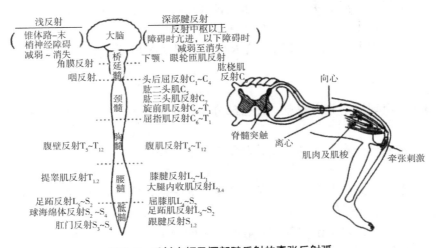

图8-3　反射中枢及深部腱反射的牵张反射弧

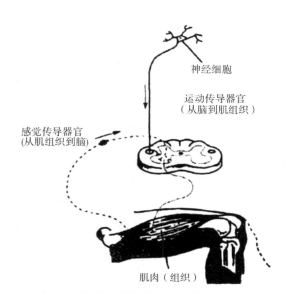

神经细胞

运动传导器官
（从脑到肌组织）

感觉传导器官
(从肌组织到脑)

肌肉（组织）

图 8-4　肌肉与脑之间正常的信息传递（在脊髓损伤时这一传导路被离断）

三、脊髓损伤的程度

1. 脊髓完全损伤

脊髓完全损伤即脊髓全部受到挫伤而感觉及运动均呈麻痹的状态。

（1）横断性完全损伤左右无差别，感觉完全消失，自主运动完全消失。

（2）麻痹区域腱反射消失出现迟缓性瘫痪（脊髓休克期）。

（3）自主神经障碍麻痹区域动脉扩张，静脉怒张，皮温升高，血压降低（脊髓休克），麻痹区域出汗的功能低下。

（4）尿意及自主排尿完全消失，膀胱充满尿液呈尿闭状态。

（5）肠管运动麻痹腹部膨满，呈麻痹性肠梗阻状态。

（6）出现水样便的便失禁。

（7）男性出现阴茎勃起（反射性勃起），但圆锥部以下损伤不能勃起。

（8）麻痹区域出现境界不清的水肿。

（9）早期即出现压疮。

（10）颈髓损伤的生命危险信号：①呼吸困难（中枢性呼吸障碍）：因颈髓损伤时肋间肌麻痹而呼吸仅依靠膈肌运动，膈神经主要由第 4 颈髓分出，第 4 颈髓以上受到障碍时呼吸停止。②异常高温（过度高热）：40℃以上的异常高温是由于体温调节功能（中枢位于上位颈髓）的功能低下及麻痹区域出汗功能低下引起的体温调节障碍所致。

（11）Homer 征：下位颈髓（第 8 颈髓、第 1 胸髓）损伤时出现，即眼裂变细，瞳孔缩小，眼球凹陷三联征。

2. 脊髓不完全损伤

脊髓不完全损伤可出现感觉分离现象，脊髓部分损伤时出现不全瘫，但刚受伤后多难鉴别为完全或不完全损伤。

（1）出现感觉迟钝及部分自主运动，尤其骶髓部（肛门周围）的感觉尚存，有助于不全损伤的早期诊断。

（2）感觉分离现象：浅感觉、深感觉等所有感觉并非全部麻痹，而是部分感觉残存或其麻痹程度上有所差异的现象，提示为不全损伤。

（3）中央型颈髓损伤：①多由于颈部过伸展时发生的颈髓损伤。②主要发生于高龄者，高龄颈椎的退行性变化较强，有椎管狭窄，轻微外力亦出现颈髓损伤而成为中央型颈髓损伤（图 8-5）。③感觉麻痹较轻而运动麻痹较重。④上肢麻痹，尤其手的精细运动障碍较下肢运动麻痹重。⑤于颈髓横断面上，表现为主要是中央部受损伤（图8-6、8-7）。

（4）前部脊髓损伤（图8-6）：①主要是脊髓前部受损。②痛觉麻痹较重，而触觉、位置觉、震动觉、运动觉则麻痹较轻。

（5）脊髓半横断（Brown-sequard综合征）：①脊髓半侧受损伤（图8-6）。②出现损伤侧的运动麻痹与位置觉、震动觉、触觉迟钝及对侧出现痛觉及温度觉麻痹。

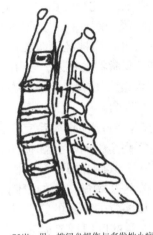

75岁，男，椎间盘损伤与多发性小病灶
的脊髓损伤，呈现中央型脊髓损伤症状

图8-5 高龄颈椎病者的过伸损伤

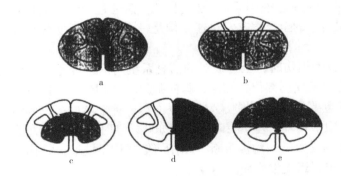

图8-6 横断面上脊髓损伤的部位

a. 完全横断性损伤；b. 脊髓前部损伤综合征；c. 颈髓中央损伤综合征；

d. 脊髓半侧损伤综合征（Brown Sequard syndrome）；e. 脊髓后部损伤综合征

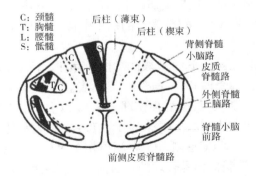

图8-7 颈髓横断面

最影响脊髓损伤后果的两因素为损伤平面（即水平）及损伤的程度（完全性）。损伤平面通常越高，其功能丧失越大，因而极为重要。由于排尿、排泄及性功能等的调节中枢均在脊髓的下部，所以所有脊髓损伤，均将使其受到一定程度的障碍。调节手精细功能的小肌肉，接受 C_8 及 T_1 脊髓神经的信息，因而该领域的损伤势必影响手的功能。其他的上肢肌肉则伸肘为 C_7 的伸展肌，将上臂靠近躯干为 C_6 的屈曲肌，控制上臂及肩部大肌肉的是 C_5 的脊神经。

呼吸受到两个肌群的控制，即肋骨之间的肋间肌，颈、肩、胸部的呼吸辅助肌和承担呼吸力 60% 的最重要的膈肌。肋间肌的功能是扩张及收缩胸腔，并受 $T_1 \sim T_{12}$ 的脊神经支配。因此，当颈髓、胸髓受损伤时，上述功能丧失。呼吸辅助肌受上部胸髓及颈髓神经支配。

膈分为胸部及腹部两部分，受膈神经支配，此神经由 $C_2 \sim C_4$ 的脊髓神经发出。所幸的是该神经位于脊髓的高位处，除高位处的损伤外，膈呼吸仍能保持。当膈因高位脊髓损伤而受到障碍时，可用人工呼吸机维持呼吸功能。呼吸障碍的一部分人可将膈神经刺激器植入体内，不用人工呼吸机亦能解决一天或一天中几个小时的呼吸。是否适应膈神经刺激器的植入，当由医师决定，再通知患者。

T_8 以上损伤可对体温、血压的调节产生很大影响，此种状态可引起自律神经反射亢进，而致血压升高，如不治疗，自律神经反射亢进亦可危及生命。

要对此有所了解，一旦发生要立即治疗。脊髓损伤如系完全性时，该损伤水平以及其以下的神经功能均丧失，无任何运动及感觉。当损伤为不完全性时（脊髓损伤患者约半数为不全损伤），于该损伤水平以下，可有一定程度的感觉或运动，其中，其触觉可在某范围内部分恢复或大部分恢复。不全损伤常出现于颈髓损伤之后，而完全性损伤大多发生在颈髓以下的脊髓节段。因而，功能恢复（改善）的可能性多见于颈髓损伤。阴茎、阴囊、肛门区域痛觉、触觉的完全消失或肛门随意调节运动的障碍，提示很可能为完全性损伤。反之，稍有痛觉或有随意的肛门调节运动则很可能为不完全性损伤。

脊髓神经由各脊髓节段成对分出，其中有将身体信息向脑传递者，也有由脑向身体传递信息者，成对的脊髓神经共 31 对。将身体信息向脑传递的神经传递感觉脉冲，脑以运动反应来反应该脉冲，例如脚踩到某热物体时，该部位的感觉神经则说"热"！此信息通过脊髓传递至脑，脑则发出"立刻将脚移开"的信息送达该处。此信息的全过程非常迅速，像是一个信息，但实际上存在着感觉传入及运动反应两个信息。

于 T_{12} 水平以上受到脊髓损伤时，上述成对的信息系统的信息传达亦受到阻断。脑向脚发出移开的命令，但此信息只能到达脊髓损伤部位，同样，脚向脑报告"脚热"的信息也只能传达到损伤部位而中止。支配身体的神经，其重要的信息在损伤节段往复而形成神经脉冲襻，其结果则出现痉挛。痉挛的有利点是维持肌紧张及增大血液循环。痉挛有时会发挥如同站立时的辅助性功能活动。

马尾神经损伤后所有的反射活动均被阻断，即任何信息均不能通过损伤部位而上下，身体已不能维持肌紧张及肌活动，因而出现迟缓性瘫痪。

四、脊髓损伤节段部位的标记法

目前，脊髓损伤节段髓节部位标记方法世界各国尚未完全统一，脊髓损伤的治疗和统计方法也很混乱。对于一个节段的功能就相差很大的颈髓损伤四肢瘫的患者，其康复计划的制订也受到很大影响。脊柱节段与脊髓节段并不一致（图 8-8）。脊椎骨骼的病变节段不能代表脊髓的节段，实际上脊髓障碍的范围要达其上下数个节段。

譬如：C_5 损伤这个标记，是表示 C_5 这个节段的功能尚存在，还是 C_5 的功能丧失、C_4 的功能存在，都难以说明。在英文中 "below" C_5 是前者，"at" C_5 是后者。英国国立脊髓损伤中心和世界著名的康复中心所采用的是 below 法标记，例如写 C_5 脊髓损伤即表示 C_5 以上功能有残存，C_6 以下的功能丧失。

骨折脱位造成的 C_5 不完全损伤以 $C_4 \sim C_5$ 来表示，$T_9 \sim T_{10}$ 表示的是骨折脱位造成的 T_9 不完全损伤。左右有差别时，用 C_5L-C_7R（即 C_5 左侧、C_7 右侧损伤）来标记，康复的重点是发挥残存功能，因此，用功能残存的最末节来标记脊髓损伤是合理的。目前，各国采用这种标记方法的在逐渐增多。

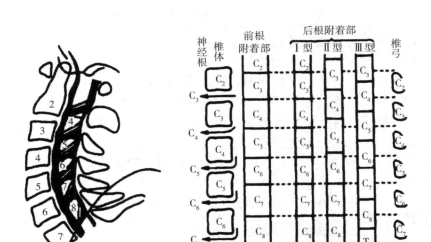

图 8-8 颈椎与颈髓的节段差

a. 颈椎部位脊椎脊髓之间的节段差；b. 颈椎椎体，椎弓和脊髓前根、后根附着部的相对水平

五、脊髓损伤类型的分类

1. 分类（表 8-1 ~ 8-4）

表 8-1 Frankel 功能分类法

	脊髓损伤类型	运动感觉功能状况
A	完全性损伤	运动、感觉功能全部丧失
B	不完全性损伤	仅有感觉残留，无自主运动
C	不完全性损伤	残留无用的运动功能，感觉或有或无
D	不完全性损伤	保留运动功能
E	完全恢复	运动和感觉功能完全复原，但可有异常反射

表 8-1 不仅可作为损伤类型的分类，而且可作为恢复情况的判断。由 A→E 的方向示好转，跨越的级别越大，恢复越快，反之示恶化。此分类在我国已被广泛应用于临床及科研工作中。

表 8-2 Frankel 修订分类法（Bradford 及 MC Bride）

	脊髓损伤类型	运动感觉功能状况
A	完全性损伤	运动、感觉完全丧失
B	不完全性损伤	仅有感觉残留，无自主运动
C	不完全性损伤	残留运动肌力小于 3 级（无用运动）
D1	不完全性损伤	残留运动最低功能状态（肌力 3 级），或者是自主运动正常或降低，伴有直肠、膀胱功能障碍
D2	不完全性损伤	残留运动肌力为 3+ 至 4+ 或直肠、膀胱功能障碍
D3	不完全性损伤	残留运动肌力为 4+，直肠、膀胱自主功能正常
E	恢复正常	运动感觉功能完全正常，但可有异常反射

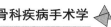

表 8-3　美国脊髓损伤学会（ASIA）分类法

	脊髓损伤类型	运动感觉功能状况
A	完全性损伤	在骶段（$S_4 \sim S_6$）无任何感觉及运动功能丧失
B	不完全性损伤	在神经平面以下包括骶段（S_4、S_6）存在感觉功能，但无运动功能
C	不完全性损伤	在神经平面以下存在运动功能，并且大部分关键肌的肌力小于 3 级
D	不完全性损伤	在神经平面以下存在运动功能，并且大部分关键肌的肌力大于或等于 3 级
E	正常	感觉和运动功能正常

此分类法目前在欧洲仍被广泛使用中。此分类法于 1990—1991 年由美国 ASIA 通过四次讨论，将 Frankel 分类法修改而成。

表 8-4　美国脊髓损伤学会（ASIA）第 6 版分类法

	脊髓损伤类型	运动感觉功能状况
A	完全性损伤	在骶段 $S_4 \sim S_6$ 无任何感觉或运动功能保留
B	不完全性损伤	在神经平面以下包括骶段 $S_4 \sim S_6$ 存在感觉功能，且无运动功能
C	不完全性损伤	在神经平面以下存在运动功能，且平面以下一半以上的关键肌肌力小于 3 级（$0 \sim 2$ 级）
D	不完全性损伤	在神经平面以下存在运动功能，且平面以下至少一半的关键肌肌力大于或等于 3 级
E	正常	感觉和运动功能正常

注：当一个患者被评为 C 或 D 级时，他 / 她必须是不完全性损伤，即在骶段 $S_4 \sim S_5$ 有感觉或运动功能保留。此外，该患者必须具备如下两者之一：①肛门括约肌有自主收缩；②运动平面以下有 3 个节段以上有运动功能保留。

2. 分类步骤

在对脊髓损伤患者进行分类时推荐使用以下顺序。

（1）确定左右两侧的感觉水平。

（2）确定左右两侧的运动水平。

注：在没有肌节可供检查的区域，假定运动水平与感觉水平相同。

（3）确定单个神经水平。

注：这是指两侧运动和感觉功能的最低正常水平，也是根据步骤 1 和 2 确定的感觉和运动水平最高的部分。

（4）确定损伤是否完全性（骶部运动和感觉存留情况）。

注：如果自主肛门收缩 = "无"，$S_4 \sim S_5$ 感觉评分 = 0，且任何肛门感觉 = "无"，则损伤为完全性。否则损伤为不完全性。

（5）确定 ASIA 残损分级（AIS）。

①损伤是否为完全性？如果是，则 AIS = A，记录为 ZPP。（ZPP 记录每侧最低皮节或肌节的部分残留）（非 0 评分）

如果否 ↓

②运动损伤是否为不完全性？如果否，则 AIS = B。（有肛门自主收缩或者在检查侧运动水平下运动功能多于 3 个平面，则为是）

如果是 ↓

③是否（单个）神经平面以下至少一半以上关键肌肌力在 3 级或 3 级以上？

如果否↓

则 AIS = C

如果是↓

则 AIS = D

如果所有阶段感觉和运动均正常，则 AIS = E。

注：病历记录为脊髓损伤的患者后来功能恢复正常，在随访过程中使用 AIS = E。如果初始检查没

有发现神经功能缺损，则患者神经功能是完整的；ASIA 残损分级不适用。

六、脊髓及神经根损伤检查时所必备的基本知识

脊髓是连接脑和身体之间运动和感觉信息的主要通道。纵向的脊髓通道为自质，包绕着脊髓中央的灰质，大部分脊神经细胞位于该处，并构成相应的感觉、运动神经元节段。脊髓感觉神经元的轴突和运动神经元的轴突经相应节段的神经根进出脊髓。神经根根据它们进出椎管的椎间孔而命名。

每个神经根接受来自相应皮肤区域（称皮区）的感觉信息，同样每个神经根支配一组肌群（称肌节）。皮区常常代表一块独立而又与其他相连的皮肤区域。多数神经根支配一块以上肌肉，同时大部分肌肉受多个神经支配。

脊髓损伤（SCI）影响病变部位感觉和运动信息的传导。通过系统地检查皮区和肌节，可以判断脊髓损伤所影响的脊髓平面。通过几种神经根损害的测量，可以发现神经元损害平面、感觉损害平面、运动损害平面（右侧或左侧），感觉评分（针刺和轻触），运动评分及部分残留区域（图 8-9a）。

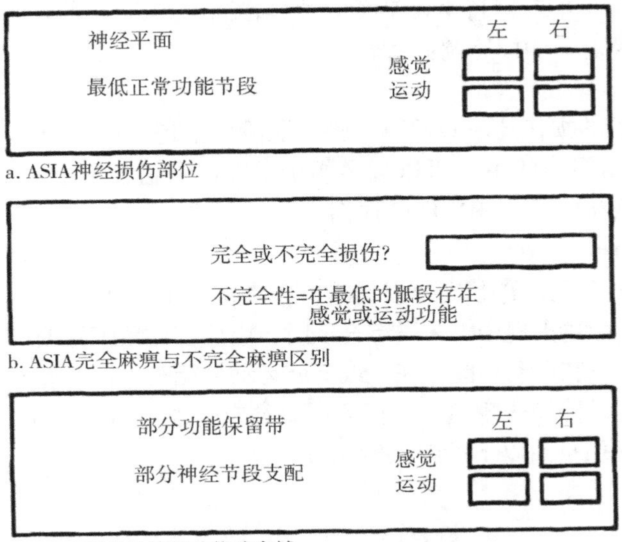

a. ASIA神经损伤部位

b. ASIA完全麻痹与不完全麻痹区别

c. ASIA部分的神经功能残存域

图 8-9 ASIA 神经学评定

1. 皮区（dermatome）
皮区指每个神经节段（神经根）内感觉神经轴突所支配的皮肤区域。

2. 肌节（myotome）
肌节指受每个节段神经根运动轴突所支配的一群肌纤维。

3. 神经平面、感觉平面和运动平面
神经平面指脊髓具有身体双侧感觉、运动功能的最低节段。事实上，身体两侧神经节段的正常感觉和运动检查时常常有所差别。因此，用右侧感觉节段、左侧感觉节段、左侧运动节段、右侧运动节段这四个节段来判断神经平面，并分开记录，而不采用单一"平面"，以免造成误解。感觉平面指身体两侧正常感觉功能的最低脊髓节段。运动平面亦指两侧正常运动功能的最低脊髓节段。脊髓平面由神经检查确定，包括：①检查身体两侧各自的 28 个皮区的关键感觉点（key sensory point）。②检查身体两侧各自的 10 个肌节的关键肌（key muscle）。

4. 不完全损伤
如果发现神经损伤平面以下包括最低位的骶段保留部分感觉和运动功能，这种损伤为不完全性损伤，骶部感觉包括肛门黏膜皮肤连接处和深部肛门的感觉。运动功能检查是用手指肛检时肛门外括约肌自主收缩（图 8-9b）。

5. 完全性损伤

完全性损伤指骶段感觉运动功能完全消失。

6. 部分残留带（zone of partial preservation，ZPP）

部分残留带指仍保留部分神经支配的最低神经平面、皮区和肌节。在最低正常平面以下发现受损感觉运动功能时，应记录身体两侧的部分残留带的受累平面。本术语与完全性损伤同用（图8-9c）。

7. 四肢瘫（tetraplegia，quadriplegia）

四肢瘫指由于脊髓腔内脊髓神经组织的损伤造成颈段运动感觉功能的损害和丧失。四肢瘫引起上肢、躯干、大腿及盆腔脏器的功能损害，不包括臂丛病变或椎管外周围神经的损伤。

（1）呼吸性四肢瘫（respiratory quadriplegia）：指 C_2 ~ C_3 的功能尚存，C_4 完全麻痹无人工呼吸机不能生存的四肢瘫。头部、颈部有感觉，斜方肌、胸锁乳突肌等功能尚存，所以可由颈部的随意运动而保持坐位平衡。亦可能脱离人工呼吸机数小时，自动呼吸。

（2）五瘫（pentaplegia）：C_2 ~ C_3 完全麻痹，功能髓节水平在 C_1 或更上位。四肢及头、颈部感觉、运动、膈肌运动均完全麻痹，不能保持坐位平衡。片刻也离不开人工呼吸机。口周围感觉正常，当损伤波及脑干时出现三叉神经麻痹，颜面感觉亦障碍。

8. 截瘫

截瘫指椎管内神经组织的损伤造成脊髓胸、腰或骶段（不包括颈）的运动感觉功能损害或丧失。截瘫不涉及上肢功能，但根据损伤的平面可以累及躯干、腿部和盆腔脏器。本术语包括马尾和圆锥的损伤，但不包括腰骶丛病变或椎管外周围神经的损伤。

9. 脊髓中央损伤综合征

此类损伤在颈髓损伤时多见，脊髓完全损伤时，中央灰质出血坏死向上扩展，也可造成损伤平面以上脊髓中央灰质的损伤。当颈髓出现中央灰质综合征时，由局部前角细胞损伤及其周围支配上肢的锥体束受损平面上肢运动丧失，但下肢运动功能存在。或上肢运动功能丧失比下肢明显严重。损伤平面以下的感觉可以部分丧失，但不如运动障碍表现严重，而骶部感觉未受损（sacral sensory sparing）（图8-10）。损伤平面的腱反射消失，而损伤平面以下的腱反射亢进。

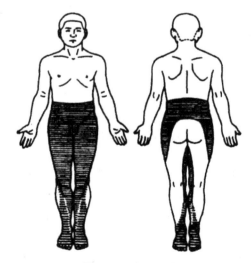

图8-10 鞍区回避

T_{10} 以下有温痛觉障碍，L_5 以下温痛觉障碍的程度轻，S_2 以下无障碍，感觉障碍回避了骶神经区域称为鞍区回避或低髓健存

10. 脊髓半侧损伤综合征

Brown-Sequard 于1949年通过动物实验描述了脊髓半切后的表现。以后，将临床出现与此症状相同的各种脊髓一半或部分损伤的病症统称为 Brown-Sequard 综合征。

本综合征的特征为：①损伤部位以下损伤侧的上运动神经元性瘫痪，同时伴有深感觉，识别觉得障碍及一过性的皮肤感觉过敏。②对侧痛温觉障碍。③损伤部以上损伤侧出现带状全部感觉消失区或感觉过敏区，这是由于后根受损所致。

本综合征的症状有时不典型，在临床上难以见到严格整齐的半侧脊髓切断，一般脊髓损伤或过或不及一半。颈髓半横切少见，本综合征多见于胸髓损伤。

11. 脊髓前部损伤综合征

由于脊髓前 2/3 的损伤造成皮质脊髓束、前外侧的脊髓丘脑束及灰质的部分受损，患者表现为损伤平面以下的自主运动和痛温觉消失。脊髓后柱功能基本正常，患者的轻触觉、位置觉、运动觉和振动觉、深压觉等良好。此综合征的病因可能与齿状韧带在赤道面上牵拉脊髓有关，也可能与脊髓前动脉损伤有关，它供应脊髓前 2/3 部，受损致使脊髓前 2/3 缺血。外伤时椎体骨折的碎块直接压迫脊髓致其损伤更是常见原因。

12. 脊髓后部损伤综合征

本综合征多见于椎板骨折的患者。由于脊髓后柱损伤而表现损伤平面以下的深感觉如震动觉、深压觉、位置觉等全部或部分丧失而痛温觉、轻触觉和运动功能完全正常。

13. 脊髓圆锥损伤综合征

单纯圆锥损伤者极为少见，多数在侵犯或损伤圆锥的同时都累及马尾神经根。当胸腰段脊柱损伤时，尤其是 L_1 骨折时，会出现圆锥马尾损伤。由于圆锥和马尾对损伤的耐受性不同，所以当圆锥马尾受损伤可以表现为圆锥完全损伤而马尾神经部分为完全断裂、部分为可修复性损伤，也可有几条未受损害，称此谓"神经根逸脱"（root escape）。

圆锥马尾损伤的临床分型：Ⅰ型为完全性的圆锥马尾损伤，Ⅱ型为完全性的圆锥损伤伴有一侧或两侧的神经根逸脱，Ⅲ型为不完全性圆锥损伤伴有神经根逸脱。

圆锥马尾损伤的主要临床表现有：①两下肢常无明显运动障碍。②肛门及会阴部有鞍状的感觉障碍。③性功能障碍，包括勃起及射精功能障碍。由于勃起中枢位于 $S_1 \sim S_3$，射精中枢则在 $S_3 \sim S_4$，所以骶髓病损可以产生分离性阳痿，能正常勃起但不能射精。④大小便失禁或潴留，膀胱失去张力而扩张。⑤反射：单纯圆锥病损时极少；圆锥马尾同时受累可出现下肢及会阴部反射障碍。损伤部位在图 8-11B 处常引起膀胱、肠道和下肢反射消失。损伤在图 8-11A 处时偶尔可以保留骶段反射，即球海绵体反射和排尿反射。

14. 马尾损伤综合征

在 L_1 椎体以下平面不再存在脊髓，只有 $L_2 \sim S_1$ 神经根及终丝，这些神经根经相应的椎间孔离开椎管。当马尾出现损伤时（图 8-11C），若侵及的神经根越多，则症状越广泛。一般地说，它的表现与脊损伤相似，但肌肉呈软瘫，肌肉萎缩明显，大腿以下有根性感觉障碍，下肢的深浅反射、肛门反射及球海绵体反射可全部消失或某些反射消失。

15. 必查项目和选择项目

神经检查包括感觉和运动两个部分，进一步又分必查项目和选择项目。必查项目用来评定感觉或运动神经平面，根据感觉和运动功能的特征评分确定损伤是否完全。选择性项目虽不用评分，但可以对特定患者的临床表现进行补充。

16. 感觉检查必查项目

感觉检查的必查部分是检查身体两侧各自的 28 个皮区关键点。每个关键点要检查 2 种感觉，即针刺觉和轻触觉，并按 3 个等级分别评定打分。

0 = 缺失

1 = 障碍（部分障碍或感觉改变，包括感觉过敏）

2 = 正常

NT = 无法检查

针刺觉检查常用一次性安全针。轻触觉检查用棉花。在针刺觉检查时，不能区别钝性和锐性刺激的感觉应评为 0 级。

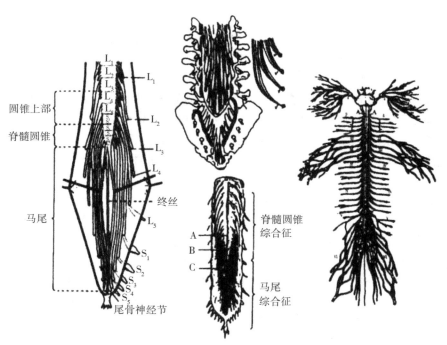

图 8-11 脊髓圆锥马尾示意图

17. 感觉检查选择项目

在脊髓损伤的评定中，将位置觉和深压感觉或深痛觉检查列入选择性检查。检查时用缺失、障碍、正常来分级，每一肢体只查一个关键点，即左右侧的示指和足踇趾即可。

18. 运动检查必查项目

运动检查的必查项目为检查身体两侧各自 10 对肌节中的关键肌。检查顺序为从上向下。

各肌肉的肌力均分为六级。

0：完全瘫痪。

1：可触及或可见肌收缩。

2：在无重力（地心引力）下进行全关节范围的主动活动。

3：对抗重力（地心引力）进行全关节范围的主动活动。

4：在中对抗重力和部分阻力下进行全关节范围的主动活动。

5：正常肌力（可完全抗阻力进行全关节范围的正常活动）。

NT：无法检查（患者不能够可靠地进行用力或者因制动、疼痛、挛缩导致无法进行肌力检查）。

应用上述肌力分级法检查的肌肉（双侧）如下。选择这些肌肉是因为它们与相应节段的神经支配相一致，并且便于临床做仰卧位检查（在脊髓损伤时其他体位常常禁忌）。

C_5——屈肘肌（肱二头肌，肱肌）

C_6——腕伸肌（桡侧伸腕长肌和短肌）

C_7——肘伸肌（肱三头肌）

C_8——中指屈指肌（固有指屈肌）

T_1——小指外展肌（小指外展肌）

L_2——屈髋肌（髂腰肌）

L_3——膝伸肌（股四头肌）

L_4——踝背伸肌（胫前肌）

L_5——长趾伸肌（踇长伸肌）

S_1——踝跖屈肌（腓肠肌、比目鱼肌）

除上面这些肌肉的两侧检查外，还要检查肛门外括约肌，以肛门指检感觉括约肌收缩，评定分级为存在或缺失（即在图 8-12 上填有或无），这一检查只用于判断是否为完全性损伤。

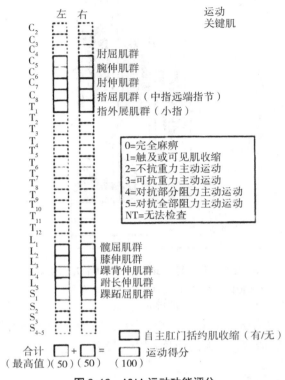

图 8-12　ASIA 运动功能评分

19. 运动检查选择项目

脊髓损伤评定建议还包括其他肌肉，但并不用来确定运动分数、运动平面及损伤的完全性。建议测定下列肌肉：①膈肌。②三角肌。③外侧腘绳肌。肌力分为无、减弱或正常。

20. 当患者不能充分检查时

当关键感觉点和关键肌因为任何原因而无法检查时，检查者将记录"未查"或"无法检查"来代替神经评分。例如，这类损伤的患者正在治疗，因而无法评定受累侧的感觉与运动分数和总的感觉与运动分数；再者，伴有脑外伤、臂丛损伤、上肢骨折等可妨碍完成神经系统的检查，但即使此时所测的感觉运动评分和损害的分级会与以后的检查不同，仍需尽可能精确地评定神经平面。

21. 感觉评分和感觉平面

每个皮区感觉必查项目有四种状况，即：右侧针刺觉、右侧轻触觉、左侧针刺觉、左侧轻触觉。按图 8-13 所示，把身体每侧的皮区评分相加，即产生两个总的感觉评分——针刺觉评分和轻触觉评分，并用感觉评分表示感觉功能的变化。

此外，通过必查项目的检查可以判断神经平面（即感觉平面）、部分保留区域和障碍分级的感觉部分。

22. 运动评分和运动平面

必查项目将各肌节按左、右两侧做运动分级。按图 8-13 所示，将两侧肌节的评分集中，得出总的运动评分，用这一评分表示运动功能的变化。

此外通过这些必查项目，可以确定神经平面（即运动平面）的运动成分、部分保留区域和障碍的分级。

运动平面指的是最低的正常运动平面，在身体的两侧可以不同。以肌力至少为 3 级的那块关键肌确定运动的平面，但要求该平面以上那个节段支配的关键肌肌力必须是正常的（4 ~ 5 级）。

23. 运动平面的进一步评定

每个节段的神经根支配一块以上的肌肉，同样大多数肌肉受一个以上神经节段支配（常为两个节段，图 8-13）。因此可以理解某一块肌肉在丧失一个神经节段支配但仍有另一神经节段支配时引起肌力减弱。用一块肌肉或一组肌肉（即关键肌）代表一个脊神经节段支配旨在简化检查。

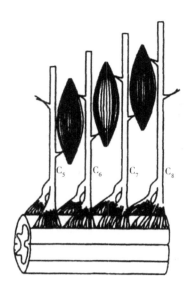

图 8-13　上肢关键的髓节支配图（ASIA 标准，国际分类）

三个关键肌各自两个节段神经支配简图（从左至右：肱二头肌，桡侧伸腕长肌，肱三头肌）

按常规，如果一块肌肉肌力在 3 级以上，则该肌节的上一个肌节存在完整的神经支配。在确定运动平面时，相邻的上一个关键肌肌力必定是 4 ~ 5 级，因为预计这块肌肉受两个完整的神经节段支配。例如，C_7 支配的关键肌无任何活动，C_6 支配的肌肉肌力为 3 级，C_5 支配的肌肉肌力至少为 4 级，那么身体该侧的运动平面在 C_6。

检查者必须确定肌力为 4 级的那块肌肉是否受完整的神经支配。一些患者在损伤后不同时期接受检查时，会有许多因素抑制他充分用力，如疼痛、体位、张力过高及失用等。如果检查者可以排除上述影响肌力的因素，同时确信患者已充分用力，而受检肌肉的肌力仍为 4 级，则应认为是异常肌力。

七、脊髓休克与预后预测

（一）脊髓休克

脊髓重度损伤时，出现损伤水平以下脊髓反射消失、血压明显下降的状态称为脊髓休克。

1. 脊髓休克的表现

关于脊髓休克尚无确切的定义，其临床表现及其意义尚有不明之处。脊髓休克为高度脊髓损伤时，损伤水平以下节段所支配的全部脊髓反射消失，体神经与自主神经全部反射亦均消失。外伤性脊髓中心部出血不伴有脊髓休克，Bach 等认为皮质脊髓束在起重大作用，但其机制尚不清楚。

2. 脊髓休克时的循环表现

脊髓休克患者中，由于交感神经被阻断而减少了周围血管的阻力，产生血管内血容量的停留和向心脏的前负荷减少，而无反射性心率加快，但在体位变换中则伴有血压的急剧下降呈现体位性低血压状态。特别是在颈髓横贯性损伤中，由拮抗迷走神经的交感神经（T_1 ~ T_4）的阻断而出现明显的低血压（40 mmHg）及心率缓慢（60 次 /min 以下）。交感神经沿脊髓走行，副交感神经系统则是另一途径，脊髓损伤时交感神经被损伤后，副交感神经并未受到损伤，而是副交感神经系统处于优势。脊髓休克时出现低血压，在神志清醒状态下与出血性休克易于鉴别。

对低血压，由 Trendelenburg 体位及休克裤可以控制，输液可改善低血压及脉缓，有时需用升压药及阿托品。依输液量进行管理和了解时间尿量，防止神经性膀胱伴有的尿潴留可持续导尿。实际上有时升压药并不管用，而适当输液保持充足尿量是很重要的。

3. 并发症

脊髓休克时，麻痹性肠梗阻等内脏并发症发生的危险性升高，易出现肌张力低及周围循环障碍而出现压疮。休克时双下肢静脉易瘀滞及水肿，约 15% 出现血栓，故有发生血栓性静脉炎、深静脉血栓、肺

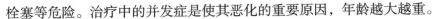

栓塞等危险。治疗中的并发症是使其恶化的重要原因，年龄越大越重。

（二）瘫痪预后的预测

1. 完全瘫与不完全瘫

脊髓休克时难以诊断完全瘫或不完全瘫，只有渡过脊髓休克期才能判断。脱离脊髓休克期时，反射功能中肛门反射（analwink）及阴茎海绵体反射（BCK）最早恢复，Stauffer 将 BCK 作为已脱离脊髓休克的时期，如此时仍不见肛门周围感觉恢复及足趾运动的恢复则为完全瘫。肛门反射及 BCK 的神经反射中枢存在于胸腰椎移行部，此部位损伤者有时上述反射长时间不出现，应注意观察并将下肢腱反射的出现等作为综合判定。完全瘫能否恢复的判断，目前尚有分歧。

2. 脊髓休克预后的预测

依 BCK 判定脊髓休克的脱离时期，森下等在伤后 72 h 内入院的 142 例（入院时为 Frankel A 级）进行调查，伤后 24 h BCK 阳性率为 43%，伤后 72 h 为 67%，力丸等在伤后 24 h BCK 阳性率为 38.2%，伤后 72 h 为 77.7%。消失时期颈胸椎部损伤为 5 ~ 6 周，腰椎部为 1 周左右，有个体差异。

有关脊髓损伤的预后与脊髓休克的相关性，森下等认为反射出现的时间较为重要，时期越短，脊髓损伤程度越轻，可以恢复，但瘫痪改善程度尚难肯定。

第三节 脊髓损伤的临床经过及其特征

因脊髓损伤不仅出现运动神经障碍而且也出现自主神经障碍。

一、脊髓损伤的临床经过

完全损伤时的经过是：脊髓休克期、痉挛期、总体反射（mass reflex）期。

1. 脊髓休克期

麻痹区域的全部反射均消失或减弱，呈迟缓性瘫痪。膀胱壁反应（膀胱逼尿肌）亦迟缓，呈膀胱被尿充满的状态（尿闭），此状态可于伤后立即并持续数日或 4 ~ 6 周。

2. 痉挛期

逐渐出现痉挛的时期，即下肢腱反射亢进，亦出现病理反射，膀胱壁亦出现痉挛（反射性尿失禁）。

3. 总体反射期

自主神经反射亢进乃因自律神经失调所致，亦称为自主神经过度紧张期，因膀胱壁、直肠壁的刺激或因麻痹肌的痉挛而出现头痛、出汗、立毛、血压上升等改变。此总体反射对于排尿的自我管理非常重要。

二、脊髓损伤的临床表现特征

1. 痉挛瘫

①脊髓（中枢神经）的锥体路受损伤后出现运动麻痹（图 8-14 ~ 8-15）。②但于脊髓休克期（脊髓损伤急性期）呈迟缓性瘫痪。③麻痹区域的腱反射（深反射）亢进，出现病理反射。

2. 迟缓性瘫痪

①马尾神经（末梢神经）损伤时出现的运动麻痹（图 8-16）。②但于脊髓损伤的脊髓休克期亦呈迟缓性瘫痪。③麻痹区域的腱反射消失或减弱。

3. 呼吸功能障碍

①胸腰椎移行部以上的脊髓损伤时，因肋间肌麻痹而呼吸功能低下。②上位颈髓损伤（第 4 颈髓以上）对膈运动亦麻痹而不能呼吸。③胸髓损伤时常会并有胸椎损伤引起的血胸，因而发生呼吸困难。

4. 膀胱功能障碍

脊髓损伤时，膀胱功能亦出现障碍：①排尿障碍可分为骶髓反射中枢部（第 2、3、4 骶髓）或胸腰椎移行部以下损伤的核型或核下型及骶髓反射中枢以上损伤（颈椎及胸椎损伤）的核上型。②核型或核下型者无排尿反射而呈尿失禁等，称此状态为自律性膀胱（图 8-17）。③脊髓损伤（核上型）时，于急性期（脊髓休克期）膀胱逼尿肌迟缓，膀胱充满尿液并呈尿闭，称此为无紧张性膀胱。急性期之后，呈痉挛性，出现排尿反射而呈尿失禁，称此为反射性膀胱。

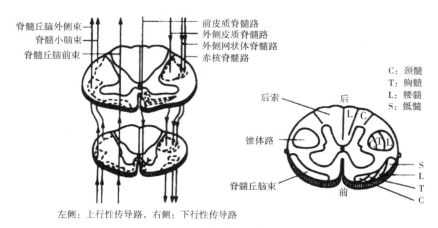

左侧：上行性传导路，右侧：下行性传导路

图 8-14　脊髓的传导路

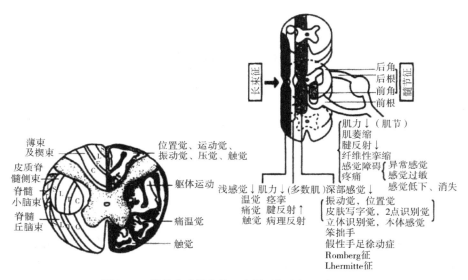

图 8-15　锥体束功能定位示意图（长束征及髓节征）

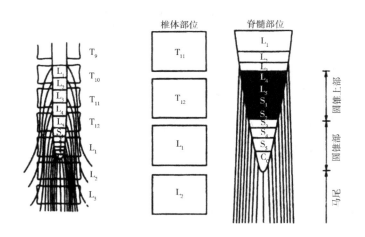

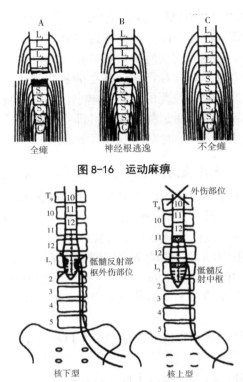

图 8-16 运动麻痹

图 8-17 脊髓损伤部位与骶髓反射中枢

5. 排便障碍

排便障碍见图 8-18：①与膀胱同样，降结肠、乙状结肠、直肠均受骨盆神经（副交感神经）及下腹神经（交感神经）的支配。②副交感神经增强消化道的蠕动运动，交感神经则抑制蠕动运动。③由于脊髓损伤而阻断了向脑的向心路而便意消失。④因结肠、直肠的蠕动运动麻痹而粪便变硬。⑤因肛门括约肌麻痹，直肠内的粪便溢出而出现腹泻及失禁。

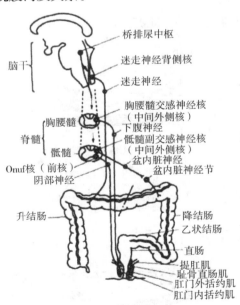

图 8-18 肠运动及排便的神经支配

三、麻痹（瘫痪）的恢复

麻痹是否可以恢复？这是由脊髓的破坏属完全性或不完全性，即脊髓完全被破坏或部分被破坏所决定的。部分被破坏者其麻痹可能为暂时性，其功能就有恢复的可能性。

目前认为麻痹如果持续 24 h 以上则是脊髓的完全破坏，其恢复的可能性极小。但是，如果在 24 h 以内有部分恢复，则其脊髓的破坏属不完全性，可能还会有少许恢复。

更具体一点说：①受伤以后 2 年内有时会有少许的变化。②可通过运动、感觉麻痹等临床表现判断脊髓被破坏的范围。③可以认为脊髓破坏得越严重，恢复的机会越小。④麻痹越是"完全性"的，恢复的可能性越小。⑤麻痹持续的时间越长，恢复的可能性越小。⑥麻痹恢复的速度越慢，完全恢复的可能性越小。⑦脊髓损伤的变化，大致在受伤后最初的 3 个月即会结束，日本在法律（残疾人福利法）上认定残疾时，要在麻痹瘫痪后 6 个月或更长的时期，方可写出诊断书。

四、手术是否可以消除麻痹（瘫痪）

遗憾的是手术不能使麻痹得到恢复。手术的目的是：①因骨折或脱位而错位时，使之复位，从而使脊髓的位置、血液循环得到改善。②除掉骨碎片、血肿、水肿等对脊髓的压迫。③稳定脊柱，使之能尽早接受康复治疗。总之，手术是为了复位、减压和稳定脊柱。

麻痹有时在最初为"绵软"的迟缓瘫，逐渐变为僵硬的痉挛瘫。另外，也可能会不知何故地屈膝或伸膝或颤抖，这是一种反射（自动的、不随意的），并不是麻痹在恢复。

在恢复过程中，也曾一度为轻度瘫痪，而后其痉挛增强，残留各种程度的运动困难、笨拙，称此为不全瘫状态。

根据残存的功能水平，大致可以预测其康复治疗的最高目标（最后目标）。C_6 损伤其日常生活需要别人帮助。C_7 则可乘轮椅不需人帮助，但也有人需要帮助。实际生活中能走路的是 L_4 水平。

任何人心中都会期望恢复，我们很难令患者不期待麻痹的完全恢复。但不管是否能恢复，能尽早以残疾人的身份回归社会，比持续住院更为重要。

五、脊髓损伤截瘫步行恢复的预测

脊髓损伤、脊髓炎、脊髓肿瘤手术等原因所致的截瘫，可利用此法预测其步行能力的恢复，周围性及中枢性亦可采用。但中枢性痉挛性较强时，协同运动（内收肌）、关节变形、挛缩（垂足、内翻足）等妨碍因素增多，对此应考虑在内。

1. 根据主要步行参与肌徒手肌力试验（MMT）的方法（图 8-19）

正常与优　　　　　良（别法）

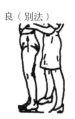

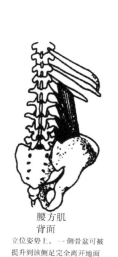

仰卧位（或俯卧位），令腰椎部适当伸展。患者两手把持台两侧，固定胸廓（躯干上部）。（如臂、肩肌无力时可由助手固定胸廓）令患者将一侧骨盆向胸廓方向提升。此时要握住踝关节，将下肢向下牵引，观察是否能克服此阻力而将下肢上缩并将骨盆提升。

良与可

腰方肌
背面
立位姿势上，一侧骨盆可被提升到该侧足完全离开地面的程度（腰方肌的反作用）

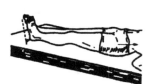

仰卧位，两下肢伸直，腰椎适当伸展，患者两手把持台两侧（图未示出）固定胸廓。检查患者能否将骨盆向胸廓方向提升。能克服轻度阻力而完成者为良。能完成全运动范围者为可。

劣与零

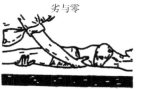

患者欲将骨盆向上方提升时，触诊骶棘肌外侧缘腰部深层，观察腰方肌有无收缩。

图 8-19　腰方肌及其提升骨盆的检查方法

截瘫（周围性或中枢性）步行预后的判断上，最确实的方法是：了解步行时必要的躯干、下肢肌肉尚有多少功能而由此类推判断步行的预后。最简单的方法是检查上抬骨盆的腰方肌，如果肌功能在优（good）以上，则总是可以步行的。

2. 根据腹壁表面反射的方法

此法比以上的徒手肌力试验（MMT）法更为简便（图8-20）。将腹壁表面反射分为上、中、下三部分核查而类推。但此反射对于正常人的老年、肥胖、多产妇亦难出现，因此不能使用。上述方法是服部氏在日本九州劳灾医院通过50例新鲜截瘫患者的肌力和神经检查以及运动疗法，追踪到症状固定期，并和最终步态类型对照所得出的结果。其中扶拐步行，尤其是佩戴下肢长支具步行的前提条件是上肢肌力正常，年龄小和步行阻碍因素少。

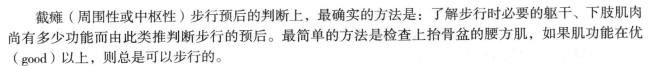

	被检查主要肌群 躯干屈肌／躯干伸肌／骨盆提肌／屈髋肌／伸髋肌／伸膝肌	将来的步行恢复程度	腹壁反射
A组	N G F P T	极轻病例可恢复到不用支具，用单拐或双拐步行。极重病例可恢复到配戴下肢长支具并扶拐2点步行。 多数中间型可恢复到佩戴下肢短支具扶拐步行。	
B组	G F P T		
C组	F P T	多数不能步行。即使用下肢长支具、骨盆带和拐杖也勉强到"双肢同时或交替拖地的步行"。由椅坐位站立也需要扶助，恢复不到能步行的程度。只能是轮椅生活的结局。	

图8-20 截瘫步行恢复预测试验

六、脊髓损伤者怎样面对现实

1. 拒绝、愤怒

脊髓损伤通常是因脊髓受到外伤而引起，多因交通事故、体育外伤、意外伤害等所致。几乎所有的病例都是在刚刚还是个完全健康而活泼的人产生，一瞬间就改变了其人生的路程。正如同其他面临危机者要分别采取各自的对策一样，脊髓损伤者也要采取自己的对策。

对待脊髓损伤，通常，患者初期的反应是不能接受损伤的严重性，大多数的患者及家属最初都确信"我们将能走出这所医院！"，这种反应可以说是颇为正常的。

不接受残疾（障碍）的严重性，这是人类固有的心理，即回避讨厌不利的现实。同时，外界对他（她）的期待也会有相当程度的影响，更可以说，希望会给人带来积极的动力，对事态的改善能抱有希望也是非常必要的。但是，医师等专业人员对刚刚受伤的患者及家属，简要说明患者运动－感觉恢复的可能性及障碍将不会治愈的情况，对患者也是非常有意义的。

常见于脊髓损伤患者的另一反应是愤怒，尤其该损伤是由于自身的失误或不注意而引起时，其愤怒有时是指向自己的，有时愤怒是指向加害者身上，但多数是由不可抗拒的外力所致，因而没有可谴责的对象，这一现实本身即构成"欲求不满"，心理失衡而愤怒，其结果是将愤怒转向医院工作人员或社会，甚至对幸免于永久性损伤的曾在同一环境的人们。

愤怒可以说是丧失抑制能力或不能顺利处理不安、恐怖时人类常用的自然发泄。脊髓损伤者其他常见反应是抑郁状态、不安以及其他许多感情上的变化。

患者的反应方式可有数种"典型"反应模式，但多数是与其过去的反应方式相同的。

多数康复专家认为愤怒或其他感情均是患者在其人生中对于完全未能预料到的不幸的变化时产生的"自然的"反应。因此，几乎收治脊髓损伤的医院或康复中心都应配备心理治疗师、社会工作者或其他专家，对患者家属提供咨询以及如何克服、对待其障碍的心理指导。

2. 要求了解事实真相

对于多数患者来说，适应脊髓损伤的第一阶段是要很好了解损伤的范围及伴随的病症。不仅要从医师那里听到功能恢复的可能程度，也要了解现实的真实情况，这对于患者自己对伤残所带来的困难，如何进行克服是很有必要的。

医师对于患者、家属来说，是个"带来不幸消息"的人，当患者对自己的病情、预后提出疑问、质问时，医师是否应坦率告知真相，或何时告知这一伦理问题，在医务工作者之间也尚未得出结论。许多医师如同对待一些难治或不治之症等患者一样，对待脊髓损伤这样外伤性致残的患者，当受到患者直接质疑之前，认为详细说明其悲观的处境，会徒然使患者及家属增加痛苦而多不愿说出真实情况。

但患者有尽可能了解自己处境的权利，获得足够知识方能对自己的人生做出理性判断。关于这个问题的有关伦理上的争论尚在继续。无论其结论如何，患者应该要求医师向他（她）说明其有关现在状况的信息和预后，并要求医师对其质问给予直率的回答。

将要提出哪些质问？多数患者最初的质问是损伤的水平问题；其次则是完全性损伤或不完全性损伤。完全性损伤时，刺激不能传达至受损伤的脊髓以下领域，反之亦同样，即损伤水平以下的感觉和功能丧失。不完全损伤时，则刺激有时可通过。不完全损伤，损伤水平以下的某些功能可以恢复，但很难预测出恢复的程度，但无论如何，了解损伤的范围，对于现在能力的再评价及了解残存能力的限度都是必要的。

3. 脊髓损伤者要不断地强化自己

脊髓损伤者是被强制送入医院和康复中心这一生疏的环境，伤者仍困惑于这一突发的惨事之中，其后果又要受到种种客观因素的制约，因此需要多方面的支援，医务人员、家属、友人的支持，支援当然是重要因素，但更为重要的还是自己如何有效地对待身体和生活状态产生的不可回避的变化，这要由患者本人的决心和愿望来决定。

在住院及康复治疗期间，患者及家属很容易得到医院工作人员的康复治疗和帮助。然而，对许多脊髓损伤患者来说，回归家庭后的时期是尤其容易受到"伤害"的时期。因为家庭是他过去非常熟悉的环境，而现在竟变成了要由别人帮助，或乘轮椅或用拐杖方能在家中活动，承认这种现实是很难过的，在家中就没有了像医院那种很有规律的按时间进行训练等的时间表，在医院时有熟练的工作人员或同室病友及其家属的帮助。因而，一旦回到家中后，患者及其家属可能痛感到孤立无援的处境，同时又感到回归受伤前的工作岗位及生活状态的困难，因此，这时也有人会感到甚至比受伤后数日数周时的精神休克的痛苦更大。

如果事前能预想到将面对的困难及相应的对策，则此过渡期可能较容易度过。康复中心在此种情况下，在此时期也应主动上门提供援助。脊髓损伤之后，患者可能感到非常消沉，担心损伤后出现生活上的各种问题，实际上你会得到远远超过你所想象的恢复，要了解身体结构，要有信心和决心，通过康复治疗会获得尽可能多的功能，要克服、超越似乎是不可超越的障碍，要强化自己，参加广范围的活动，你将会重新感到人生是美好的。

第四节　脊髓损伤的检查及诊断

一、问诊、视诊、触诊

常会合并有头部、腹、胸部外伤，因而无法直接向患者问诊。此时要向护送者问诊。①职业、年龄。②详细询问受伤时的情况。③主诉：疼痛部位及程度，四肢的感觉及有无主动运动。④呼吸状态：令深呼吸，观察有无胸部运动及膈运动，有无呼吸困难及发绀。⑤有无挫伤及部位（面、头、四肢、躯干）：头部、面部有挫伤时考虑颈髓损伤。⑥畸形：四肢，躯干。⑦体温测定：上位颈髓损伤时，往往有超高热（40℃以上）。⑧排尿、排便：有无尿意及自己排尿，有无尿、便失禁。不能自己排尿时，下腹有无膨满（膀胱充盈）。⑨有无腹部膨满。⑩男性时，有无阴茎勃起。⑪骶骨部、下肢等处有无发红

（压疮的早期）。

二、诊断

要早期对脊髓损伤的水平、脊椎骨损伤状态、麻痹程度进行诊断，因而要进行 X 线拍片等检查。但要充分注意检查中的全身状态及躯干的固定。

1. 单纯 X 线片（平片）

为诊断有否骨损伤，必须进行此种检查。①进行正、侧位拍片。为正确诊断有否脱位，要进行两侧斜位的拍片。有时也需断层拍片。仰卧位时，因肩部的影响而不能拍到下位颈椎。因此要将两上肢向下方牵引或将一侧上肢上举（游泳肢体体位）后进行拍片（图 8-21）。②拍片进行体位变动时，要特别注意确保颈椎稳定，绝对不可屈曲、扭转颈部及躯干（损伤部）。③可疑有颈髓损伤时要立即进行颅骨牵引，据此则可保持局部的固定而易于进行体位的变动。④在平片上脱位几乎均为前方脱位，这是由于屈曲力作用于躯干而引起的。脱位如合并骨折呈骨折脱位，几乎均为此一类型。骨折有楔形骨折（椎体前方或侧方被压缩呈楔形），爆裂骨折（椎体整体被压碎的状态，即中柱损伤致椎管内占位）。

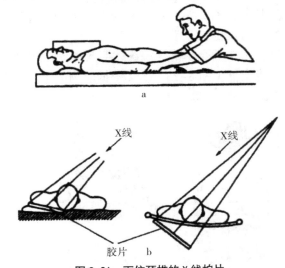

图 8-21 下位颈椎的 X 线拍片

a．下位颈椎（第 6、7 颈椎）摄影时要牵引两上肢；b．仰卧位的斜侧面摄影

2. CT

CT 可诊断平片上不能诊断的微细骨折。①观察断面上骨折脱位状况及椎管狭窄情况。②向摄影台移动患者时，要确保固定。因此至少需 4 名人员。损伤部位要由医生保持。

3. MRI

MRI 是在静磁场内的图像诊断法。①与 X 线检查或 CT 检查不同，无放射线的曝光，为无损伤性检查。②可简单、容易地获得脊椎及脊髓的形态信息。③不需要体位变换。

4. 脊髓造影

脊髓损伤时，通常要进行脊髓造影检查。①为观察椎管狭窄及脊髓被压迫的状态而进行此次检查。②造影剂现多使用碘水溶剂，如甲泛葡胺、碘海醇等，要进行脊髓造影准备及过敏试验检查。③造影剂的注入，要在腰椎穿刺，后头下穿刺，或第 1、2 颈椎间侧方穿刺下进行。胸腰髓损伤时进行腰椎穿刺；颈髓损伤时在仰卧位牵引下即可进行第 1、2 颈椎间侧方穿刺。④设定体位时要保持损伤部位的固定。

5. 神经学检查

脊髓损伤要在刚损伤后早期诊断属完全损伤或不全损伤，是十分重要的。此后也要多次进行神经学检查，诊断麻痹的变化，并给予适当处理。

（1）感觉麻痹的程度：①观察感觉障碍（通常检查痛觉及触觉）的平面，观察左右有无差异，是否左右为同一平面的横断性损伤。根据感觉障碍的平面而诊断损伤的部位（图 8-22）。②观察感觉障碍的程度，属感觉消失、迟钝或感觉分离，尤其要检查肛门周围有无感觉（第五骶神经）。肛门周围有感觉为不全损伤，则有恢复的可能。③有无尿意、便意，有则为不全瘫。④将手指插入肛门，如有感觉则属不全瘫。

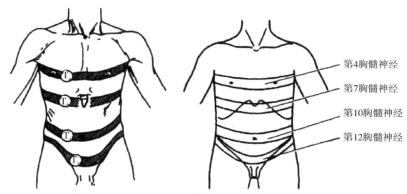

图8-22 躯干感觉的标志

（2）运动麻痹的程度：①腱反射的有无及减弱：刚受伤后很少有腱反射亢进（痉挛性瘫）。②有无主动运动：尤其要观察肛门括约肌有无随意运动，有则为不全瘫。③刺激肛门周围皮肤，如出现肛门括约肌不随意收缩的肛门反射或轻拭龟头而会阴部球海绵体肌收缩而出现球海绵体反射，则提示骶髓与中枢已断而被孤立，属完全瘫而不能恢复（图8-23）。④根据肌肉的主动运动，由其神经支配而诊断脊髓损伤平面。主动运动程度可根据肌力检查试验评定。

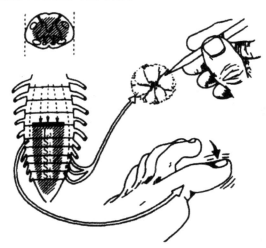

图8-23 骶部逃逸的肛门检查

骶髓的不完全损伤亦可引起不同程度的膀胱直肠功能障碍。只要蹋趾能屈曲，肛门周围感觉正常，且肛门括约肌有随意收缩，则表示支配膀胱直肠的全部骶神经可能残存，其膀胱直肠功能可以恢复

（3）在急诊室期间，要抓紧时间完成系列检查：①生命体征的检查：脉搏、血压、呼吸、体温或直肠温。②神经学检查：意识状态、脑、脊髓功能评价。③放射学检查：X射线检查有无骨骼损伤及重要脏器损伤。④其他检查：根据损伤部位，有时要进行其他检查。

第九章　周围神经及外周血管损伤

第一节　桡神经损伤

一、病因

桡神经在肱骨中、下 1/3 交界处紧贴肱骨，该处骨折所致的桡神经损伤最为常见。据报告约 14％ 的肱骨干骨折并发桡神经损伤。在桡神经损伤中，33％ 伴有肱骨中 1/3 骨折，50％ 伴有肱骨远 1/3 骨折，约 7％ 伴有肱骨髁上骨折，7％ 伴有桡骨小头脱位。其次是枪伤。其他原因包括上臂和前臂近端的撕裂伤，注射性损伤及局部长期受压，如 Frohse 腱弓、肘关节的骨折 – 脱位或脱位卡压及前臂骨折，Volkmann 缺血性挛缩、肿瘤、增大的滑囊、动脉瘤和肘关节的类风湿滑囊炎均可造成骨间背侧神经的卡压。

二、病理机制

桡神经是臂丛后束的延续，包括 C_6、C_7、C_8 神经纤维，有时会有 T_1 的神经纤维。它是以运动为主的神经，支配肱三头肌、肱桡肌、腕伸肌、旋后肌、指伸和拇伸肌、拇长展肌。桡骨骨折牵拉桡神经损伤，可为轴索断裂，也可为全断。锐器伤一般导致桡神经完全断裂。药物注射、卡压可使神经传导功能障碍、神经轴索中断、神经断裂。

骨间背侧神经卡压可能是慢性、难治性网球肘的一个原因。这样的卡压称为桡管综合征，四个可能引起压迫的解剖结构是：桡侧伸腕短肌的起始处、桡骨头周围的粘连、桡侧返动脉掌侧和骨间背侧神经进入旋后肌的 Frohse 腱弓处。有时，卡压发生在旋后肌远侧缘骨间背侧神经出口处，疼痛部位在伸肌群下方桡骨头或桡骨头远侧，抗阻力前臂旋后时疼痛，电生理诊断方法均有助于鉴别这种特殊类型的网球肘。如果桡神经卡压的症状和体征仅发生在肌肉活动后，可望自行恢复。如果卡压发生在其他情况下，特别是在前臂，手术探查及神经减压通常是有益的。

三、临床表现

桡神经损伤主要表现为伸腕、伸拇、伸指、前臂旋后障碍及手背桡侧和桡侧三个半手指背面皮肤，主要是手背虎口处皮肤麻木区，典型的畸形是垂腕。如为桡骨小头脱位或前臂背侧近端的骨间背侧神经损伤，则桡侧腕长伸肌功能完好，伸腕功能基本正常，而仅有伸拇、伸指和手部感觉障碍。

四、诊断

外伤引起的桡神经损伤，通常都有明确的病史，如肱骨中、下 1/3 骨折等。其临床症状和体征通过桡神经支配的下述肌肉可以准确地检查，因为它们的肌腱或肌腹或两者均可触到，包括肱三头肌、肱桡肌、桡侧伸腕肌、伸指总肌、尺侧伸腕肌、拇长展肌及拇长伸肌。桡神经损伤后产生伸肘及前臂旋后障碍，并有典型的腕下垂畸形。没有经验的检查者常因患者在屈指情况下能伸腕而被误导。因此检查者应具备鉴别力，因为运动分析常常可导致评估神经功能的错误。肱骨中段以远的桡神经损伤肱三头肌不会明显受累。在桡神经深、浅支的分叉处损伤，肱桡肌和桡侧伸腕长肌仍有功能，因而上肢可以旋后，腕关节能够伸展。在肘关节以上，桡神经对原位电刺激非常敏感，其他部位就很不敏感，结果也不准确。

感觉检查相对并不重要，即便神经在腋部离断也是如此，因为该神经通常没有感觉自主支配区。如有自主支配区通常在示指背侧表面，第一、二掌骨之间。但检查结果通常极不确定，除桡神经在肘关节分叉处近侧完全离断以外，不能提供任何其他证据。

对于由于卡压引起的神经损伤，除明确神经损伤的症状和体征外，引起卡压的原因的寻找非常重要。叩击试验（Tinel 征）可以提示神经损伤的部位。神经传导功能检查在神经走行的一个特定点上发现神经传导时间变慢，常可以证实神经卡压的临床诊断，而非其他损伤。这对于骨间背侧神经的卡压有特别重要的价值。肌电图检查可提示肌肉是否有神经支配，但常不能明确神经损伤的部位。

周围神经刺激和肌电图两项技术，对于鉴别癔症或官能性疾病和装病与器质性病变非常有用。

五、治疗

肱骨骨折所致桡神经损伤多为牵拉伤，大部分可自行恢复，在骨折复位固定后，应观察 1 ~ 3 个月。如肱桡肌功能恢复则继续观察，否则可能是神经断伤或嵌入骨折断端之间，<u>应立即手术探查</u>。如为开放性损伤应在骨折复位时探查神经并行修复。晚期功能未恢复，可行肌腱移位重建伸腕、伸拇、伸指功能，效果良好。

桡神经修复后再生的效果比上肢的其他神经要好，首先是因为它主要由运动支组成，其次是它支配的肌肉并不参与手指的精细活动。通过叩击试验（Tinel 征）可以判断桡神经恢复的快慢。

第二节　臂丛神经损伤

一、解剖概要

臂丛神经是支配上肢的重要神经，由第 5、6、7、8 颈神经和第 1 胸神经组成（以下称 C_5、C_6、C_7、C_8 及 T_1）。上述神经根穿出椎间孔后，经前斜角肌与中斜角肌之间穿出，组成三条臂丛神经干。C_5、C_6 合成上干；C_7 为中干；C_8、T_1 合成下干。三条神经干在锁骨中 1/3 后方，各自分成前后两股。三个后股合成后束。上、中干的前股合成外侧束。下干的前股单独成内侧束。这三束分别延伸到腋动脉的后、外、内侧，并以此而得名。自后束发出到上肢的神经有腋神经和桡神经。外侧束发出肌皮神经和正中神经外侧头。内侧束发出正中神经内侧头、尺神经、臂内侧皮神经和前臂内侧皮神经。正中神经外、内侧头合成正中神经。

二、病因

（一）直接暴力

直接暴力如砍伤、刺伤、锁骨骨折等，均可引起臂丛神经损伤，易合并血管伤。

（二）间接暴力

间接暴力多为牵拉暴力所致。也就是使头与肩距离增大的外力，均可造成臂丛神经部位的牵拉伤。如新生儿手受牵拉而引起产瘫。肩部受各种突然向下的暴力，使肩部突然下拉，也可使臂丛神经牵拉致伤。

三、临床表现与诊断

臂丛神经损伤后，主要表现为损伤神经支配区的肌肉瘫痪、感觉障碍等。由于外力作用的方式、损伤部位不同，临床可见以下三种类型。

（一）上干损伤

上干损伤又称上臂型损伤。伤时外力作用于肩上，而头部向对侧猛然侧屈时，易造成臂丛上干损伤。主要表现为颈 5、6、7 神经根所支配的肌群麻痹，如肩胛背神经支配的大、小菱形肌和肩胛提肌，胸长神经支配的前锯肌可出现瘫痪。

（二）下干损伤

上肢过度外展、外旋受到强力牵拉时，易伤及臂丛下干，又称为前臂型或下臂型损伤，表现为第 7、8 颈神经根和胸 1 神经根损伤。即环指、小指屈伸功能障碍，屈腕功能障碍。有时出现霍纳（Horner）征，表现为患侧睑下垂，眼裂变窄，瞳孔缩小，面颈部无汗等。

四、治疗

（一）非手术疗法

（1）将伤肢固定于外展、外旋、屈肘 90°，前臂旋后、腕背伸位。

（2）配合针灸、理疗、神经营养性药物及主、被动功能锻炼。

（二）手术治疗

（1）开放性神经损伤，应及时作臂丛神经吻合术或 3 周后行延期吻合术。

（2）闭合性臂丛神经损伤，经临床观察 3 ~ 6 个月，毫无恢复时，应行臂丛神经探查术，进行臂丛神经松解、移植修补及缝合术。

（3）对于晚期或根部的臂丛损伤，无法手术修补神经时，可根据残存的肌肉情况进行肌腱移位或关节融合术，以改进肢体功能。

第三节　正中神经损伤

一、病因

正中神经于腕部和肘部位置表浅，易受损伤。正中神经损伤见于 15% 的上肢骨骼并神经复合伤。最常见的损伤原因为肘关节脱位或继发于腕及前臂损伤后的腕管内，特别是腕部切割伤较多见。还可见于肱骨骨折、止血带过紧、Struthers 韧带压迫、腕管综合征、桡骨远端骨折后骨痂压迫或者前臂的某些发育异常。正中神经损伤常引起痛性神经瘤和灼烧性神经痛。从感觉的角度看，它比尺神经引起的伤残更严重，因为它影响手指的精细随意运动。

二、病理机制

正中神经由臂丛内、外侧束的正中神经内、外侧头组成，于喙肱肌起点附近移至腋动脉前方，在上臂肱动脉内侧与之伴行。在肘前方，两者通过肱二头肌腱膜下方进入前臂，穿过旋前圆肌肱骨头与尺骨头之间，于指浅屈肌与指深屈肌之间下行，发出分支支配旋前圆肌、指浅屈肌、桡侧腕屈肌、掌长肌。在旋前圆肌下缘发出骨间背侧神经，沿骨间膜与骨间掌侧动脉同行于指深屈肌与拇长屈肌之间，至旋前方肌，发出分支支配上述三肌。其主干至前臂远端于桡侧腕屈肌腱与掌长肌腱之间，发出掌皮支，分布于掌心和鱼际部皮肤。然后经过腕管至手掌部发出分支，支配拇短展肌、拇短屈肌外侧头、拇指对掌肌和 1、2 蚓状肌，3 条指掌侧总神经支配桡侧 3 个半手指掌面和近侧指关节以远背侧的皮肤。锐器伤导致正中神经部分或完全断裂，压迫伤可导致正中神经传导障碍或神经轴索断裂，很少见神经完全断裂。

三、临床表现

正中神经在肘上无分支，其损伤可分为肘上损伤和腕部损伤。腕部损伤时所支配的鱼际肌和蚓状肌麻痹及所支配的手部感觉障碍，临床表现主要是拇指对掌功能障碍和手的桡侧半感觉障碍，特别是示、中指远节感觉消失。而肘上损伤所支配的前臂肌亦麻痹，除上述表现外，另有拇指和示、中指屈曲功能障碍。

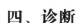

四、诊断

正中神经损伤的诊断主要依靠病史和临床检查来明确。明确的外伤史非常重要。如果没有外伤史，引起神经损伤的病史对于病因的诊断非常必要。

正中神经支配的肌肉的检查对于明确诊断非常关键，而检查肌肉功能是有一些基本的方法。如前臂能抗阻力主动维持在旋前位，说明旋前圆肌是正常的。如腕关节能主动维持在屈曲位，并可触及桡侧腕屈肌的收缩，则该肌是完好的。与此相似，如在腕中立位、拇指内收位，拇指的指间关节能抗阻力维持在屈曲位，则拇长屈肌是有功能的。指浅屈肌的检查可在其余各指维持被动伸展位时分别进行。虽然拇指的对掌运动很难确定，但如果拇指能主动地维持掌侧外展位，并可触及拇短展肌的收缩，即可确认该肌是有功能的。蚓状肌的功能不能单独测试出，因为该肌无法触及，且其功能可能与骨间肌相混淆。不能仅仅凭借对动作的分析即认为神经供应是完好的，就会出错，因为这可能是替代动作或假动作，如许多患者支配拇对掌肌的神经完全离断，对掌肌麻痹，仍能完成拇指对小指的对掌活动。

正中神经的最小自主神经支配区是示指及中指远端的背侧面和掌侧面。碘淀粉试验及茚三酮试验对诊断有帮助。自主神经营养性改变如脱水、皮肤萎缩及手指因指腹萎缩而变薄也提示存在感觉障碍。在怀疑患者有旋前圆肌综合征时，以下三种抗阻力试验会有所帮助：①肘关节屈曲位前臂抗阻力旋前，然后逐渐伸直肘关节时，如产生症状说明神经病变位于旋前圆肌。②指浅屈肌收缩，单独屈曲中指，如产生桡侧三个半手指的感觉异常和麻木，提示卡压部位在指浅屈肌腱弓处。③肘关节的抗阻力屈曲旋后运动可以检查神经是否在肱二头肌腱膜处卡压。实施旋前肌压迫试验时，将拇指置于旋前圆肌近侧缘的近端外侧进行挤压，如 30 s 内发生正中神经分布区的疼痛和感觉异常为阳性。其他提示旋前圆肌综合征的体征包括：旋前圆肌压痛、僵硬或明显膨大，叩击肌腹近端出现阳性 Tinel 征，正中神经支配的手外在肌或内在肌不同程度的无力，有时在肱二头肌腱膜表面前臂外形可见凹陷状。旋前圆肌综合征神经传导检查结果往往是正常的。

骨间前神经综合征可以有不同的症状或体征。典型患者会有前臂近端持续数小时的疼痛，检查时可见拇长屈肌以及示指、中指的指深屈肌、旋前方肌的麻痹和无力，前臂屈肌群及大鱼际肌的萎缩。在患者完成握持动作时，不能主动屈曲示指远端指间关节。肌电图检查、茚三酮试验及临床检查有助于鉴别该综合征。

五、治疗

正中神经挤压所致闭合性损伤，应予短期观察，如无恢复表现则应手术探查。如为开放性损伤应争取行一期修复，错过一期修复机会者，伤口愈合后亦应尽早手术修复。神经修复后感觉功能一般都能恢复，拇指和示、中指屈曲及拇指对掌功能不能恢复者行肌腱移位修复。

如正中神经高位损伤延误 9 个月、低位损伤延误 12 个月之后进行修复，则手内在肌的运动功能不可能恢复。超过上述时限，虽然有用的感觉恢复机会极少，但延迟至两年时缝合仍可能出现感觉恢复。对成人，旋前圆肌以上损伤感觉功能恢复的延迟时限约为 12 个月，屈拇长肌以下损伤为 9 个月。然而在儿童，进一步延长时限，感觉功能仍有可能恢复。因为感觉功能的恢复非常重要。如在预期的时间内感觉没有恢复，则可能需要行二次手术，因为这是使感觉获得恢复的唯一办法。

第四节　坐骨神经损伤

一、解剖概要

坐骨神经由腰 4、5 和骶 1、2、3 神经组成。经坐骨大孔于梨状肌下缘穿出，沿大腿后部下行，在股后侧中下 1/3 分为胫神经和腓总神经。在腘部，胫神经与腘动脉和静脉伴行，然后与胫后动脉伴行，经内踝后方进入足底。腓总神经沿腘窝外侧股二头肌腱内侧向下，绕过腓骨颈后分为深浅两支，浅支又称腓浅神经，支配腓骨长、短肌；深支即腓深神经，支配胫前肌、趾长伸肌、踇长伸肌、第三腓骨肌和趾短伸肌（图9-1）。

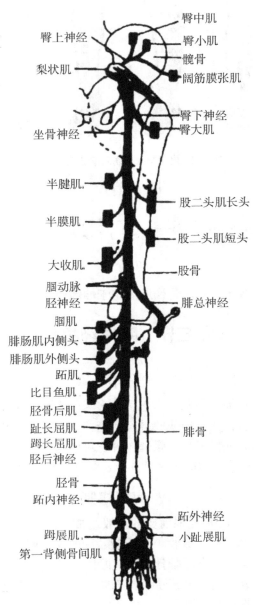

图 9-1　坐骨神经和胫神经支配的肌群

二、病因

坐骨神经损伤机会较少。可见于：

1. 开放性损伤

开放性损伤如火器伤。

2. 闭合性损伤

闭合性损伤如髋关节脱位、骨盆骨折等。

三、临床表现与诊断

坐骨神经损伤可出现所支配的肌群麻痹。膝关节的屈肌群、小腿和足部的全部肌群瘫痪。大腿的后侧、小腿后侧及外侧和足部的全部感觉消失（图9-2），膝、踝部腱反射消失。

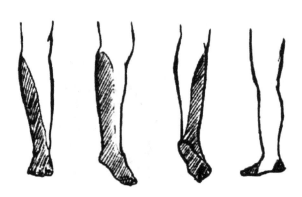

图 9-2　坐骨神经损伤后感觉消失区域

四、治疗

（一）闭合性神经损伤

可用非手术疗法，通过观察无恢复者可行手术探查。晚期功能无恢复者，可考虑分期进行膝、踝关节融合术。

（二）开放性损伤

应及时手术治疗，行神经吻合术，术后将伤肢固定于伸髋屈膝位。

第五节　股神经损伤

一、病因

股神经损伤较少见，常由下腹部的穿刺伤引起，且多为手术伤。由于股神经和髂动脉彼此邻近，所以它们可能同时损伤。由于不出血，而且即使股神经完全损伤，膝关节仍然主动伸直，所以股神经的损伤常易漏诊。血友病、抗凝治疗或创伤引起的腹壁血肿也可引起股神经病变，股神经的分支可在骨盆骨折时发生挫伤或牵拉伤。患者俯卧位手术时，必须注意避免该神经过度受压。

二、病理机制

股神经来自腰丛，由 L_2、L_3 和 L_4 神经根前支的后股组成，沿髂肌表面下行，穿腹股下肢神经损伤沟韧带并于其下 3 ～ 4 cm、股动脉外侧（股管）分成前、后两支，前支分成中间皮神经和内侧皮神经，支配大腿的前内侧皮肤。前支的运动支支配耻骨肌和缝匠肌。后支发出隐神经，伴股血管于缝匠肌深面向远端走行，穿收肌管，沿膝关节内侧穿出筋膜而行于皮下，支配小腿前内侧面的皮肤，向远端直至内踝和足弓。后支的肌支支配股直肌、股外侧肌、股内侧肌和股中间肌。穿刺伤或手术切割伤可以导致股神经部分或完全断裂，近端发生逆行性退变，远端发生 Wallerian 变性。挫伤和牵拉伤可能导致股神经的传导功能障碍，或者神经轴索断裂。

三、临床表现

股神经损伤后主要临床表现为股四头肌麻痹所致膝关节伸屈障碍及股前和小腿内侧感觉障碍。

四、诊断

大腿前方的肌肉萎缩易于发现。患者通常能抗重力轻易伸展膝关节，并能站立及行走，特别是在水平地面时，因为腓肠肌、阔筋膜张肌、股薄肌及臀大肌可以协助稳定下肢。但患者在爬坡或上楼梯时，通常行走较为困难。

股神经的自主支配区通常为髌骨内上方的小片区域，而大腿的前侧及隐神经支配区，最多仅有不同程度的感觉减退。将针式电极插入股神经附近进行电刺激检查对评价其功能是有价值的。

五、治疗

如为外伤或手术伤应尽早予以修复。如果神经缺损，修复时有张力，可以尽量屈曲髋关节以减少张力，手术后应予以屈曲位髋人字石膏固定。修复结果不好预料。

第十章　骨与关节感染性疾病

第一节　化脓性关节炎

化脓性关节炎是化脓性细菌引起的关节内感染。儿童多见，青少年次之，成人少见。常为败血症的并发症，也可因手术感染、关节外伤性感染、关节火器伤等所致。一般病变多系单发，儿童亦可累及多个关节，发病者男多女少，最常发生在大关节，以髋、膝多发，其次为肘、肩和踝关节。本病属于中医"关节流注"和"骨痈疽"范畴，而发于髋关节者称"环跳疽"，发于膝部者称"疵疽"，发于足踝部者称"足踝疽"，发于肩关节者称"肩中疽"，发于肘部者称"肘疽"等。

一、病因病理

（一）病因

中医认为本病总的病机是机体正气不足、邪毒壅滞关节所致，主要可概括为以下四个方面。

（1）热毒余邪，流注关节：疔疮疖肿等失于治疗，或余毒未尽，而机体正气不足以使其内消外散，邪毒走散，流注于关节而发病。

（2）感受外邪：尤其是暑湿之邪，客于营卫之间，阻于经脉肌肉之内，流注关节发病。

（3）瘀血停滞，化热成毒：积劳、过累或因跌仆闪挫，瘀血停滞，郁而化热成毒，恶血热毒凝于关节为害。

（4）损伤感染：开放损伤，或因关节手术、关节腔封闭治疗，邪毒随之而入引起。

现代医学认为本病最常见的致病菌为金黄色葡萄球菌，占85%左右。其次为溶血性链球菌、肺炎球菌和大肠杆菌等。婴幼儿化脓性关节炎常为溶血性链球菌引起。感染途径最常见的是血源性感染，细菌从身体其他部位的化脓性病灶经血液循环播散至关节；或从关节邻近的组织的化脓性感染蔓延而来；或可为关节开放性损伤、关节手术或关节穿刺继发感染。

（二）病理

化脓性关节炎的病理变化大致可分为三个阶段。其病变的发展为逐渐演变过程，而无明显的界限，有时某一阶段可独立存在，每一阶段的长短也不尽一致。

1. 浆液性渗出期

关节感染后，首先引起滑膜充血、水肿、白细胞浸润；关节腔内浆液性渗出，多呈淡黄色，内含有大量白细胞，此阶段无关节软骨破坏。如能治疗得当，关节功能可恢复正常。

2. 浆液纤维蛋白性渗出期

炎症继续发展，渗出液增多，因细胞成分增加，关节液混浊黏稠，内含脓性细胞、细菌及纤维蛋白性渗出液。关节感染时，滑膜出现炎症反应，滑膜和血管对大分子蛋白的通透性显著增高。通过滑膜进入关节腔的血浆蛋白增加，关节内有纤维蛋白沉积，常附着关节软骨表面，妨碍软骨内代谢产物的释出和滑液内营养物质的摄入，如不及时处理，关节软骨失去滑润的表面，关节滑膜逐渐增厚，进而发生软骨面破坏，关节内发生纤维性粘连，引起关节功能障碍。

3. 脓性渗出期

渗出液转为脓性，脓液中含有大量细菌和脓性细胞，关节液呈黄白色，死亡的多核白细胞释放出蛋白分解酶，使关节软骨溶解破坏，炎症侵入软骨下骨质，软骨溶解，滑膜破坏，关节囊和周围软组织发生蜂窝织炎，形成关节周围软组织脓肿。如脓肿穿破皮肤，则形成窦道。病变严重者，虽经过治疗，得以控制炎症，但遗留严重关节障碍，甚至完全强直于非功能位。

二、临床表现与诊断

（一）病史
一般都有外伤史或其他部位的感染史。

（二）症状与体征
1. 全身症状

急骤发病，有寒战、高热、全身不适等菌血症表现。

2. 局部表现

受累关节剧痛，并可有红肿、热、压痛，由于肌肉痉挛，关节常处于屈曲畸形位，久之，关节发生挛缩，甚至脱位或半脱位。

（三）实验室检查
1. 血液检查

白细胞计数增高，血培养可为阳性。

2. 关节穿刺

关节穿刺和关节液检查是确定诊断和选择治疗方法的重要依据。依病变不同阶段，关节液可为浆液、黏稠混浊或脓性，涂片可见大量白细胞、脓性细胞和细菌，细菌培养可鉴别菌种并找到敏感的抗生素。

（四）影像学表现
X线摄片及CT三维扫描早期见关节肿胀、积液、关节间隙增宽；以后关节间隙变窄，软骨下骨质疏松破坏；晚期有增生和硬化，关节间隙消失，关节呈纤维性或骨性融合，有时尚可见骨骺滑脱或病理性关节脱位。

（五）鉴别诊断
本病早期根据全身、局部症状和体征，实验室检查及影像学检查，一般可以做出化脓性关节炎的诊断。但某些病例须与风湿性关节炎、类风湿性关节炎、创伤性关节炎和关节结核鉴别。

（1）风湿性关节炎：常为多关节游走性肿痛，抗"O"检查常阳性，关节肿胀消退后，无任何后遗症。关节液细菌检查阴性，抗风湿药物有明显效果。

（2）类风湿性关节炎：常见为多关节发病，手足小关节受累，关节肿胀、不红。患病时间长者有关节畸形和功能障碍。血清及关节液类风湿因子试验常为阳性。

（3）创伤性关节炎：有创伤史，发展缓慢，负重或活动多时疼痛加重，可有积液，关节活动有弹响，休息后缓解，一般无剧烈疼痛。骨端骨质增生。多发于负重关节如膝、髋关节。

（4）关节结核：起病缓慢，常有低热、盗汗和面颊潮红等症状，全身中毒症状较轻。关节局部肿胀疼痛，活动受限，但多无急性炎症症状。早期X线片可无明显改变，以后有骨质疏松、关节间隙变窄，并有骨质破坏，但少有新骨形成。必要时行关节液检查或滑膜活检有助于区别。

三、治疗

原则是早期诊断，及时正确处理，内外同治，中西医结合，保全生命，尽量保留关节功能。

（一）全身治疗

全身支持疗法，改善全身状况。患者卧床休息，补充足够的液体，注意水、电解质平衡，防止酸中毒；给予足够的营养，如高蛋白质、多维生素饮食；必要时，少量多次输以新鲜血，以减少全身中毒症状，提高机体抵抗力。

（二）抗生素治疗

抗生素的应用是治疗化脓性关节炎的重要手段。应及早采用足量、有效、敏感的抗生素，根据感染的类型、致病菌种、抗生素药敏试验结果及患者机体状态选择抗生素，并及时调整。若未找到病原菌，应选用广谱新型抗生素，如头孢菌素等。不可为了等待细菌培养及药物敏感试验结果而延误病情，以免失去有效抗生素治疗的最佳时机。抗生素的使用至少应持续至体温下降、症状消失后 2 周。

（三）局部治疗

早期患肢制动，应用夹板、石膏、支具固定或牵引等制动，限制患肢活动，可防止感染扩散，减轻肌肉痉挛及疼痛，防止畸形及病理性脱位或在非功能位强直，减轻对关节软骨面的压力及软骨破坏。一旦急性炎症消退或伤口愈合，即开始关节的主动及轻度的被动活动，以恢复关节的活动度。关节已有畸形时，可应用牵引逐步矫正。不宜采取粗暴的手法，以免引起炎症复发及病理骨折等并发症。后期 X 线片显示关节软骨面已有破坏及骨质增生，关节强直已不可避免时，应保持患肢于功能位，使其强直于功能位。

初期、溃脓期选用拔毒消疽散、玉露膏、金黄膏或生肌玉红膏等外敷；溃脓期局部外用五加皮、白莲、芒硝水湿敷；恢复期中药五加皮汤或海桐皮汤外洗，配合手法、理疗促进血液循环和粘连松解，以早日恢复。

（四）辨证论治

1. 初期

起病急骤，有寒战高热、食欲减退及全身不适等急性感染全身表现以及关节疼痛，伸直时疼痛加重，有肿胀、灼热等局部表现，舌红苔黄，脉弦数。治宜清热解毒，利湿化瘀。方选黄连解毒汤、五神汤加减。感受暑湿发病者，加佩兰、薏苡仁、六一散等；热毒余邪发病者加生地、丹皮；蓄瘀化热而成者，加桃仁、红花、丹参、三七等。

2. 酿脓期

寒战高热持续，体温可达 40℃以上。局部肿胀加剧，拒按，皮肤发红灼热（在表浅关节尤为明显）。患处不敢活动或负重，呈半屈曲状态。舌绛红，脉洪数。治宜清热解毒，凉血利湿。方选五味消毒饮和黄连解毒汤加减。湿甚者，加薏苡仁、茯苓、泽泻、车前子等；高热神昏、谵语或身现出血点者，合用犀角地黄汤，并配服安宫牛黄丸或紫雪丹等；若热盛伤阴、气阴亏损见心烦口燥、舌光红无苔者，加生脉饮。

3. 溃脓期

（1）将溃未溃，或初溃泄脓不畅。治宜托里透脓。方选托里消毒饮或透脓散加减。热毒甚者，加薏苡仁、黄连、蒲公英、败酱草等。

（2）溃后正虚，治宜补益气血。方选八珍汤或十全大补汤加减。中焦虚弱，胃纳欠佳者，加陈皮、山楂、鸡内金等健运中焦之品；正虚而热毒未尽，或初溃不久，选用补药不宜过温，以防助热为患。

4. 恢复期

经过治疗，炎症消退，病灶愈合，全身情况恢复良好，即开始指导关节功能锻炼。治宜行气活血，舒筋活络。方选大红丸、活血舒筋汤、舒筋汤等加减。

（五）手术治疗

根据病变轻重、发展阶段及时选择外科处理。对于关节内脓液形成，应尽早切开排脓。如关节破坏严重，功能丧失，必须使关节强直固定在功能位，以免关节非功能位强直而严重影响功能。对于关节强直在非功能位者，在炎症治愈 1 年后，才可行手术矫形或关节成形术，以防止炎症复发。

1. 关节穿刺及冲洗

关节穿刺除用于诊断外，也是重要的治疗措施。其目的为吸出关节渗液，及时冲洗出纤维蛋白和白细胞释出的溶酶体等有害物质，避免对关节软骨造成不可逆的损害，术后局部注入抗生素或行关节腔灌注冲洗，也可用关节镜进行冲洗（图10-1）。

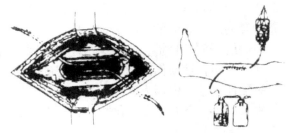

图 10-1 闭式持续冲洗

2. 关节切开引流术

经过非手术治疗无效，全身和局部情况如仍不见好转，或关节液已成为稠厚的脓液，或较深的大关节、穿刺难以成功的部位，应及时切开引流，用大量的生理盐水冲洗，去除脓液、纤维块和坏死脱落组织，注入抗生素，伤口用抗生素滴注引流或做局部湿敷，以控制感染和防止关节面软骨破坏，缓解疼痛，防止肌肉挛缩和关节畸形。大关节切开引流术后应配合使用。

3. 关节矫形术或关节成形术

严重的化脓性关节炎，未及时采取有效的措施，遗留严重畸形，有明显功能障碍者，可以考虑行矫形手术或关节成形术。对于关节强直于功能位无明显疼痛者，一般无须特殊治疗；如果关节强直于非功能位或有陈旧性病理脱位者，须行矫形手术，如关节融合、截骨矫形术或关节成形术等。手术须在炎症治愈1年后才可以进行，以防止炎症复发。

第二节　化脓性骨髓炎

一、急性化脓性骨髓炎

急性化脓性骨髓炎是指由化脓性细菌引起的骨膜、骨质和骨髓组织的一种急性化脓性炎症。本病的病变范围不仅涉及骨髓组织，而且常波及骨膜、密质骨和松质骨等部位；如不及时正确治疗，可反复发作或转为慢性骨髓炎，遗留畸形、强直、残废等，严重影响功能和健康，甚至危及生命。本病最常见于3～15岁的儿童和少年，男多于女，男女比例约4∶1。好发于四肢长骨的干骺端，尤以胫骨下段和股骨下段的发病率最高（约占60%），其次为肱骨、桡骨及髂骨，桡骨、尺骨、跖骨、指（趾）骨次之，脊柱亦偶有发生，肋骨和颅骨少见。本病属于中医"附骨疽"范畴，又称"多骨疽""胫骨疽"等。

（一）病因病理

1. 中医对本病病因病机的认识

（1）热毒入骨：疔疮疖肿、痈疽或咽喉、耳道等的化脓性感染。麻疹、伤寒、猩红热等病后，余毒残留，滞于体内；或六淫邪毒入侵，久而不解化热成毒，或因饮食劳倦、五志过极等致火毒内生。热毒余邪循经流注筋骨致气血瘀结，蕴热酿脓，遂成本病。

（2）损伤感染：开放性损伤，邪毒由伤口直窜入骨，阻塞经络，久而化热成脓，热盛肉腐，附骨成疽。或跌打闪挫，气血凝滞，邪毒乘虚而入，积瘀成疽，借伤成毒，流注筋骨发病。

（3）正气虚弱：正气虚弱不足以御邪，邪毒乘虚而入，蕴结于内不能外散内消而反深注于筋骨，繁衍为害。此为本病发生的内在因素。

总之，热毒是致病因素，正虚是发病的病理基础，损伤是其常见诱因。

2. 现代医学对本病病因及病理机制的认识

（1）病因：急性化脓性骨髓炎是由化脓性细菌引起的骨与周围组织的感染，最常见的致病菌是金黄色葡萄球菌，约占75%以上；其次为乙型链球菌和白色葡萄球菌，偶有大肠杆菌、铜绿假单胞菌和肺炎球菌等。

化脓性骨髓炎的感染途径主要有：①血源性感染：细菌从体内其他感染灶，如疖痈、脓肿、扁桃体炎、中耳炎等经血行到达骨组织，在身体抵抗力差或细菌具有高度感染力的情况下发病，这是最常见的途径。此外，不少患者局部骨骼感染灶不明显，但出现脓毒血症，应该注意这可能是脓胸、肺脓肿、心包炎、脑脓肿、肝脓肿、髂窝脓肿等的严重感染的一种表现，应全面检查，防止漏诊。②创伤性感染：细菌从伤口侵入骨组织，如外伤引起的开放性骨折，或因穿透性损伤到骨组织，或因术口感染累及骨组织，造成感染。另外，临床上扭挫伤及闭合性损伤的所致局部组织的损伤，形成血肿，导致局部血流不畅，细菌易于停聚引起感染。③蔓延性感染：由邻近软组织直接蔓延扩散导致，如指（趾）端感染引起的指（趾）骨骨髓炎，齿槽脓肿累及的上、下颌骨等。化脓性骨髓炎的发生，细菌毒力的大小是外在因素，全身情况或局部骨骼抵抗力是内在因素。

血源性骨髓炎，好发于儿童长骨的干骺端，此阶段是人体骨生长最活跃的时期，干骺端有很多终末小动脉，循环丰富，血流缓慢，细菌易于停留、聚集、繁殖，形成栓塞，使血管末端阻塞，导致局部组织坏死，感染化脓。

（2）病理：骨质破坏、坏死和由此诱发的修复反应（骨质增生）同时并存为本病的病理特点。早期以骨质破坏和坏死为主，晚期以增生为主。

病理过程：①脓肿形成：骨内感染灶形成后，因周围为骨质，引流不畅，早期多局限于髓内，随着病情的进展，骨质被侵蚀破坏，脓肿沿着局部阻力较小的方向四周蔓延。脓肿蔓延途径如下（图10-2）。脓肿向长骨髓腔蔓延。因骨骺板抵抗感染的能力较强，脓液不易穿破骺板进入关节腔，多向骨髓腔扩散，致使骨髓腔受累。髓腔内压力增高，可再沿中央管扩散至骨膜下层，形成骨膜下脓肿。脓液突破干骺端的坚质骨，穿入骨膜下形成骨膜下脓肿；压力进一步增高时，突破骨膜流入软组织。也可沿中央管侵入骨髓腔，穿入关节，引起化脓性关节炎。成人骺板无抵御能力，脓肿可穿破干骺端骨皮质进入关节，形成化脓性关节炎。②形成死骨：骨膜被脓肿掀起时，该部的骨皮质失去来自骨膜的血液供应（严重影响骨的循环）；而进入骨髓腔和中央管的脓液，亦可形成血栓和脓栓，栓塞管内通过的滋养血管，阻断骨内血供；最终造成骨坏死，形成死骨。坏死区的分布和大小，视缺血范围而定，严重时可发生整个骨干坏死。③包壳形成：在脓肿和死骨的形成过程中，由于骨膜剥离，骨膜深层成骨细胞受炎性刺激而产生大量新骨，包裹于死骨外面，形成"骨性包壳"，可替代病骨起支持作用，大量骨坏死时，成为维持骨干连续和稳定的唯一保证。通常包壳上有多个小孔与皮肤窦道相通，内有死骨、脓液和炎性肉芽组织，往往由于引流不畅，成为骨性无效腔。小块死骨可被吸收或经窦道排出，大块死骨则不能排出或吸收，导致无效腔不能闭合，伤口长期不愈，成为慢性骨髓炎。

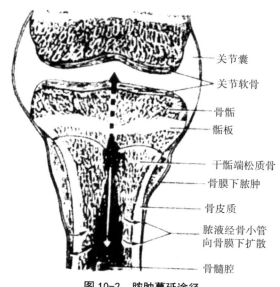

图10-2　脓肿蔓延途径

右侧标注（从上到下）：
关节囊
关节软骨
骨骺
骺板
干骺端松质骨
骨膜下脓肿
骨皮质
脓液经骨小管向骨膜下扩散
骨髓腔

（二）临床表现与诊断

1. 病史

患者体质常虚弱，有的曾有感染灶，有的曾有局部外伤史。

2. 症状与体征

（1）全身症状：起病急，开始即有明显的全身中毒症状，多有弛张型高热，可达39～40℃，有时并发寒战、脉搏快、口干、食欲不振，可有头痛、呕吐等脑膜刺激症状，患儿烦躁不安，严重者可有谵妄、昏迷等败血症表现。外伤引起的急性骨髓炎，除有严重并发症或大量软组织损伤及感染外，一般全身症状较轻，感染较局限而少发生败血症，但应警惕并发厌氧菌感染的危险。

（2）局部症状：早期有局部剧烈疼痛和搏动性疼痛，肌肉有保护性痉挛，惧怕移动患肢。患部皮温增高，有深压痛，肿胀不明显。数日后，骨膜下脓肿形成，局部皮肤水肿、发红。当脓肿穿破骨膜至软组织后，压力减轻，疼痛缓解，但软组织受累的症状明显，局部红、肿、热、痛，压痛更为明显，可触及波动感。脓液进入髓腔后，整个肢体剧痛肿胀，骨质因炎症而变疏松，常伴有病理性骨折。

3. 实验室检查

白细胞计数及中性粒细胞明显升高，一般伴有贫血，白细胞计数可高达 10×10^9/L，中性粒细胞可占90%以上。早期血培养阳性率较高，局部脓液培养有化脓性细菌，应做细菌培养及药物敏感试验，以便及时选用有效药物。如骨穿刺抽得脓液、混浊液或血性液体涂片检查有脓细胞或细菌，即可确诊。

4. 影像学检查

X线片在起病2周内多无明显异常，故阴性结果不能排除急性骨髓炎。2周后，髓腔内脓肿形成，松质骨内可见小的斑片状骨质破坏区，进而累及骨皮质甚至整个骨干。因骨膜被掀起，可出现骨膜反应（层状或葱皮样）及层状新骨形成（图10-3）。

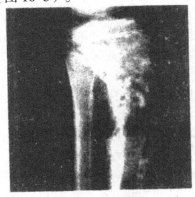

图10-3　X线表现

如感染继续向髓腔内和骨干方向扩展，则骨皮质内、外侧面均出现虫蚀样改变、脱钙以及周围软组织肿胀阴影，有时出现病理骨折。CT检查可提前发现骨膜下脓肿，明确其病变范围。MRI在骨髓炎早期即可显示病变部位骨内和骨外的变化，如骨髓损坏、骨膜反应等，此种改变要早于X线片和CT检查。骨扫描对早期诊断骨髓炎有重要价值，但由于其局限性，有时阴性并不能排除骨髓炎诊断。

5. 鉴别诊断

（1）软组织炎症：软组织炎症时全身中毒症状较轻，而局部红肿较明显，压痛表浅，且其病变多居于骨骼之一侧，因此压痛只限于一个或两个平面。

（2）急性化脓性关节炎：化脓性关节炎红热、肿胀、压痛在关节间隙而不在骨端，关节活动度几乎完全消失，有疑问时，关节腔穿刺抽液检查可明确诊断。早期X线表现为关节间隙增宽，随着病变的发展关节间隙变窄甚至消失。

（3）风湿性关节炎：为风湿病的一部分，起病缓慢，全身情况（如发热）和局部症状（关节肿痛）均较轻，常为多关节游走性，血沉、抗"O"等血液检查呈阳性。

（4）恶性骨肿瘤：特别是尤文肉瘤，常伴发热、白细胞增多、X线示"葱皮样"骨膜下新骨形成等

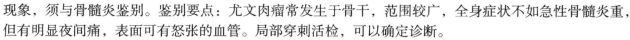

现象，须与骨髓炎鉴别。鉴别要点：尤文肉瘤常发生于骨干，范围较广，全身症状不如急性骨髓炎重，但有明显夜间痛，表面可有怒张的血管。局部穿刺活检，可以确定诊断。

（三）治疗

早期诊断，及时应用大剂量有效抗生素，中药辨证施治，内服外用和适当的局部处理，全身支持治疗是治疗成功的关键。

1. 全身治疗

加强全身支持疗法。对症处理患者的高热，纠正酸中毒，予补液、营养支持治疗，必要时输血，增强患者的抵抗力。出现感染性休克者，积极抗休克治疗。

2. 抗生素治疗

早期采用足量、广谱的抗生素，多主张联合用药。常用的抗生素主要有青霉素类、头孢类、氨基糖苷类、喹诺酮类、磺胺类以及甲硝唑、万古霉素、克林霉素、利福平等，应根据感染类型、致病菌种、抗生素药敏试验结果及宿主状态选择抗生素，并及时调整。

3. 辨证论治

急性化脓性骨髓炎的中医辨证宜分期论治，主要分为初期、成脓期、溃脓期。

（1）初期：此期相当于化脓性骨髓炎的急性炎症期。"急则治其标"，以清热解毒、行瘀通络为治疗原则。

邪热在表：初起症见恶寒发热，肢痛不剧烈，苔薄白，脉浮数。治宜清热解毒。方选仙方活命饮加黄连解毒汤或五味消毒饮。

热毒炽盛：症见高热寒战，舌红苔黄腻，脉滑数。治宜清营退热。方选黄连解毒汤合五味消毒饮，加乳香、没药等。如便秘尿赤者，加大黄、车前子。

毒入营血：症见高热昏迷，身现出血点，烦躁不安。治宜清营、凉血、开窍。方选清营汤合黄连解毒汤，配服安宫牛黄丸、紫雪丹等，静脉滴注醒脑静。亦可按感染性休克处理，积极行中西医结合治疗。

（2）成脓期：成脓前期，即骨膜下脓肿刚形成时，若能得到及时、有效的治疗，预后仍佳。本期治疗原则是先清营托毒，后托里透脓。

热毒瘀结：症见高热，肢端肿痛剧烈。治宜清热止痛。方选五味消毒饮、黄连解毒汤合透脓散加减。

火毒蕴结：症见患肢肿胀，红热疼痛。治宜托里止痛。方选托里消毒饮加减。

毒入营血：症见神昏谵语，身现出血点。治疗同初期。

（3）溃脓期：脓毒已溃。治疗原则是扶正托毒，去腐生新。扶助正气，助养新骨生长，促使疮口愈合。

热胜肉腐：初期溃疡，脓多稠厚，略带腥味，为气血充实。治宜托里排脓。方选托里消毒散加减。

邪去正虚：溃后脓液清稀，量多质薄，为气血虚弱。治宜补益气血。方选八珍汤合十全大补汤加减。

4. 外治法

患肢早期制动，应用夹板、石膏托或皮肤牵引等，抬高患肢并保持功能位，防止畸形和病理性骨折，并有利于炎症消退。初期局部选用如意黄金膏、双柏散或蒲公英、紫花地丁、犁头草、野菊花等外敷清热解毒；成脓期选用拔毒消疽散等外敷化瘀消痈；溃脓期疮口可用冰黄液冲洗，并根据有无腐脓情况，选用九一丹、八二丹、七三丹、五五丹、生肌散药捻，外敷玉露膏或生肌玉红膏等；同时配合患肢夹板制动。

5. 手术治疗

手术治疗的目的：一是引流脓液，减少毒血症症状，二是阻止其转变为慢性。手术方式主要有钻孔引流和开窗减压两种（图10-4）。一般而言，多数急性化脓性骨髓炎患者，经过早期、及时、有效的治疗，可免于手术。但出现以下情况，应考虑手术治疗。①大剂量应用抗生素2～3 d后，全身症状和局部症状仍不能控制甚至加剧者，或全身症状消退，但局部症状加剧，行诊断性穿刺时在骨膜下或骨髓腔内抽吸到脓液或渗出液者，应早期切开排脓引流。②脓汁已经在骨髓腔内广泛扩散并有死骨形成者，应考虑行开窗排脓和死骨摘除术。

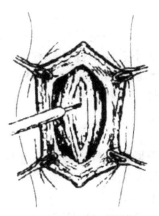

图 10-4 开窗减压术

二、慢性化脓性骨髓炎

慢性化脓性骨髓炎是整个骨组织发生的慢性化脓性炎症，多数是由急性感染消退后遗留的慢性病灶或窦道引发，少数一开始呈慢性过程。本病的病理特点是感染的骨组织增生、硬化、坏死、包壳、瘘孔窦道、脓肿并存，反复化脓，缠绵难愈，病程可长达数月、数年甚至数十年，易造成病残。本病属于中医"附骨痈"范畴。

（一）病因病理

1. 中医病因病机

慢性骨髓炎的演变过程，始终存在着"正"与"邪"的抗争，即"正邪相搏"。正气与病邪的斗争一直贯穿于本病的始末，而正气的强弱主导着整个疾病演变的转机。若正气旺盛，抗邪力强，则能及时消除其病理影响，抑制细菌的毒力和修复病理损害，使得无效腔变小，骨髓炎愈合。反之，若正气虚弱，抗邪无力，则疾病辽延不愈，时而发作。

2. 现代医学病因及病理机制

（1）病因：本病的致病因素与急性化脓性骨髓炎相同，大多数慢性骨髓炎是因急性化脓性骨髓炎治疗不当或不及时，病情发展的结果。这是一个逐渐发展的过程，一般认为发病1周后为慢性期，但时间只作参考，若急性炎症消退后，仍有死骨、窦道、无效腔存在，即为慢性骨髓炎。究其发病原因主要有两种：一是急性感染期未能彻底控制，反复发作演变成慢性；二是系低毒性细菌感染，在发病时即表现为慢性骨髓炎。慢性骨髓炎的致病菌为多种细菌的混合感染，但金黄色葡萄球菌仍是主要的病原体。此外，革兰阴性菌也有很大的比例。由骶尾部褥疮引起者多为葡萄球菌、大肠杆菌、铜绿假单胞菌及奇异变形杆菌等多种细菌引起的混合感染，在人工关节置换或其他异常存留引起的慢性骨髓炎者，其致病菌多为阴性凝固酶葡萄球菌。近年来，真菌引起的感染也屡有报道。

（2）病理：从急性化脓性骨髓炎到慢性化脓性骨髓炎是一个逐渐发展的过程。如在急性期未能得到及时适当的治疗，形成死骨，虽脓液穿破皮肤后得以引流，急性炎症逐渐消退，但因死骨未能排出，其周围骨质增生，成为无效腔。有时大片死骨不易被吸收，骨膜下新骨不断形成，可将大片死骨包裹起来，形成死骨外包壳，包壳常被脓液侵蚀，形成瘘孔，经常有脓性分泌物自窦道流出。

慢性骨髓炎病灶无效腔内含炎性肉芽组织和脓液。无效腔、死骨及附近瘢痕组织等病灶内，由于缺乏血液供应，局部药物的血药浓度低，无法清除病菌导致病菌残留。窦道常时愈时发，因脓液得不到引流，死骨、弹片等异物存在，或因患者抵抗力降低，即出现急性炎症症状。待脓液重新穿破流出，炎症渐趋消退，伤口可暂时愈合。如是反复发作，成为慢性化脓性骨髓炎。骨质常增生硬化，周围软组织有致密瘢痕增生，皮肤不健康，常有色素沉着。

（二）临床表现与诊断

1. 病史

多有急性化脓性骨髓炎、开放性骨折、手术史或战伤史。

2. 症状与体征

炎症静止期可无全身症状，长期多次发作使得骨失去原有的形态，肢体增粗及变形。皮肤菲薄、色泽暗，有多处瘢痕，稍有破损即引起经久不愈的溃疡；或有窦道，长期不愈合，窦道周围皮肤常有色素沉着，窦道口有肉芽组织增生。有时有小块死骨片自窦道排出。急性感染发作时，局部红肿、疼痛、流脓，可伴有恶寒、发热等全身症状，急性发作约数月、数年一次，反复发作；常由于体质不好或身体抵抗力低下情况下可以诱发。

3. 影像学检查

X线片见受累骨失去原有外形，骨干增粗，骨质增生、增厚、硬化，骨腔不规则、变窄或消失，有大小不等的死骨，如是火器伤偶可见金属异物存留。死骨致密，周围可见一透亮带，为肉芽组织或脓液将死骨与正常组织分离所致，此为慢性骨髓炎特征，死骨外包壳常被脓液侵蚀形成瘘孔。CT片可以显示出脓腔与小型死骨。部分病例行窦道造影可以充分显示窦道和脓腔。

4. 并发症

（1）关节强直：病变侵犯邻近关节，关节软骨被破坏，使关节呈纤维性或骨性强直，或因长期制动固定所致。

（2）屈曲畸形：多因急性期患肢未做制动牵引，软组织瘢痕挛缩所致。

（3）患肢增长或短缩：多见于儿童患者，因炎性刺激骨骺，或骺板破坏，导致过度生长或生长障碍。

（4）关节内外畸形：多为儿童患者因骨骺或骺板受累致使发育不对称所致。

（5）病理性骨折或脱位：感染造成骨质破坏可致骨折，慢性骨髓炎的受累骨质虽粗大但脆弱，易发生骨折，局部肌肉牵拉又可导致脱位。

（6）癌变：窦口皮肤长期不愈，反复的炎性刺激可致癌变，常为鳞状上皮癌。

5. 鉴别诊断

（1）硬化性成骨肉瘤：一般无感染史，X线片示恶性膨胀性生长、骨质硬化并可见放射状骨膜反应，病变可穿破骨皮质进入软组织内。

（2）骨样骨瘤：以持续性疼痛为临床特点的良性骨肿瘤。位于骨干者，皮质上可见致密阴影，整段骨干变粗、致密，其间有小的透亮区，即"瘤巢"1 cm左右，肿瘤可见小死骨，周围呈葱皮样骨膜反应。位于骨松质者，也有小透亮区，周围仅少许致密影，无经久不愈的窦道。病理检查有助于鉴别。

（3）骨结核：发病渐进，可有结核中毒症状，X线片示以骨质破坏为主。一般不易混淆，结合病史、病程、症状体征及X线片等可以鉴别。但当慢性骨髓炎和骨结核合并混合感染时，两者均有经久不愈的窦道，X线片均可见死骨和骨质增生硬化，不易区分，有时须靠细菌学和病理学检查加以鉴别。

（三）治疗

慢性骨髓炎的治疗原则是尽可能彻底清除病灶，摘除死骨，清除增生的瘢痕和肉芽组织，消灭无效腔，改善局部血液循环，为愈合创造条件。由于此期患者体质多虚弱，病变部位病理复杂、血供不畅，单用药物不能奏效，必须采用中西医结合、内外同治、手术和药物相结合的综合疗法。

1. 西药治疗

根据细菌培养及药物敏感试验，选择大剂量的有效抗生素，进行为期6~12周的治疗，并配合全身的营养支持治疗，予高蛋白、高营养、高维生素饮食等，必要时输血。

2. 辨证论治

慢性化脓性骨髓炎的辨证治疗，分为急性发作期和非急性发作期。

（1）急性发作期：治宜清热解毒，托里排脓。方选透脓散合五味消毒饮加减，或用托里金银地丁散等。

（2）非急性发作期：治宜扶正托毒，益气化瘀。方选神功内托散加减，可配服醒脑消丸、小金片、十菊花汤等。正气亏虚、气血两亏者，宜用十全大补汤、八珍汤、人参养荣汤加减。

3. 外治法

急性期选用黄金膏、玉露膏、双柏散、拔毒消疮散或蒲公英、紫花地丁、犁头草、野菊花等外敷清热解毒；非急性期成脓期可选用冰黄液冲洗，对外有窦道内有死骨难出者可选用八二丹、七三丹、五五丹等药捻插入疮口，以腐蚀窦道疮口排除死骨和脓腐，脓尽后改用生肌散。

4．手术治疗

（1）手术指征：凡有死骨、无效腔、窦道流脓，且有充分新骨形成包壳，可替代原有骨干而支持肢体者，均应手术治疗。术前、术后、术中应给予足量有效的抗生素。术前改善全身情况，如予高蛋白饮食、输血等，增强抵抗力。

（2）手术禁忌证：①慢性骨髓炎急性发作期不宜做病灶清除术，应以抗生素治疗为主，积脓时宜切开引流。②大块死骨形成而包壳尚未充分生成者，过早取掉大块死骨会造成长段骨缺损，该类病例不宜手术取出死骨，须待包壳生成后再手术。但近来已有在感染环境下植骨成功的报告，因此可视为相对禁忌证。

（3）手术方法：①病灶清除术：即碟形凿骨术（图10-5），切除窦道，摘除死骨，清除肉芽组织、坏死组织及瘢痕组织，然后用骨凿凿除骨腔边缘部分骨质，使骨腔呈碟形。应注意不可去除过多骨质，防止骨折发生。如行病灶清除术后骨腔较大，可将附近的肌肉做带蒂肌瓣填充术（图10-6）或滴注引流法以消灭无效腔。②骨移植术：对于骨缺损较大的慢性骨髓炎患者可根据骨缺损的情况，选用开放性网状骨移植或带血管的游离骨移植术填充缺损，术后可行闭式持续冲洗或是植入庆大霉素骨水泥珠链（图10-7），进行局部抗生素治疗，以消灭骨无效腔。③病灶切除术：病骨部分切除，不影响功能者，可局部切除。如腓骨中上段、髂骨、肋骨、股骨大粗隆、桡骨头、尺骨下端和肩胛骨等部位的骨髓炎。④截肢术：指征为，病程较长的慢性骨髓炎患者，受累骨质广泛，肢体严重畸形，患肢废用，功能完全丧失或周围皮肤有恶变者。应用极少，要严格把握指征。

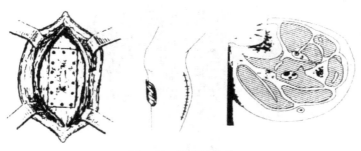

图10-5 碟形凿骨术

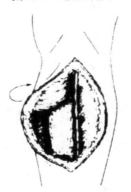

图10-6 带蒂肌瓣填充术

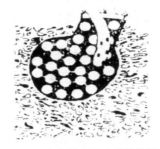

图10-7 庆大霉素骨水泥珠链植入

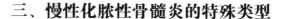

三、慢性化脓性骨髓炎的特殊类型

（一）慢性局限性骨脓肿

慢性局限性骨脓肿是指一种侵犯长骨端松质骨的孤立性骨髓炎，多见于儿童和青年，胫骨上端和下端，股骨、肱骨和桡骨下端为好发部位。本病属于中医"附痈疽"和"骨痈疽"范畴。

1. 病因病理

一般认为是低毒性的细菌感染所致，或因身体对病菌抵抗力强而使化脓性骨髓炎局限于骨髓的一部分。致病菌常为金黄色葡萄球菌、柠檬色葡萄球菌、白色葡萄球菌。脓肿的内容物，初期为脓液或炎性液体，中期脓液逐渐为肉芽组织代替，后期肉芽组织周围因胶原化而形成纤维囊壁。

2. 临床表现与诊断

（1）病史：患者可能有肢体干骺端急性炎症发病史。

（2）症状与体征：病程往往迁徙性，持续数年之久。患肢轻度肿胀、疼痛，时轻时重，可有压痛、叩痛，症状可反复发作，长期存在。当劳累或轻微外伤后，可引起急性发作，疼痛加剧，肿胀加重及皮温升高，并可累及邻近关节。罕见有皮肤发红，使用抗生素后炎症表现迅速消退。

（3）实验室检查：血象可见白细胞计数增高和中性粒细胞核左移。脓液细菌培养常为阴性。

（4）影像学检查：X线片可见长骨干骺端或骨干皮质显示圆形或椭圆形低密度骨质破坏区，边缘较整齐，周围密度增高为骨质硬化反应，硬化带与正常骨质明显分界（图10-8）。

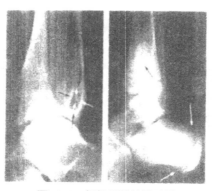

图10-8 慢性局限性骨脓肿

本病需与干骺端结核相鉴别，结核发于干骺端时，破坏广泛，周围边缘不整齐，密度不增高，骨破坏腔内可见死骨，并易侵犯关节，而本病多不破坏关节。

3. 治疗

偶发时采用中西医结合治疗，中药内外同治，配合抗生素抗炎；急性发作时常需手术治疗。

（1）抗感染治疗：确诊后使用广谱抗生素。

（2）辨证论治：本病以关节红肿疼痛为主要表现。治宜清热解毒，活血通络，扶正祛邪。方选五味消毒饮加减。

（3）外治法：用拔毒消疽散或四黄散外敷。

（4）手术治疗：手术时间为在两次急性发作的间歇期。术前、术后都需要使用抗生素。手术方法为凿开脓肿腔，清除脓肿，彻底刮除腔壁肉芽组织，缝合伤口，必要时根据病情、部位配合滴注引流。

（二）硬化性骨髓炎

硬化性骨髓炎，又称加利骨髓炎，是一种由低毒性感染引起，以骨质硬化为主要特征的慢性骨髓炎。本病多发于长骨的骨干，如胫骨、股骨、腓骨、尺骨等部位，尤以胫骨为好发部位。本病属于中医"附痈疽"和"骨痈疽"范畴。

1. 病因病理

（1）病因：病因尚未完全明确。一般认为是骨组织的低毒性感染，有强烈的成骨反应，产生弥漫性骨质硬化；亦有认为系骨组织内有多个小脓肿，骨内张力很高，因此患者常因病变部位酸胀疼痛而就诊。

（2）病理：本病的主要病理变化过程以骨质硬化改变为主，髓腔变窄甚至消失，没有骨或骨髓化脓、坏死，无死骨形成。在病灶内亦不易发现致病菌。

2. 临床表现与诊断

（1）病史：患者可能有损伤病史。

（2）症状与体征：慢性骨髓炎起病多为慢性过程，患处酸胀、疼痛，时轻时重，多有夜间疼痛加重。局部肿胀不明显，多无红肿、发热，症状可反复，劳累或久站、行走多时，疼痛加重。

（3）实验室检查：病灶中细菌培养一般为阴性。白细胞计数可有改变，血沉可有加快。

（4）影像学检查：X 线片可见局限或广泛的骨质增生硬化现象。骨皮质增厚，髓腔狭窄甚至消失，病骨密度增高，常呈梭形（图 10-9）。在骨质硬化区内一般无透明的骨破坏，病程长的病例中，可见小而不规则的骨质破坏区。多无软组织肿胀。

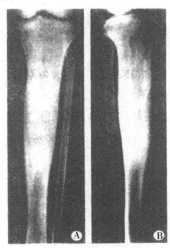

图 10-9　硬化性骨·骨髓炎

本病需与硬化性骨肉瘤、尤文肉瘤、畸形性骨炎、骨梅毒等相鉴别。

3. 治疗

采用中西医结合的方法，内外同治，中药辨证施治，并配合抗生素抗感染治疗，缓解急性发作所致的疼痛。对于部分病例，非手术治疗难以奏效者，需手术治疗。

（1）抗感染治疗：确诊后使用广谱抗生素。

（2）辨证论治：①症见骨质增厚硬化，局部疼痛，无红热，治宜解毒散结，活血通络。方选仙方活命饮合醒消丸加减。②病程长，硬化区有骨质破坏，局部阵痛、压痛，并有微热、微红。治宜清热托毒，活血通络。方选五味消毒饮合透脓散，配醒消丸加减。

（3）外治法：用拔毒消疽散局部外敷，并可用阳和解凝膏掺蟾蜍丸末外敷于硬肿处。发作期可行局部制动。破溃流脓者，按外科换药。

（4）手术治疗：非手术治疗无效者可行手术治疗，凿开骨皮质，切除增生硬化的骨组织，并清除肉芽组织或脓液，贯通闭合的骨髓腔，以解除髓腔内张力，缓解疼痛。

第三节　外伤性骨关节感染

外伤性骨关节感染是创伤（如开放性骨折）后的严重并发症，由创伤或创伤治疗后感染所引起的微生物进入骨组织及关节腔，在创伤组织中增殖并产生骨感染，通常由多种微生物引起。这类感染很多，如急性化脓性骨髓炎、急性化脓性关节炎等。骨折断端浸泡在脓液中，骨膜和骨组织坏死，骨修复停止，死骨更易形成，因此感染情况下骨折不能愈合。而关节软骨在脓液中浸泡，关节软骨破坏，关节功能下降，致使发生畸形、强直、坏死。该病迁延反复，若治疗不当，则转化为慢性骨与关节感染者也很常见，是临床治疗的一大难题。

一、影像学检查目的与方案

1. 影像学检查目的

影像学检查目的：①支持或证实临床诊断。②明确病变的范围、程度，引导穿刺、引流，帮助确定治疗方案。③术前、术后评估。④病变愈合转归的判断，随访。

2. 影像学检查方案

X 线平片基本可显示骨关节感染的相关病理特征，并良好显示外伤后骨折和关节异常，在相关病史支持下可做出诊断。CT、MRI 尤其是后者对感染具有很高的敏感性，可进一步显示骨、关节及软组织感染范围、程度，亦可满意显示软组织损伤、肌腱血管、神经损伤、皮肤及骨骼缺损等，对诊断和指导治疗有很大的意义。

二、影像诊断

急性感染患者平片常无骨异常发现，但可以看到关节肿胀及软组织内气体。病变迁延致骨折不愈合时可见骨折不连续，骨痂形成少，骨断端硬化，髓腔闭塞、畸形等。其余征象可参见本节相关疾病中的描述。

三、治疗原则

积极治疗原发病，采用全身支持、抗生素使用及局部治疗的综合疗法。

四、治疗方案

（1）在全身支持疗法的基础上，根据细菌培养药敏试验结果选择有效抗生素，足量、联合使用。局部治疗主要包括穿刺冲洗，切开排脓引流灌洗术。

（2）对于有大面积的内固定物、骨外露的情况，应在积极控制炎症的同时，使用局部转移皮瓣或其他显微技术关闭创面，以免发生炎症难以控制及骨坏死等情况。

（3）如内固定不稳定或压力遮挡明显，有骨溶解吸收现象或倾向时，应行病灶清除术，同时更换固定方式。骨缺损者，在病灶清除彻底时，可考虑一期植入自体骨。

（4）对于骨与关节真菌感染按真菌深部感染予以治疗，但一般难以治愈。

五、预后与随访

如能早期诊断、正确的治疗，预后一般良好，但常遗留部分功能障碍。骨与关节真菌感染的预后不良。随访时应定期复查 X 线平片，必要时复查 CT，了解骨关节病灶愈合修复情况。

第十一章 骨关节缺血性疾病

第一节 股骨头缺血性坏死

股骨头缺血性坏死（avascular necrosis）是临床常见疾病，是医学界的难点之一，普遍认为是激素、创伤、减压病、血液疾病、乙醇中毒等各种不同的病因破坏了股骨头的血供，导致骨的有活力成分死亡，最终使整个髋关节功能丧失。一般认为，ANFH 的好发年龄为 30～50 岁，往往双侧发病，如未加治疗，70%～80% 股骨头坏死的髋关节会在 X 线片及临床上有病程进展表现，可出现渐进性股骨头塌陷、继发退行性骨关节炎、严重髋关节功能障碍而致残。其早中期主要的治疗方案被放眼于诸多保髋的姑息性手术上，如髓芯减压术、血管束植入术、带血运的骨移植或骨膜移植术、骨膜细胞移植术、截骨术及介入治疗等，但没有一种术式是完全满意的，晚期患者行人工关节置换术。因本病特有的力学、生物学等因素导致失败率较高，许多问题有待解决。

一、诊断

（一）临床表现

股骨头缺血性坏死早期可以没有特殊的临床症状，而在拍摄 X 线片时发现，最先出现的症状为髋关节或膝关节疼痛，疼痛可呈持续性或间歇性。疼痛性质在早期多不严重，但逐渐加剧，跛行。也可在受到轻微外伤后骤然疼痛。经过非手术治疗，症状可以暂时缓解，但过一段时间疼痛会再度发作，行走困难，甚至扶拐行走。早期髋关节活动可无明显受限；随着疾病发展，体格检查可有内收肌压痛，髋关节活动受限，其中以内旋及外展活动受限最为明显。早期腹股沟韧带下压痛，髋内收、外展痛，"4"字试验阳性，到晚期则各方活动皆受限，Thomas 征阳性，重者肢体缩短，并出现半脱位征。

（二）临床分期

0 期：髋关节无症状，X 线片亦无异常，但因对侧已出现症状并确诊，而双侧受侵者又达 85% 以上，将此期称静默髋（silent hip），实际此时作同位素扫描，测骨内压或髓芯活检，已证明有改变，此时正是减压治疗的良好时机。

Ⅰ 期：髋关节处有疼痛，可因外伤或劳累后发生，呈进行性，夜间重，内旋、外展略受限。X 线片可见部分区域稀疏，测压、活检皆表现阳性。此期减压治疗效果较好。

Ⅱ 期：临床症状继续加重，X 线片表现为骨密度增高及囊样变，软骨下骨出现弧形透光带，称"新月状"征（Crescent sign），但股骨头外形仍正常。

Ⅲ 期：病髋疼痛妨碍行动，各方活动已明显受限，X 线片股骨头边缘因塌陷而有重叠，或已失去圆形，硬化区明显。诊断虽易定，处理却已困难。

Ⅳ 期：病程已至晚期，股骨头变形，关节间隙狭窄，髋臼硬化，出现明显的骨关节炎病征。

（三）影像学检查

1. X线检查

股骨头缺血性坏死的诊断仍以普通的X线片作为主要的手段，但在X线片上看到股骨头密度改变，至少需2个月或更长时间。骨密度增高是骨坏死后新骨形成的表现，而不是骨坏死的本身。①股骨头外形完整，关节间隙正常，但在股骨头持重区软骨下骨质密度增高，周围可见点状、斑片状密度减低区阴影及囊性改变。病变周围常见一密度增高的硬化带包绕着上述病变区。②X线片表现为股骨头外形完整，但在股骨头持重区关节软骨下骨的骨质中，可见1～2 cm宽的弧形透明带，构成"新月征"。这一征象在诊断股骨头缺血坏死中有重要价值。③股骨头持重区的软骨下骨质呈不同程度的变平、碎裂、塌陷，股骨头失去了圆而光滑的外形，软骨下骨质密度增高。但关节间隙仍保持正常的宽度。Shenton线基本上是连续的。④股骨头持重区严重塌陷，股骨头变扁平，而股骨头内下方骨质一般均无塌陷。股骨头向外上方移位，Shenton线不连续。关节间隙可以变窄，髋臼外上缘常有骨刺形成。

应用普通X线片诊断股骨头缺血性坏死时，采用下肢牵引拍摄X线片，可对诊断有所帮助，牵引下使"新月征"显示更加清楚。股骨头的X线断层检查对发现早期病变，特别是对"新月征"的检查有重要价值，因此对疑有早期股骨头缺血坏死者，可做X线断层检查。

2. CT的表现

CT在股骨头缺血性坏死诊断方面的应用可达到两个目的。早期发现微小的病灶和鉴别是否有骨的塌陷存在及其延伸的范围，从而为手术或治疗方案的选择提供信息。股骨头坏死继发性病理改变在CT上可分三期。

早期：坏死骨开始被吸收时发生囊性变，骨小梁缺少；股骨头骨性关节面部分吸收、中断或增厚；有时髋臼可能有轻微骨质增生。

中期：股骨头内明确出现大小不等的囊状骨吸收区，单发或多发，囊状破坏区开始边缘模糊，逐渐表现囊变，周围产生新生骨并形成硬化边，中心可见小块死骨或大块死骨，成像中可见中心死骨及环绕死骨的透亮吸收带、外围新生骨硬化带三层结构。

晚期：表现出股骨头塌陷变形。严重者整个股骨头1/3缺少，呈半脱位；髋臼亦发生囊变、增生、硬化和变形，髋臼盂唇骨化明显，整个关节变形。

诊断股骨头缺血性坏死，CT较普通线片可较准确地发现一些微小的变化，但是在早期诊断股骨头缺血性坏死，则核素扫描和MRI比CT更为敏感。

3. MRI表现

MRI是一种有效的非创伤性的早期诊断方法。MRI信号强度的改变是骨坏死的早期并且敏感的征象。在一些病例中当核素扫描结果尚未发现异常时，磁共振已出现阳性结果。但是MRI检查的发现可以不是特异性的，同样可见于骨髓内其他病变，如骨肿瘤等所引起的改变。

4. 动脉造影

目前股骨头缺血性坏死的病因，多数学者认为是供应股骨头的血液循环受到损害所致。动脉造影中所发现动脉的异常改变，可为早期诊断股骨头缺血性坏死提供依据。

5. 放射性核素扫描及 γ 闪烁照像

放射性核素扫描及 γ 闪烁照像对于股骨头缺血性坏死的早期诊断具有很大价值。特别是当X线检查尚无异常所见，而临床又高度怀疑有骨坏死之可能者作用更大。放射性核素扫描及 γ 闪烁照像与X线摄片检查相比，常可提前3～6个月预报股骨头缺血性坏死。

二、治疗原则与方法

在股骨头缺血性坏死的治疗中首先应明确诊断、分期、病因等因素，同时也要考虑患者的年龄、身体一般状况、单髋或是双髋受损，以便选择最佳的治疗方案。

（一）非手术疗法

非手术方法大多能改善患者症状及功能，延缓病程进展，甚至治愈一定数量患者，对于早期的患者不失为一种较好的方法。适用于青少年患者，因其有较好的潜在的自身修复能力，随着青少年的生长发育股骨头常可得到改建，获得满意结果。对成年人病变属Ⅰ、Ⅱ期，范围较小者也可采用非手术疗法。一般病变范围越小，越易修复。

（1）去除致病因素，如停止激素治疗、饮酒或放疗等。

（2）严格避免患肢负重；适用于Ⅰ、Ⅱ期病例。原则是减少或避免负重，以利于股骨头的自然修复，重建血运，防止塌陷。单侧者可扶拐，带坐骨支架，用助行器行走；双侧同时受累者，应卧床休息或坐轮椅；如髋部疼痛者，可卧床同时行下肢牵引常可缓解症状。这种治疗可配合理疗、股四头肌功能锻炼以避免肌肉萎缩，但持续时间较长，一般需 6 ~ 24 个月或更长时间。治疗中应定期拍摄 X 线片检查，至病变完全愈合后才能持重。但单独减轻负重疗效欠佳。从文献报道看，单纯采取避免负重的治疗方法效果并不理想，成功率低于 15%。

（3）药物治疗：只适用于早期病例，应用药物包括双氯麦角碱、长春胺、硝苯地平等，尚有一些血管活性药物及降脂药物正在试验中。比如大蒜素、川芎嗪、葛根素、银杏叶及辛伐他汀类药物。可选择应用抑制破骨细胞活性和骨吸收的药物，如降钙素类有鲑鱼降钙素和鳗鱼降钙素等，二磷酸盐类有阿仑磷酸钠和羟乙磷酸钠等，还有替勃龙和雌激素等。促进软骨修复的药物有氨基葡萄糖等。药物一定程度上影响肝、肾功能，因此，用药过程中定期复查肝、肾功能。

（4）电刺激治疗：电刺激可促进骨再生及新生血管形成，方法包括非侵入性的电磁场刺激、中心减压后插入电极进行直流电刺激、中心减压后进行非侵入性直流电刺激。这一方法的实验研究已取得了较好的效果。

（5）体外震波疗法：体外震波疗法的原理是将震波作用于坏死骨和正常骨交界的硬化区，以促进坏死区的血管化和骨组织修复。

（二）中药治疗

中医治疗遵循《黄帝内经》中"经脉畅通，气血即行""通则不痛"的痹证理论。活血化瘀中药有改善循环促进骨组织复原的作用，可提高组织从微循环血管中摄氧能力或在循环水平上促进机体对氧的利用。只有活血化瘀才能使瘀血散去，经络通畅，骨得营血之濡养；另根据肾主骨生髓的理论，肾精虚少，骨髓空虚，则骨骼失养，故还应注意补肾壮骨。在活血化瘀的同时，佐以补肾壮骨，扶正祛邪。临床按发展过程辨证分为三期：早期，活血化瘀、通经活络、消肿止痛；中期，和营生新、接骨续损；后期，补益肝肾、强健筋骨。近年来，国内中医应用的内病外治的理论和内服中药的方法配合按摩、针灸、理疗等疗法对骨缺血性坏死开展了大量的研究，并积累了丰富的经验，取得了良好的效果。

（三）手术治疗

目前认为，手术治疗的疗效相对比较肯定，是股骨头缺血性坏死早期治疗的主要方法。

1. 髓芯减压术

髓芯减压术的主要目的是减轻股骨头颈内高压，改善血液循环，给股骨头内再血管化及再骨化创造条件，主要适合于Ⅰ ~ Ⅲ期患者。其操作简单，以直径 8.0 mm 环钻于大转子下 2.0 cm 通过股骨颈钻至股骨头软骨下 2.0 mm 取出骨栓，刮除坏死组织，肝素盐水冲洗，填入自体髂骨条，不妨碍日后行髋置换术。若由于种种原因不能做更大的手术，可应用中心减压作为一种姑息性疗法，减轻疼痛。

2. 截骨术

截骨术可分为转子间和经转子下截骨两大类。该术式目的是转移股骨头的负重力线，由股骨头坏死区转到非负重区，由健康骨起负重作用，从而防止关节面进行性塌陷，适用于Ⅱ ~ Ⅲ期、45 岁以下、有髋部疼痛、病灶小到中等旋转角 < 20°、无长期服用激素的病例。单纯截骨术效果不佳，应同时辅以植骨术。旋转截骨术后的股骨头进行组织学研究发现，坏死区几乎没有任何新骨再生，新的负重区均有不同程度的塌陷，故认为单纯截骨术效果不佳，应同时配合清除死骨植骨术。截骨术虽然能在一定程度上减缓股骨头的塌陷，但可能会进一步破坏了股骨头的血供，使坏死区的修复更为困难。若截骨失败，则增加将来髋关节成形术的难度，并且容易引起下肢不等长或跛行，并发症发生率高，对股骨近端的扭曲不利于以后的全髋关节置换，故临床应慎重使用。

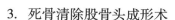

3. 死骨清除股骨头成形术

死骨清除股骨头成形术是近年来治疗的新技术，其原理是清除死骨后，用骨水泥或骨替代材料如羟基磷灰石、脱骨钙等填充缺损，使塌陷的股骨头软骨面复位，恢复股骨头圆形轮廓。延迟全髋置换术。

4. 髋关节融合术

选用髋关节融合术治疗股骨头缺血性坏死应非常慎重。因为融合术后发生不愈合或延迟愈合机会较多，常需要再次手术。但如髋关节融合手术成功，则可解除髋关节疼痛，髋关节稳定，适于长时间站立或经常走动的工作。因此，对于不宜做其他手术的患者可选用髋关节融合术。

5. 不带血运的骨移植术

不带血管蒂的骨移植术用于Ⅱ～Ⅲ期，去除头内坏死骨，用自体松质骨和皮质骨填充，起减压、支撑和骨诱导作用。这一方法近期疗效较为肯定，远期疗效尚有争议。但借助骨移植加速股骨头修复是值得肯定的，结合生长因子、电刺激等促进骨愈合的方法可提高其疗效。但单独骨移植无血运，植骨愈合过程为爬行替代。术式较多，代表术式为：活板门植骨术（trapdoor）。软骨移植可用于Ⅲ～Ⅳ期的患者，但其疗效有待进一步研究。

6. 带血供的骨移植

带血供的骨移植方法较多，移植骨可来自髂骨、大转子等。带血管蒂的骨转移或移植术可降低骨内高压，去除阻碍再血管化的死骨。填充松质骨，增加骨诱导作用，填入带血运的皮质骨起支持作用。其良好血运可满足股骨头血供，加速骨愈合。代表术式有：带血管蒂骨膜移植。其不但重建了股骨头血运，且增加了成骨效应细胞，去除了骨移植时皮质骨对骨膜生发层细胞增殖的抑制，经传导或诱导作用在坏死骨小梁表面形成新骨，骨膜内层细胞可分化为成骨细胞，对股骨头坏死的修复具有积极的促进作用。其不足之处是缺乏支撑力。其他常用如吻合血管游离腓骨移植治疗股骨头坏死、带旋髂深血管蒂的髂骨瓣移植。

7. 人工关节置换术

对于晚期Ⅲ期或Ⅳ期患者，全髋置换术是最佳选择，全髋假体有骨水泥固定型及非骨水泥固定型两种，两种假体各有优缺点，长期结果是相似的。有人主张对于 Ficat Ⅲ 期髋臼较完整而且较年轻的患者行股骨头表面置换术，由于这一方法保留了完整的骨床，很容易进行返修术，可推迟行全髋置换术，因而是一种很好的过渡性疗法。一旦到晚期发生股骨头塌陷，人工全髋关节置换就成为缓解疼痛、重建关节功能唯一的、最佳的治疗方法。①股骨头表面置换：股骨头表面置换是中晚期股骨头坏死行全髋关节置换的一种过渡方法，因其切除股骨近端退变的软骨和软骨下死骨，髋臼影响小、创伤小、股骨头颈正常骨得以保留，不影响远期行髋关节融合术或全髋关节置换。②人工关节置换术：股骨头缺血性坏死晚期患者因髋关节疼痛、活动受限、股骨头严重塌陷、脱位或继发性骨关节炎，而又不适于做保留股骨头手术者，可考虑行人工关节置换。在 50 岁左右的股骨头缺血性坏死选择人工关节置换术可使髋关节获得不痛、稳定而持久的功能，这是其他任何一种类型的髋关节成形术所不能比拟的。③半髋关节置换术：半髋人工髋关节置换有固定式人工股骨头、组合式人工股骨头和双动式人工股骨头。适用于病期较短、股骨头已塌陷，但髋未发生继发性骨关节炎者。④全髋关节置换术：全髋关节置换术适用于有症状的股骨头缺血性坏死晚期患者，目前已成为临床治疗的标准手术之一。人工全髋关节置换术作为一项成熟和经典的骨科治疗技术已经在髋关节疾病的治疗中取得了巨大的成功。

近年来，还有用钽棒微创植入结合自身干细胞联合移植治疗Ⅱ～Ⅲ期股骨头坏死报告，通过平均 12.7 个月随访，疼痛明显减轻，疼痛 Harris 评分可由术前 36.7（28～53）分增加至术后 75.8（68～88）分，股骨头塌陷未见进一步加重，为今后股骨头坏死的治疗提供了新的思路。

（四）中西医结合介入治疗

近几年新采用的中西医结合的放射介入微创疗法，方法为在电视 X 线机监视下，采用动脉穿刺技术，选择性将导管置入供应股骨头坏死的血管中（旋股内外侧动脉，闭孔动脉），将多种有效药物直接注入供给股骨头血运的血管如旋股内、外动脉等，以达到治疗股骨头坏死的目的。局部应用溶栓、解痉及扩血管等药物，可以改善股骨头的血供，降低骨内压，促进坏死骨吸收及新骨形成，创造利于骨坏死区修复再生的环境，有缓解疼痛、改善关节功能。但此法尚处于尝试阶段，近期效果显著，远期疗效尚需进一步观察。

第二节 腕月骨缺血性坏死

腕月骨缺血性坏死也叫月骨软化症或金佰克（Kienbtick）病，为上肢骨中最常见的缺血性坏死之一，常引起腕关节疼痛、腕骨塌陷和腕关节退行性骨关节炎。

一、病因及发病机制

有关腕月骨坏死的病因仍不清楚，各家报道不一，但普遍认为与慢性损伤、骨折有关。

（一）原因分析

（1）损伤导致月骨滋养动脉闭锁，发生月骨缺血改变，进一步发展出现月骨缺血坏死。

（2）另有认为，本病与尺骨末端较桡骨相对过短、桡骨作用于月骨的压力增加有关，长期的压力作用，导致月骨劳损，滋养动脉损伤，出现无菌性坏死。

（二）发病机制

（1）月骨血供损伤导致继发性骨坏死和骨折。

（2）月骨骨折损伤月骨血供。

（3）反复压力作用于三角纤维软骨，附着桡骨缘相对应的月骨致皮质下骨微小骨折。Gelberman 用新鲜骨研究血管解剖，月骨的骨外血供是很丰富的。月骨内的血供分为三种类型："Y" "X" "I"。月骨邻近桡骨的软骨下骨有相对缺血区，反复微小的创伤可能损伤骨内血供。

二、诊断要点

通过仔细询问病史，认真分析临床表现，结合 X 线检查，必要时做 MRI 检查，可以做出诊断。

（一）临床表现

本病好发于 20 ~ 30 岁的手工业工人。男性发病为女性的 3 ~ 4 倍，右侧发病为左侧的 5 倍。症状常出现于外伤之后，表现为腕背部轻度肿胀，无力，月骨处有持续、渐进性疼痛，腕关节主动活动和持重物后疼痛加剧。查体：腕背侧无肿胀或轻度肿胀，月骨背侧极压痛；腕关节活动度明显下降，以背伸活动受限明显；握力下降（正常握力 30.7 kg）。腕中立位，沿第三掌骨轴向叩击，出现腕中部疼痛。

（二）影像学检查

1. X 线分期

X 线分期最为常用，对指导治疗方案有重要作用。

Ⅰ期：X 线平片正常，在极少数病例可见线状压缩性骨折影。

Ⅱ期：X 线平片见月骨密度增高，但无骨结构改变，可见月骨桡侧面轻度塌陷。

Ⅲ期可分为 A 及 B 两种类型。

Ⅲ A：Ⅱ期的月骨表现加手舟骨可复性半脱位。

Ⅲ B：Ⅱ期的月骨表现加手舟骨不可复性半脱位，以及由于头状骨的近端移位，造成腕高度减低。

Ⅳ期：Ⅱ期月骨表现加弥漫性退行性关节炎。

2. MRI 表现

Ⅰ期：在 T_1 加权像上可见坏死造成的局部或弥漫性低信号区，除在桡腕关节内有积液的 T_2 加权像高信号影外，在 T_2 加权像上当无异常表现，在得到合理的治疗后，T_1 加权像上的低信号区可消失，骨髓图像恢复正常。

Ⅱ期：X 线平片上所见到骨硬化在 T_1 加权像上表现为低信号区，在 T_2 加权像，尤其在 STIR 像上则呈高信号影，注射造影剂后若有增加现象，表明有新生血管存在，预后较好，在此期内一般没有月骨形态改变，但在Ⅱ期末病例可见月骨桡侧端高度下降。

Ⅲ期：在冠状面上可见月骨近远端间距缩小，腕骨塌陷，在矢状面上则见月骨前后间距拉长，同时头状骨向近侧移位。除此之外，在ⅢB病例显示伴有月舟骨韧带撕裂而造成的舟骨关节间隙增大（大于2 mm）及手舟骨旋转性半脱位。

Ⅳ期：以月骨和其他腕骨的退行性关节病为特征，坏死病灶呈弥漫性低信号，月骨塌陷更明显，有时完全破碎，矢状面上可见由于月骨拉长而造成的指展肌腱向掌侧凸出，导致腕管综合征。

三、鉴别诊断

本病应与月骨结核、单纯性月骨骨折和二分月骨鉴别。月骨结核常侵犯其他腕骨并伴有关节间隙狭窄；单纯性月骨骨折可见透亮的骨折线，相邻骨质早期密度降低及随后的高密度及硬化；二分月骨为正常变异，常双侧对称发生，无任何症状，只是在偶然拍片中发现，2块骨边缘光整锐利，并有皮质包绕，密度正常。

四、治疗

月骨缺血性坏死的治疗方法较多，可根据缺血性坏死分期给予相应治疗，由于月骨在腕关节中的位置比较重要，发生月骨软化后，应做积极处理，骨折延迟愈合，尽量保留腕关节功能。这就要求在其治疗上要尽快采取切实可行的治疗方案。X线的ⅢA与ⅢB是治疗的分界，ⅢA以前的治疗以减轻月骨压力、促进血管再生为主要目的，可采用保守疗法如腕部固定加中药内外兼治为好，若效果不显可采用月骨再血管化手术，如血管束月骨内植入或带血管蒂骨瓣月骨内植入或月骨去负荷手术，如尺桡骨均衡手术。ⅢB以后的治疗则基于月骨已丧失其功能，而采取以关节固定术为主的制动治疗或月骨切除和硅橡胶假体置换术。

下面介绍一种显微外科技术治疗腕月骨缺血性坏死方法。

带掌背血管蒂的骨瓣月骨内植入术：在第2掌骨背侧作弧形切口，从腕背侧到食、中指掌指关节平面，切开皮肤皮下组织后，向两侧掀起皮瓣。在切口近端，将拇长伸肌和拇短伸肌向桡侧牵开，指总伸肌和食指伸肌向尺侧牵开，暴露出腕背动脉弓。仔细寻找由动脉发出的第2掌背血管束，并向远端游离。在游离第2掌背动脉至接近掌指关节平面时，要仔细寻找进入第2掌骨头附近的营养动脉，切取包含血管周围组织、骨膜、骨皮质和骨松质一块，约0.5 cm×0.5 cm×1 cm。当带血管蒂骨瓣完全游离后，放松止血带，观察骨瓣出血，确认骨瓣血循环良好即可进行移位。移位前，在月骨的软骨下刮除骨质，以便有足够的间隙容纳植骨块。骨块植入月骨后不够牢固时可用克氏针固定。术后用石膏托固定4周，3个月内患手不持重物，6个月后可恢复正常活动。

第三节　腕舟骨缺血性坏死

腕舟骨缺血性坏死又称Preiser病，全舟骨缺血性坏死发生率极低，而部分舟骨缺血性坏死在临床较为常见。

一、原因及发病机制

全舟骨缺血性坏死的原因不明，各种报道不一，但普遍认为与慢性损伤、某些疾病（如红斑狼疮）、长期服用激素、饮酒等因素有关。部分舟骨缺血性坏死在临床较为常见，多由舟骨骨折引起。舟状骨近侧1/3的血液供给系由远侧经舟状骨腰部而来，但约有30%腰部供血很差，由于舟骨骨折，供应近侧骨折端的血液中断，从而容易引起骨折不愈合和近侧骨折端的缺血性坏死。

二、临床表现

由Preiser病所致早期可无明显症状，发展到一定程度后，可出现腕部疼痛，常在腕背伸、桡偏时加重，活动后加剧。经第1掌骨纵轴叩击出现鼻烟窝疼痛。舟骨近端坏死常发生在舟骨骨折后，腕痛，活动时加重，腕关节活动明显受限。临床分期根据腕舟骨血运障碍情况，腕舟骨的X线表现及临床症状，将本病大致分为 4 期。

（1）Ⅰ期：仅表现为腕疼痛，尤以腕背伸时明显，X 线片无变化。

（2）Ⅱ期：腕疼痛进一步加重，手的握力较健侧减低，X 线表现为腕舟骨密度增高，骨小梁有不规则变化，但腕舟骨形态正常。

（3）Ⅲ期：表现为腕肿痛，疼痛可向前臂放射，腕背伸明显受限，X 线片表现腕舟骨受压变扁，骨密度明显不均匀，但无骨碎块。

（4）Ⅳ期：在Ⅱ、Ⅲ期病变的基础上合并有腕舟骨碎块，还可能伴有腕管综合征出现。

三、影像学检查

对怀疑有舟骨缺血性坏死的患者，均摄腕关节正、侧、斜和舟骨位片。可发现舟骨骨密度增加，软骨下囊性变，舟骨碎裂、骨折、变形；严重者可出现桡舟、桡月相邻软骨受损，关节间隙变窄，骨硬化，骨赘形成。CT 和 MRI 可了解坏死的形态和供血，可早期做出诊断。

四、治疗

（一）非手术治疗

通常采用保守治疗制动、减少腕关节的活动，如：石膏管型或腕部绷带固定 6～8 周；或采用物理治疗，促进局部血循环；或口服扩张血管药物；中医药物治疗采取三期辨证治疗，早期宜活血化瘀、消肿止痛；中期宜接骨续损；后期宜养气血、补肝肾、壮筋骨等。全舟骨缺血性坏死少见，早期诊断比较困难，常难以做到早期诊断。待临床症状明显时才被发现，保守治疗已难以有效。

（二）手术治疗

由外伤引起的部分舟骨缺血性坏死保守治疗效果差，一旦明确诊断，大多要求手术治疗。手术治疗方法很多，主要包括：

（1）血液循环重建术：如血管束植入术、带血管蒂骨瓣植入术等。

（2）切除术：如坏死的近侧部分舟骨切除术、桡骨茎突切除术、近排腕骨切除术等，手术方式采用开放手术或关节镜下手术两类。

（3）假体植入术或成形术：如舟骨假体置换术、部分舟骨假体植入术等。

（三）预防

腕舟骨腰部或近端骨折时，近端血供丧失严重，容易导致骨折端硬化或近端缺血性坏死，另外如果骨折后制动不牢固或骨折未愈合中断制动，也会导致不良后果。因此，临床上应特别重视舟骨骨折后导致的缺血性坏死，在治疗过程中要特别重视固定的范围、石膏的质量和制动的时间。若无特别的药物治疗，有的病例需延长固定半年甚至一年以上，骨折始能愈合。

第四节　距骨缺血性坏死

一、诊断

（一）解剖生理分析

距骨发生缺血性坏死主要与血液供给及多关节面有关：

（1）距骨无单独的营养血管，血供主要来源：①距骨头是由足背动脉分支至内上部，跗骨窦动脉供应外下部。②距骨体的血液供应为：跗骨管动脉供应中、外 1/3；三角支供应内 1/3；跗骨窦动脉分支供应外部分。③另有少量不恒定的血管通过距骨后结节侧副韧带进入距骨。由于主要血管通过距骨颈进入距骨，因此颈部骨折时可能严重损害血管，发生缺血性坏死。

（2）距骨表面约有 3/5 为关节软骨所披覆，骨折时可多波及关节面。①距骨表面几乎为关节软骨覆盖，并无肌肉附着，血管进入距骨内部有限，故易受损伤。②距骨为松质骨，当受伤时可因被压缩损伤骨内血管。

（二）骨折分型

（1）Ⅰ型：距骨颈骨折，骨折线垂直，无移位。其韧带未受损，血液供应尚完整，距骨体坏死不超过10%。

（2）Ⅱ型：距骨颈移位，距下关节脱位或半脱位，骨间韧带受损伤，距骨体的血液应减少，则坏死上升至20%～40%。

（3）Ⅲ型：距骨由踝穴及距下关节脱位，即胫距、距跟脱位。可能只有少数软组织附着以维持血供，若不及时复位，易发生坏死，高达70%以上。

（三）影像学检查

拍摄距骨的正位片及斜位片对诊断及分型极为重要。依靠骨密度致密的X线片就可做出缺血性坏死的诊断。CT及MRI可早期诊断。

二、治疗

一般认为缺血性坏死最终多可恢复，很少发生塌陷，故多主张非手术治疗。避免负重，延长固定时间，给予活血化瘀、补肾壮骨中药治疗，并复查X线、CT或MRI。

也有人认为距骨体发生缺血性坏死后，即使不发生塌陷，也可诱发距或踝关节的创伤性关节炎，造成功能障碍，故主张采用四关节融合术。

第十二章 小儿先天性骨科疾病

第一节 脊柱脊髓畸形和形成异常

一、椎体畸形和形成异常

在胚胎期脊柱发育中，脊柱骨骺开始分节和融合，椎体和椎板的形态和数目固定下来。这一过程中产生障碍，可以产生多种多样的畸形。

脊柱的畸形可以分为 3 大类：

1. 脊柱软骨和骨骺形成异常和愈合障碍

这种障碍一般表现为椎体部分缺失。例如半椎体、蝶形椎、脊柱裂等。

2. 胚胎 3 ~ 8 周形成体节时椎板分节障碍

这种障碍一般表现为愈合椎。例如腰骶移行椎，多发性单侧愈合椎。

3. 合并不同程度以上两种障碍

一般为多发，同时伴有肋骨畸形。这一类型往往可能出现高度脊柱畸形。临床上除了表现为先天型侧凸症和先天性后凸症，还可能合并脊髓髓膜瘤等疾病。

二、椎弓、脊髓畸形和形成异常

胚胎期 8 ~ 10 周脊柱发育过程中，椎弓和椎体的骨骺左右对称的在正中愈合。如果不愈合，可以形成脊柱裂或者蝶形椎。

（一）脊柱裂

脊柱裂是由于椎弓左右的骨骺没有愈合所致。一般，外观上没有异常，X 线正位上可以发现。大多数是隐性脊柱裂，少数伴有髓膜、脊髓组织或马尾缺损向背侧脱出，称为显性脊椎裂。一部分重度的，可能有皮肤缺陷并伴有脊髓髓膜瘤，如出现早期感染可能造成死亡，需要早期外科治疗。

1. 隐性脊柱裂

第 5 腰椎和第 1 骶椎椎体椎弓多见，成人中占 8% ~ 15%。一般不伴有髓膜和神经组织脱出，临床上无须治疗。但是，其中有些于椎弓缺损部有脂肪瘤向外膨胀。

2. 显性脊柱裂

缺损部位髓膜向外膨出称为髓膜瘤，如果脊髓和马尾向外脱出称为脊髓髓膜瘤。显性脊椎裂合并脑积水并不少见。或者，在伴有脊髓脂肪髓膜瘤和血管瘤的患者，可以有夜尿、膀胱直肠障碍，以及下肢功能不全。如果见到腰骶部毛发异常、皮肤正中凹陷等皮肤症状，可能是脊髓正中分离症。因此，对新生儿，婴幼儿的皮肤观察很重要。治疗和预后与有无神经麻痹、位置高低有关，需要神经外科、小儿外

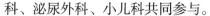

科、泌尿外科、小儿科共同参与。

（1）髓膜瘤：髓膜从脊柱缺损部肿瘤状膨出，髓膜瘤的内容物是脑脊液，脊髓和马尾的位置正常。无神经障碍。

（2）脊髓髓膜瘤：在髓膜瘤的基础上，还有脊髓和马尾脱出。多数从腰骶移行部发生。出生时，由于存在肿瘤和下肢麻痹，诊断容易。大多数有皮肤、皮下组织，很多皮下脂肪覆盖，称为闭锁性脊髓髓膜瘤。这种一般不需要外科紧急治疗。

（二）蝶形椎

正常情况下，椎体左右骨骺愈合成为一个完整椎体，如果不愈合，则产生畸形。半椎体可导致脊柱严重弯曲和不平衡，腰骶段的半椎体还会产生骨盆倾斜。

最容易切除的是单个分节完全的半椎体，术中易确定其位置和界限，可预计获得较好的矫正。理论上，完全分节不全的半椎体，不应该有明显的弯曲发展，也就不必切除。但是，当已引起明显的脊柱不平衡或躯干倾斜时，可行切除得到类似脊柱截骨术的效果。腰骶段半椎体必须尽早切除，以防出现胸腰段进行性代偿性弯曲及骨盆倾斜加重。胸腰连接部远侧的半椎体是最适合切除的指征。半椎体切除有两个作用：一是控制弯曲发展，二是矫正弯曲。

半椎体切除可直接切除或用蛋壳技术。后者的优点是一次性一个入路进行切除，可限制半椎体的生长潜能，同时用内固定或石膏外固定很快进行矫正。半椎体的椎板应先予保留于原位，直到椎体被完全切除时再切除，这有助于在用刮匙刮除椎体内松质骨时，不至于损伤椎管内硬膜。

手术的一大问题是如何闭合切除半椎体后遗留的空腔，在年幼病儿有困难，在成人和年长儿童可用前路固定装置，在幼儿因为骨骼小而软不能使用。对年幼儿童没有标准的固定装置，可用前路椎体钢板螺钉或钢丝固定，后路用椎板下钢丝或小型加压系统使楔形空腔靠拢。对幼儿或骨骼太软不能内固定的病人只能放弃内固定，用马裤样髋人字形石膏，配合在骨盆高的一侧股骨远端穿针，保持躯干平衡和提供矫正力。半椎体切除术是高难度手术，术中应有脊髓监测或唤醒试验保证手术安全。

（三）脊髓栓系综合征

脊髓栓系综合征 (tethered cord syndrome, TCS) 是指由于先天或后天的因素使脊髓受牵拉、圆锥低位，造成脊髓出现缺血、缺氧、神经组织变性等病理改变，临床上出现下肢感觉、运动功能障碍或畸形、大小便障碍等神经损害的症候群。TCS 可于任何年龄段发病，由于病理类型及年龄的不同，其临床表现各异。

脊髓栓系综合征病人表现出脊髓栓系的症状，症状由短粗的终丝和低位的脊髓圆锥所致。

女性较男性多发。出现典型临床表现的年龄与身高快速生长期有关，一般在 5 ~ 15 岁。典型的脊髓拴系症状和体征是运动无力，疼痛和膀胱功能障碍最为常见。病人中有 17% ~ 25% 出现脊柱侧凸。50% 的病人有皮肤特殊表现，皮肤凹窝、血管瘤及多毛症。

CTM 和 MRI 为确定脊髓栓系、增厚的终丝和排除其他情况最好的两种检查方法。轴位影像常可显示下腰部和上骶管椎板中线脊柱裂，有 82% ~ 86% 的病人脊髓圆锥位于第 2 腰椎水平以下。轴位影像上，由于终丝紧紧地拉住背侧硬膜，硬膜囊可表现为三角形；这些病例中终丝也可能难以区分。终丝常常增粗并含有脂肪。正常人中 6% 的终丝含有脂肪，但出现栓系的病人中有 91% 含有脂肪。10% ~ 15% 的病人不能显示终丝，脊髓向 F 延伸至远侧影膜囊内。约 29% 的病人出现终丝脂肪纤维瘤，在 CT 影像上表现为低密度块影或 MRI T1 加权像上表现为高信号块影。

手术治疗常在圆锥水平下行有限的椎板切除。放大视野下检查终丝。不要使用金属夹以免以后的MRI 影像检查受到干扰。对脊髓圆锥有较明显的栓系表现者，需行广泛的椎板切除并细致地向远端解剖神经根。手术常可以获得症状的缓解。

第二节　儿童股骨头坏死

儿童缺血性无菌性股骨头坏死是发生于儿童股骨头近侧头骺的无菌性缺血性坏死，又称儿童股骨头坏死、股骨头骨骺软骨炎或扁平髋或 Legg-Calve-Perthes 综合征。本病开始患儿叫膝痛－髋关节痛，步行不便或跛行，患髋不能屈伸、内收。儿童股骨头缺血性坏死是一种自限性疾病，病变部位在股骨头的骨化中心，它的特征是股骨头缺血及不同程度骨坏死，而骨的坏死与修复又同时进行，骨质最后能完全恢复正常，但骨骼的形态留有不同程度的畸形。多发于 2 ~ 12 岁儿童，大约 80% 患者是在 4 ~ 9 岁年龄段发病。多为单侧发病，双侧病变只占 12% 左右。病因尚不清楚，通常认为与遗传因素、股骨头血供特点、创伤、内分泌因素、环境因素等因素相关；其治疗方法很多，治疗后容易出现股骨头畸形、包容不好、短缩等后遗症，致残率较高。

中医认为，缺血性股骨头坏死属于"骨痹""骨痿""瘀血""骨蚀"的范畴，是由于先天肾气不足加之后天风寒湿邪侵袭、创伤劳损及感受外邪所致。因气血凝滞，阻于经络，留于筋骨，骨久失养，渐成"骨蚀"。《医宗金鉴》云："或因跌打损伤，或蹬垫挂镫，以致枢机错努，表紫肿痛，不能步履，或行欹敧侧艰难"。《脾胃论》曰："脾病则下流于肾……则骨乏无力，是为骨痿，令人骨髓空虚，足不能履也"。《灵枢·百病始生》云"用力过度则络脉伤"，因此病机以气滞血瘀，络脉痹阻最为关键。《宣明方论》曰："夫痛者，经脉流行不止，环周不休，寒气入经而稽迟，血泣凝而不行……或俯猝然骨丽痛死，不知人而少间复生"。缺血是导致股骨头坏死的直接因素，并存在于股骨头坏死各阶段，各种原因导致的股骨头坏死的病理特点都是因为气血不通，瘀滞而产生"瘀血"，一旦瘀血阻滞，脉络不通，气血失去滋养，骨必然会枯朽、塌陷、坏死。

一、诊断

（一）临床表现

起病隐匿，初期症状很轻，往往被患儿和家长忽视。只是由于其他原因摄片时才发现，或个别直到成年后发生骨性关节炎时才就诊。跛行和患髋疼痛是本病的主要症状。跛行为典型的疼痛性跛行步态，即患儿为缓解疼痛所采取的保护性步态，主述的疼痛部位常在腹股沟部、大腿内侧和膝关节。跑步或行走过多时，可使疼痛加重，休息后明显减轻。

查体可发现髋关节各个方向活动均有不同程度的受限，尤其外展和内旋活动受限明显，而且髋关节活动能诱发疼痛。早期髋关节周围肌肉出现痉挛和轻度萎缩，髋关节前方可有深压痛，并出现轻度屈曲和外展畸形。晚期可有髋关节积液。

（二）辅助检查

X 线检查：是临床诊断股骨头缺血性坏死的主要手段和依据。定期投照双髋关节正位和蛙位 X 线片，可动态观察病变全过程中股骨头的形态变化，且每一阶段的 X 线片均能反映出病理改变。

1. 滑膜炎期

X 线片上主要表现关节周围软组织肿胀，同时股骨头向外侧轻度移位，但一般不超过 2 ~ 3 mm。

2. 股骨头骨骺受累早期

股骨头骨骺受累早期即坏死前期的 X 线片征象，关节间隙增宽，股骨颈上缘呈现圆形凸起（Gage 征）。正位 X 线片显示股骨头向外侧移位 2 ~ 5 mm，随后出现部分骨骺或整个骨骺密度增加。

3. 坏死期

X 线特点是股骨头前外侧坏死，在正位 X 线片上观察出现不均匀的密度增高影像。

4. 碎裂期

X 线片上显示出硬化区和稀疏区相间分布。

5. 愈合期或后遗症期

X 线片上可见股骨头呈卵圆形、扁平状或蘑菇形，并向外侧移位或半脱位。髋臼也出现代偿性扩大，内侧关节间隙增宽。

二、分型

（一）Catterall 分型

该分型对临床选择治疗和判断预后，具有指导意义。

（1）Ⅰ型：股骨头前部受累，可见股骨头骨骺密度相对增高，但不发生塌陷。

（2）Ⅱ型：部分股骨头发生坏死，超过 1/2，坏死部分密度增高，同时在坏死骨的内侧和外侧有正常的骨组织呈柱状外观，能够防止死骨的塌陷，对预后具有很大的意义。

（3）Ⅲ型：约 3/4 的股骨头发生坏死。股骨颈宽粗，预后较差。

（4）Ⅳ型：整个股骨头均有坏死。

（二）股骨头外侧柱分型

该分型是 1992 年由 Hering 提出的一种新的分型方法。根据外侧柱受累的程度将本病分为三型。

（1）A 型：外侧柱未受累，预后好，股骨头无扁平。

（2）B 型：外侧柱受累，其被压缩塌陷的程度低于正常外侧柱 50%，预后尚好，股骨头无扁平。

（3）C 型：外侧柱受累，其压缩塌陷的程度 > 50%，预后差，股骨头扁平。总之，外侧柱受累程度越重，预后越差。

（三）磁共振

磁共振对诊断骨缺血性改变有重要价值，可以早期做出诊断。

（四）核素检查

核素检查既能测定骨组织的供血情况，又可反映骨细胞的代谢状态。

（五）关节造影

关节造影能够早期发现股骨头增大，有助于观察关节软骨的大体形态变化，并且可明确早期股骨头覆盖不良的原因。

三、治疗原则与方法

非手术治疗包括：包容治疗，功能性生物塑形疗法，牵引疗法，物理疗法，中医药治疗。

手术治疗包括：增加股骨头包容的手术如单纯行髋臼造盖、骨盆截骨术、转子部截骨术；改善股骨头血供的手术如滑膜切除术、开窗减压松质骨植骨、股骨头减压术、股骨头内血管束移植术、带血供的骨瓣移植术、吻合血管腓骨移植、介入疗法、药物病灶内灌注治疗；促进股骨头成骨的手术；预防股骨头塌陷的手术；股骨头颈矫畸的手术。

治疗目的：保护股骨头，消除影响骨骺发育和塑型的不利因素，减少负重和损伤，防止或减轻股骨头继发畸形，使股骨头逐渐恢复正常。在给予任何治疗之前，首先要恢复、维持髋关节功能，缓解由于髋关节刺激引起的疼痛、外展、内旋活动受限。恢复髋关节功能，有助于滑液对软骨的滋养作用，避免股骨头的畸形。本病的疾病过程及治疗方法的选择需要大量和长期的临床观察。

（一）非手术治疗

病变处于 Catterall Ⅰ～Ⅱ型，Herring A 型，Salter-Thompon A 型且年龄小于 6 岁的患儿可用外展位牵引、石膏固定、外展支架或矫形器矫正等治疗。

（1）卧床休息和牵引：可持续 4 周，能缓解疼痛，增加髋关节活动范围。这也是进一步手术治疗的基础，对不能立即确诊的病例，既是观察又是治疗。

（2）矫形支具：目前最常用的方法是使用外展矫形支具，其优点在于不固定膝关节和踝关节，患儿能够独立行走和活动。

（3）石膏固定：一般选择 Petrie 外展石膏固定制动。对Ⅰ、Ⅱ期病例，有显著疗效，因为早期股骨头病理改变轻，头臼包容较好，可通过制动为其自愈提供静态修复环境，促其早期病例自然修复。每次固定时间以 2～3 个月为宜。若需继续固定，则要拆除石膏休息数日，然后再次石膏固定，这样能防止膝关节僵硬和关节软骨变性。双下肢管形石膏，外展 30°～50°，固定 1.5～2 年，效果良好。

（4）高压氧治疗：高压氧能明显促进毛细血管新生和骨质形成，增加血氧含量，改善缺血组织的供氧，此外高压氧能增强吞噬细胞的活力，有利于坏死骨组织的清除。高压氧治疗的疗程必须充分，通常需要连续治疗 2～3 个月，严格限制患肢负重也是治疗成败的重要因素。

（5）中药治疗：中医治疗儿童的股骨头缺血坏死是根据辨证，选用适当的方药，促进坏死股骨头血管再生，促进成骨，加快修复。治疗儿童股骨头坏死以活血、通络、止痛为大法，选用大量的活血化瘀药物以达到缓解疼痛、促进血管再生和侧支循环形成的目的。气血不足型以活血养血健脾为基本治法，应用活血养血药物；肝肾不足型则以益气养血、补肾壮骨为治则，应用强筋壮骨、补益肝肾的药物强化新骨、恢复改善关节功能。中药活血化瘀药物能抑制血小板聚集，抗血栓形成，降低血液黏度，纠正脂质代谢紊乱，防止脂质在髓腔内堆积，并且能改善骨内微循环及血液流变学状态，创造有利于新生骨生长、修复骨坏死的条件，从而预防和治疗股骨头坏死。临床上运用下方取得比较好的疗效，具体药物作用：丹参具有活血化瘀而养血生新的功效，还可通过激活纤溶系统产生一定的溶栓作用因而在方中起主要作用。伍以当归、鸡血藤、山甲、赤芍共奏活血养血，通络止痛之效。佐续断以续筋温肾生骨，使牛膝以引经，枳壳以行气，全方动静结合，是为平剂。还可辨证用药如瘀血较重，入地龙、全蝎等以求搜剔镇痛之效，入皂刺，白芷亦有行气破癥之意；如肝肾亏虚，则入生地、狗脊、首乌、山萸肉、杜仲、白芍以补肾通络柔筋止痛；如气血不足，入黄芪、党参、炒白术、茯苓、熟地等以健脾益气养血，同时补先天以生骨。

基本方用：丹参、当归、鸡血藤、山甲、赤芍、续断、牛膝、枳壳、生甘草。瘀血较重，痛处不移，入夜痛甚者，入地龙、全蝎、皂刺、白芷；肝肾亏虚，身困腰痛，舌淡苔少，关节受限，可入生地、狗脊、首乌、山萸肉、杜仲、白芍等。气血不足者，面色少华，乏力，食欲缺乏，舌淡胖，基本方入黄芪、党参、炒白术、熟地、山萸肉等。服用方法：水煎服每日 1 剂，3 个月为 1 个疗程。

（二）手术治疗

手术治疗与非手术疗法一样，也是为了增加股骨头的包容，保持股骨头的形态。将增加股骨头的包容，防止股骨头早期塌陷，减轻晚期的畸形程度，称为抑制治疗。虽然通过非手术治疗，也能实现抑制治疗的目标；但治疗周期较长，患儿难以坚持，而有的手术治疗则可明显缩短疗程，且效果更为确实。

一般认为，年龄大于 6～8 岁，病变处于 Catterall Ⅱ～Ⅲ期以上，髋关节半脱位、Herrin C 型，有临床危象征（髋关节疼痛、功能受限）的患儿应该积极采取手术治疗。尽管目前手术方法不统一，但按其治疗观点主要可概括为 4 类：①增加对股骨头的包容。②减少对股骨头的机械压迫。③降低骨内压和关节内压。④改善股骨头血循环。常用术式有髓芯减压、血管束植入、股骨上端内翻截骨术、髋臼造盖成形术、Satter 截骨术、Chiari 骨盆截骨术及三联骨盆截骨术等。

（1）股骨头经皮钻孔术：可以达到减压目的，对于Ⅰ、Ⅱ期病例可以作为治疗选择之一。对于股骨头开窗植入松质骨，经股骨颈开窗减压，清除死骨，囊性变骨组织，在 X 线电视屏监视下达骺板远端，但不通过骺板，然后植入髂骨外板松质骨碎屑，窗口处覆盖一大小适宜的髂骨外板，缝合固定在关节囊下方。此方法通过减轻股骨头内压、改善股骨头内骨结构，促使周围血管增生活跃，同时又刺激骨骺细胞增殖，以利坏死修复。该方法简单、易行，克服了单纯减压不能彻底清除死骨的弊端，同时也克服了髓芯减压术开窗处骨折的并发症，适用于 Catterall Ⅰ、Ⅱ、Ⅲ期。

（2）滑膜切除术：髋关节滑膜切除为国内较早治疗儿童股骨头坏死的方法之一。①手术指征：Ⅱ型和Ⅲ型病变；12 岁以下的儿童；早期的Ⅳ型病例。对合并有股骨头扁平畸形或半脱位的病例，除作滑膜切除外，有的学者主张同时做骨盆截骨术，使股骨头完全容纳在髋臼内，以利于股骨头与髋臼相互塑型。但对下列情况不宜行滑膜切除：Ⅱ型病变可经保守治疗治愈；12 岁以上儿童病变较轻者；Ⅳ型病变骨骺已闭合并有蘑菇状畸形者，滑膜切除无效。②手术要点：前外侧入路显露髋关节，T 形切开关节囊，观察滑膜的病理变化。对病变较轻者，次全切除关节滑膜组织。若病变严重，则切除全部滑膜，将髋臼内纤维组织和脂肪组织彻底清除。③术后处理：术后用单髋"人"字石膏固定 3 个月。去除石膏后练习髋关节和膝关节功能活动。待髋关节功能和坏死的股骨头恢复到一定程度后，即可逐渐负重行走。

（3）股骨上端内翻截骨术。①手术指征：Catterall 的Ⅱ、Ⅲ型和Ⅳ型但未合并严重扁平髋者；8～10

岁儿童因精神心理或其他因素，不能采用支具或石膏固定实现股骨头包容的Ⅱ型病变；髋关节造影在下肢中立位 X 线片显示股骨头包容不好，但髋关节在外展内旋位时股骨头可完全被髋臼包容或伴有前倾角过大和 CE 角较小者。本术式由于可能发生股骨大粗隆上移，可产生臀中肌无力及肢体短缩和髋内翻等并发症，因此近年来，临床应用有逐渐减少趋势。②手术方法：手术选择髋关节外侧入路显露大粗隆区。在大粗隆下用电锯或线锯截除一基底在内侧的楔形骨块。楔形骨块基底高度决定着内翻角度的大小。根据术前外展内旋位 X 线片，估计和计算内翻截骨的角度，多数学者的经验是，截骨术后颈干角在 110°左右较为适宜。采用四孔钢板内固定。术后髋人字石膏固定 6~8 周，X 线片证实骨愈合后拆除石膏，鼓励患儿下床活动。

（4）Salter 髂骨截骨术：具有增加髋臼对股骨头的包容、增长肢体长度和不需二次手术取内固定物等优点。①适应证：整个骨骺受累的 6 岁以上儿童，或有髋关节半脱位者。但这一手术有不能充分覆盖股骨头、增加髋臼或股骨头的局部压力、加剧股骨头缺血性病理改变、产生患侧肢体相对延长等缺点。②手术方法：采用髋关节前外侧途径显露，骨膜下剥离髂骨内外板，直达坐骨切迹。用直角钳把线锯通过坐骨切迹引出，然后在髂前下棘水平截断髂骨。当将髋关节和膝关节屈曲后，截骨处可自然张开，用巾钳向前外牵开截骨远端。同时在同侧或对侧髂骨翼切除 2 cm×3 cm 大小的楔形全厚骨块，嵌入截骨断端，并用 2 根螺纹针固定，针尾露出皮肤之外，以备日后拔除。也可使用钢板螺丝钉做内固定。

术后单侧髋"人"字石膏固定 6 周，X 线片证实截骨愈合后拔除内固定针，拆除石膏固定。此时可令患儿负重行走。

（5）带血管蒂、带肌蒂骨块移位术：其特点是清除死骨，彻底减压，重建头骺血循系统，可在股骨头坏死区植入大量成骨效应细胞，加速新骨形成。如选择缝匠肌骨瓣移植，切取髂前上棘骨块植入股骨头颈部，可取得一定疗效，但髂前上棘连带骨骺软骨被切除，可能会出现儿童骨盆发育形成相对不对称。缝匠肌移位对儿童下肢肌肉平衡发展亦有一定影响，因此应慎重应用。

（6）吻合血管腓骨移植：取小腿中上 1/3 部位，腓骨连同腓动静脉植入股骨头颈部前外上方，腓骨动静脉与旋股外动静脉相吻合。腓骨植入可刺激骺板生长活跃。同时，腓骨为坚质骨，支撑力强，增强了股骨颈部的压力，可预防股骨头颈部变大变粗，甚至畸形，有利于压缩和变形的股骨头再塑形。适应 Catterall Ⅱ、Ⅲ、Ⅳ期病例。对于髋臼不能覆盖股骨头者，可同时附加骨盆截骨或粗隆下外展截骨，以改善股骨头的负重点和包容状态。

近年来还有用钽棒微创植入结合自身干细胞联合移植治疗Ⅱ~Ⅲ期股骨头坏死报告，近期效果满意，远期疗效有待观察。

（7）介入治疗：通过介入治疗来解决股骨头的血循环障碍，直接将溶栓剂大量注入股骨头供血动脉内，疏通髋关节附近的微血管，改善患肢骨的血液供应，继而增加侧支循环和疏通股骨头血管，使坏死骨逐渐被吸收，新骨形成，股骨头得以修复。

第三节　先天性脊柱裂

一、定义

脊柱裂是棘突及椎板的先天性缺损，如脊柱裂只是累及骨骼，称为隐性脊柱裂，如同时伴有脊膜或脊髓膨出，则称为显性（囊性）脊柱裂，以前者居多。畸形可局限于一个椎体，也可以同时累及几个椎体，严重者数节腰骶椎椎板开裂。

二、诊断依据

（一）病史

1. 无明显神经症状期

脊髓受牵拉较轻，患者下肢无感觉运动障碍，有的仅表现为腰痛，显性脊柱裂仅表现为腰骶部的包块。

2. 神经损害期

随着生长发育，局部粘连，脊髓生长慢于脊柱，则脊髓受到牵拉，或者成人突然受到弯腰暴力，导致神经突然受牵拉，则出现下肢不同程度的感觉运动障碍及大小便功能障碍。

（二）症状和体征

显性脊柱裂的病儿于出生后即见在脊椎后纵轴线上有囊性包块突起，呈圆形或椭圆形，大小不等，有的有细颈或蒂，有的基底部较大无颈。包块常随年龄增大，表面皮肤或正常，或菲薄易破，有的菲薄呈半透明膜状，如囊内为脑脊液，用手电筒照之透光，如囊内有脊髓、神经组织等，用手电照之不透光或可见到囊内组织阴影。患儿啼哭时则包块张力高，安静时背部包块软且张力不高，于包块根部能触摸到骨缺损的边缘，说明囊肿与椎管内沟通。X线照片显示椎管扩大，棘突及椎板缺损。如患儿安静状态时，包块张力高，前囟隆起，则可能同时伴发脑积水征。

脊髓脊膜膨出均有不同程度神经系统症状和体征，仔细检查可发现患儿下肢无力或足畸形，用针刺患儿下肢或足，无反应或反应微弱，患儿稍大些即可发现大小便失禁，重者双下肢呈完全弛缓性瘫痪。

脊髓外露生后即可看到，局部无包块，有脑脊液漏出，常并有严重神经功能障碍，不能存活。

隐性脊柱裂在背部虽没有包块，但病区皮肤上常有片状多毛区或细软毫毛，或有片状咀管痣等。有的病区皮肤颜色甚浓，或棕色，或黑色，或红色，有时在脊椎轴上可见潜毛孔，有的实为一窦道口，压之有黏液或豆渣样分泌物挤出来，椎管内多存在着皮样或上皮样肿瘤。隐性脊柱裂可引起腰痛、遗尿、下肢无力或下肢神经痛，但是大多数无任何症状。

（三）辅助检查

1. X线检查

一般可有以下五种表现。

（1）单侧型：椎板一侧与棘突融合，另一侧由于椎板发育不良而未与棘突融合，形成正中旁的纵形（或斜形）裂隙。

（2）浮棘型：椎骨两侧椎板均发育不全、互不融合，其间形成一条较宽之缝隙；因棘突呈游离漂浮状态，故称之为"浮棘"。两侧椎板与之有纤维膜样组织相连。

（3）吻棘型：下一椎节（多为第1骶椎）双侧椎板发育不良，棘突亦缺如；而上一椎节的棘突较长，以致当腰部后伸时，上节棘突嵌至下椎节后方裂隙中，在临床上称"吻棘"，又称"嵌棘"。

（4）完全脊柱裂型：双侧椎板发育不全伴有棘突缺如，形成一长裂隙。

（5）混合型：除椎裂外，尚有其他畸形，其中以椎弓不连及移型椎等多见。

2. MR检查

（1）单纯的脊膜膨出型：以腰部和腰骶部多见，脊膜通过缺损椎板向外膨出达皮下，形成背部正中囊样肿块，其内容物除少数神经组织外，主要为脑脊液充盈。

（2）脊髓脊、膜膨出型：膨出物除脊膜外，脊髓本身亦突至囊内，见于胸腰段以上。

（3）伴有脂肪组织的脊膜（或脊膜脊髓）膨出型：即在前两型的基础上，囊内伴有数量不等的脂肪组织，较少见。

（4）脊膜脊髓囊肿膨出型：即脊髓中央管伴有积水的脊膜脊髓膨出。

（5）脊髓外翻型：即脊髓中央管完全裂开，呈外翻状暴露于体表，伴有大量脑脊液外溢，表面可形成肉芽面。此为最严重的类型，因多伴有下肢或全身其他畸形，死亡率甚高。

（6）前型：指脊膜向前膨出达体腔者，临床上甚为罕见。

三、证候分类

（一）隐性脊柱裂

隐性脊柱裂最常见于腰骶部，常累及第5腰椎和第1骶椎。病变区域皮肤大多正常，少数显示色素沉着、毛细血管扩张、皮肤凹陷、局部多毛现象。在婴幼儿多不出现明显症状；在逐渐成长过程中，如

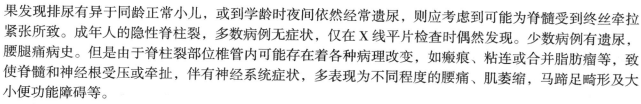

果发现排尿有异于同龄正常小儿，或到学龄时夜间依然经常遗尿，则应考虑到可能为脊髓受到终丝牵拉紧张所致。成年人的隐性脊柱裂，多数病例无症状，仅在 X 线平片检查时偶然发现。少数病例有遗尿、腰腿痛病史。但是由于脊柱裂部位椎管内可能存在着各种病理改变，如瘢痕、粘连或合并脂肪瘤等，致使脊髓和神经根受压或牵扯，伴有神经系统症状，多表现为不同程度的腰痛、肌萎缩，马蹄足畸形及大小便功能障碍等。

（二）显性（囊性）脊柱裂

显性（囊性）脊柱裂多发生于脊柱背面中线部位，少数病变偏于一侧。根据膨出物与神经、脊髓组织的病理关系可分为：脊膜膨出、脊髓脊膜膨出和脊髓膨出。

四、治疗

（一）非手术治疗

（1）隐性脊柱裂一般病例无须治疗，但应进行医学知识普及教育，以消除患者的紧张情绪及不良心理状态。

（2）隐性脊柱裂症状轻微者，应强调腰背肌（或腹肌）锻炼，以增强腰部的内在平衡。

（二）手术治疗

（1）显性脊柱裂：几乎均须手术治疗，如囊壁极薄或已破，须紧急或提前手术，其他病例以生后 1 ~ 3 个月内手术较好，以防止囊壁破裂，病变加重。如果囊壁厚，为减少手术死亡率，患儿也可年长后（1 岁半后）手术。手术目的是切除膨出囊壁，松解脊髓和神经根粘连，将膨出神经组织回纳入椎管，修补软组织缺损，避免神经组织遭到持续性牵扯而加重症状。对脊膜开口不能直接缝合时，则应翻转背侧筋膜进行修补。包扎力求严密，并在术后及拆除缝线后 2 ~ 3 d 内采用俯卧或侧卧位，以防大小便浸湿，污染切口。

对于长期排尿失常或夜间遗尿或持续神经系统症状加重的隐性脊柱裂，仔细检查后，应予以相应的手术治疗。手术的目的是切除压迫神经根的纤维和脂肪组织。在游离神经根时力求手术细致，或在显微镜下手术，可以避免神经损伤。

对于出生时双下肢已完全瘫痪及大小便失禁，或尚伴有明显脑积水的脊髓脊膜膨出，手术后通常难以恢复正常，甚至加重症状或发生其他并发症。脊髓膨出的预后很差，目前尚无理想的手术疗法。患儿多于生后不久即死于感染等并发症。

（2）吻棘症伴有明显腰部后伸痛者，可行手术将棘突尖部截除之。

（3）症状严重并已影响正常工作生活者，应先做进一步检查，确定有无合并腰椎管或根管狭窄症、腰椎间盘脱（突）出症及椎弓断裂等。对有伴发以上者，应以治疗后者为主，包括手术疗法。

（4）浮棘症者不应轻易施术，单纯的浮棘切除术早期疗效多欠满意，主要由于浮棘下方达深部的纤维组织多与硬膜囊粘连，此常是引起症状的原因。而企图切除此粘连组织多较困难，应慎重。一般在切除浮棘之同时，将黄韧带切开，并翻向两侧。

（三）药物治疗

1. 中药治疗

术后早期应用愈瘫 1 号，中期应用愈瘫 2 号。

2. 西药治疗

术后应用脱水剂和能通过血 – 脑脊液屏障的抗生素（磺胺类和三代头孢），有明显神经症状的应用神经营养剂与激素等药物。

（四）康复治疗

一般负重骨性结构破坏不大，术后 3 周下地活动。针刺、电疗辅助肌肉功能恢复。

五、疗效评定标准

优：脊髓栓系解除，脊髓脊膜膨出修复，下肢感觉运动、大小便功能正常。

良：脊髓栓系解除，脊髓脊膜膨出修复，下肢感觉运动、大小便功能基本正常。

可：脊髓栓系解除，脊髓脊膜膨出修复，下肢感觉运动基本正常、大小便功能明显受限。

差：脊髓栓系解除，脊髓脊膜膨出修复，下肢感觉运动、大小便功能明显受限。

第四节　先天性巨指畸形

巨指畸形即一个或多个手指的所有组织结构，包括皮肤、皮下组织、肌腱、血管、神经、骨骼和指甲等均发生肥大。它可能仅表现为手指局部的异常，也可能是各种先天性畸形综合征的表现之一。可发生于一侧，亦可为双侧。这种肥大很少仅局限于手指，常常还涉及手掌。有时还可包括整个前臂，少数情况下可累及整个肢体，而称为巨肢症。

以往认为本病是少见的先天性畸形，男性多于女性，多数患者在出生时或出生后不久即发现患指粗大；有的病例，病情发展缓慢，其手指可随年龄的增长而增粗、变长。本病的病因尚不明了，可能与神经纤维瘤病有关，无明显家族史。

一、临床分型

在文献中常见有三种分型方法，包括：根据病变进展程度进行分型的 De Launenzi 法；按临床表现来区分的 Temtamy 和 Mckusick 法以及以按疾病进展程度进行分型的 Flatt 法。

（一）De Launenzi 法

分为静止型和进展型巨指症。

1. 静止型（稳定型）巨指症

静止型（稳定型）巨指症为先天性，可在出生时或出生后不久出现，但与其他手指呈比例生长，这种畸形又被 Feriz 和 Werthemann 命名为先天性单纯性巨指畸形。

2. 进展型巨指症

此型比静止型更常见，出生时可能并不明显，约在 2 岁时可表现为迅速增长，生长速度远远超过正常手指。有时只发生在手指的一侧，而导致手指弯曲畸形。在 3～4 岁时常常出现手掌肥大，其可能是正中神经及其分支脂肪浸润所致，在青春期后期，肥大的手指生长缓慢，甚至基本上不再生长。

（二）Temtamy 和 Mckusick 法

根据临床表现的不同将巨指畸形分为单 - 巨指畸形和复合畸形两类。

1. 单 - 巨指畸形

单 - 巨指畸形包括真性巨指症或假性巨指症。

真性巨指畸形在出生或出生后不久就出现，它可能是静止型的，也可能是进展型的，它似乎与 Flatt Ⅰ 型（发育肥大和纤维脂肪瘤病）相同。

在假性巨指畸形中，肥大常常是由于软组织的原因，骨骼大部分不受影响，可能伴有血管瘤、软组织肿瘤、动静脉瘘和水肿。

2. 复合畸形

复合畸形即巨指畸形只是多种先天性畸形综合征的临床表现之一。

多种先天性畸形综合征中常合并有巨指畸形，如先天性部分肢体发育肥大、神经纤维瘤病、Oilier 病、Maffucci 综合征、Klippel–Trenannay–Weber 综合征和先天性淋巴水肿。

（1）先天性部分肢体发育肥大：在先天性部分肢体发育肥大中，掌骨和跖骨可能被累及，然而在真性巨指畸形中仅仅指骨被累及。因此多样性巨指畸形被进一步分为节段性肥大、交叉性肥大和单侧肥大。

节段性肥大是指肢体仅部分肥大，所有的组织结构部可能发育异常，特别是脂肪和其他软组织，骨骼可能在长度、周径和骨龄上有异常增加的表现，生长呈进展性，且与对侧相应部位失去比例，节段性肥大是最常影响手指的一种先天性部分发育肥大症。

交叉性肥大是指双侧肢体的不同部位出现肥大。单侧肥大的发病率是 1：14 300，可能是发育肥大中最常见的类型，但是很少累及手指（足趾）。它可能与 Von-Kecklinghausen 病、Klippel-Tenaunay-Weber 综合征和 Flatt Ⅳ型发育肥大症有关。单侧肥大畸形病例中 20%～30%常合并错构瘤（血管瘤或色素痣）和其他脏器先天性畸形（心脏畸形、隐睾畸形）。

（2）神经纤维瘤病：神经纤维瘤病作为一种先天畸形，可以影响皮肤、脑、外周神经、头颅、脊柱、交感神经、骨、眼，甚至身体的每一种器官。它常在出生时出现，并随着年龄增大愈加明显。

（3）Maffucci 综合征：Maffucci 综合征是指先天性多发性皮肤、内脏血管瘤合并软骨发育不全。散在遗传，常见的多为不典型的、混合的、不完全的病例。出生时正常，但发育时可出现血管瘤。1～12岁时可出现软骨瘤，这种软骨瘤通常和手指骨骺相关。

（4）Klippel-Trenaunay-Weber 综合征。骨和软组织均肥大，为表现典型的三联征：皮肤血管瘤、不典型的静脉曲张、肢体肥大。出生时即可发现血管瘤和肢体肥大，并随着年龄增大，大都是单侧的。Klippel-Trenaunay-Weber 综合征的原因不明确，散在遗传。

（5）先天性淋巴水肿：先天性淋巴水肿，又称为先天性慢性凹陷性肢体水肿，先天性淋巴水肿是常染色体遗传的疾病，淋巴系统发育不良被认为是这种病的原因，这种病也被称为 Milroy 病或 Nonne-Milroy 病。

（三）Flatt 法

Flatt 将脂肪增生、神经纤维瘤、骨性巨指分为 Ⅰ、Ⅱ、Ⅲ 型，并将它们称为脂肪纤维瘤病性巨指、神经纤维瘤病性巨指、骨肥厚性巨指，并将巨指症和单侧肢体肥大综合征归为第Ⅳ型，这种分型体系可能对外科医师是最有用的。

二、临床表现及病理

（一）Flatt Ⅰ型（脂肪纤维瘤病性巨指）

病因不明，未见染色体异常报道。男女性比例为 3∶2，90%的病例为单侧发病，多个手指与单个手指患病比例为 3∶1，合并有并指畸形者约为 10%。

Barsky 认为本病是胎儿发育过程中，一些生长限制因素紊乱，形成进行性过度生长所致。Moore 指出，手指局部肥大恒定地伴有神经组织的病变，则认为是神经系统失去了对生长进程的控制所致。有人认为神经组织的变化为神经脂肪浸润或称之为神经脂瘤。在我们所见的所有病例，均伴有局部神经组织显著增粗，表现为明显的脂肪浸润，并在一定的部位显著扩大呈肿瘤状，但其浸润性的脂肪组织与神经组织无法分离。Kelikian 认为最常见的巨指畸形与手部正中神经支配密切相关。而临床所见的病例，有的累及指神经，而出现手指一侧增大者；亦有累及腕部正中神经和指总神经，而致食、中指巨指畸形者。临床所见到的病例除正中神经支配区外，尺神经支配区亦可见，而致手尺侧及环、小指明显增粗；还有巨趾畸形者。

临床上患指皮肤无明显异常，其肥大多见于手指掌侧，可导致指间关节过伸畸形，如果手指一侧肥大，则可引起手指侧弯畸形。增大的软组织可影响关节活动，严重者可导致关节僵硬。X 线片显示指骨变长、变宽。拇指巨指畸形表现为过伸、外展，手指则表现为过伸、尺偏。由于指中神经及前臂远端的正中神经、尺神经脂肪浸润，增粗的尺神经、正中神经易引起腕管综合征和腕尺管综合征，出现神经受压症状，但二点辨别觉和触觉正常。

Ⅰ型巨指的病理学特征：以神经周围和神经膜纤维变性以及神经的脂肪浸润为主，镜下表现类似神经脂肪瘤，而不同于神经纤维瘤；成骨细胞和破骨细胞增生，指骨在长度、宽度、周径上成等比例生长。

（二）Ⅱ型（神经纤维瘤病性巨指）

常染色体遗传，50%病例有突变，发生率为 1/2 500～1/3 000。

临床特征为：Ⅱ型巨指又称为神经皮肤综合征。诊断要点：5 个或 5 个以上 cafe-an-lait 结节；纤维瘤性皮肤包块（软疣状纤维瘤）；外周神经多发性神经纤维瘤。患儿出生时可出现 cafe-an-lait 结节，随着年龄的增长逐渐增多，当出现 5 个或 5 个以上 cafe-an-lait 结节，直径达 1.5 cm，同时出现典型的皮肤包块就可以诊断为神经纤维瘤病性巨指。中枢神经和外周神经均可被累及，可表现为发作性癫痫；患儿发育迟滞；患手可出现骨软骨性肿块，可能由指骨或掌骨的骨骺发育而来；常累及掌板，导致指间关节或掌指关节活动受限。同时可能伴有骨骼的畸形，如脊柱后凸、侧凸，先天性肋骨缺如，高肩胛症，胫骨假关节，骨囊肿和营养不良等。

其病理特征为：纤维瘤性皮肤包块与真性纤维瘤不同，没有明显包囊，是由大量梭形施万细胞或成纤维细胞来源的细胞组成。活检显示 cafe-an-lait 结节含有大量的多巴胺阳性的黑色素细胞，并有巨大的细胞质颗粒。这些特点支持神经纤维瘤是由于神经脊早期发育紊乱所致的假设，表现为神经外膜和束膜纤维化，无脂肪浸润。

（三）Ⅲ型（骨肥厚性巨指）

Ⅲ型巨指，在出生时或出生后不久即出现，为非遗传性。很少见，其发生率尚不清楚。

临床表现：尽管骨软骨块与Ⅱ型巨指中的肿块相同，但存在非特殊性的神经纤维瘤病。受累的手指常出现在正中神经分布的区域，但神经本身往往是正常的。Ⅲ型巨指呈双侧对称性，Ⅰ型和Ⅱ型巨指的生长呈纵向生长，而Ⅲ型巨指呈结节样的横向生长，外形差，缺乏Ⅰ型和Ⅱ型巨大的梭形对称性。在Ⅲ型中，可同时出现肱骨小头发育不全、桡骨小头半脱位、肘关节内游离体和单侧肢体肥大等。最显著的表现不是手指的结节状肥大，而是手指的关节运动突然丧失，这种情况在青春期最为明显。这是由于在骨骺和掌板附近的骨软骨肿块阻止了关节的运动。

病理特征：除骨软骨肿块外，肥大的软骨可能出现在正常的骨质中。神经增粗，而不伴有脂肪、成纤维细胞或施万细胞浸润。

（四）Ⅳ型（巨肢畸形和单侧肥大）

病因不清，可能与遗传有关，发生率为 1 ∶ 14 300。

临床表现：这类巨肢畸形常常在出生时或出生后不久即表现出来。初期可表现为单个手指、单手，或一侧肢体的肥大，但不久后家长就会发现半侧躯体的肥大。手指的肥大并不比Ⅰ型和Ⅱ型巨指严重，其伴随的畸形包括：屈曲挛缩畸形（特别是掌指关节），手指尺偏，拇指内收畸形（特别在青春期明显），肌肉的畸形等。

巨肢畸形亦可发生在足部，表现为单足肥大。有学者曾见到一个罕见的病例，为一成年男性，左足巨大，几乎为对侧正常足的一倍。其第 2、3、4 趾巨大，踇趾和小趾的大小虽然基本正常，但相比之下显得就小了。由于足趾大小不对称，使整个足形成一个特殊的畸形。

病理特点：血管缺乏或畸形不明显。单侧肥大与肾、肾上腺和脑肿瘤之间有一定关系。

三、治疗

巨指畸形常需手术治疗，而稳定型巨指可不予治疗，若影响外观，则需考虑手术治疗。但巨指畸形治疗十分困难，目前为止在改善外形和改进功能方面，均难以达到满意的效果。为避免功能和形态的继续损害，宜尽可能早地进行手术。

手术方法主要包括：皮下脂肪组织切除、神经切除及神经移植、骨骺生长停止术、截骨矫形术、截指术、腕管切开减压术。应根据患者年龄大小和畸形程度，选择适宜的手术方式。早期手术以阻止畸形的发展为宜，而晚期手术则以矫正畸形为主。

（一）局部组织切除术

适用于静止型巨指畸形，切除局部组织，特别是皮肤和皮下组织，以改善外观，手指过长者可行部分远侧指关节或部分指切除。单纯的巨指症，可以在增粗的手指掌侧做"Z"字形切口，切除多余的皮肤和皮下组织，一侧增粗的指神经，其浸润的脂肪组织无法与神经组织分离，可将其切除。本手术最常见的并发症是皮瓣坏死。Edgerton 建议完全切除皮肤，去掉脂肪，然后行全厚皮片移植。

（二）神经切除和神经移植

考虑到神经病变与巨指畸形的关系，Tsuge 认为可用保留指神经而剥离其分支及切除过多的软组织来阻止手指进一步生长，局限于手指的巨指可切除指神经并行神经移植治疗。儿童在指掌侧神经切除后，手指感觉大多可较好地恢复，因而切除病变的指神经后可不予以修复。但有时神经病变位于神经主干，则无法予以切除。

（三）骨骺生长停止术（骨骺阻滞术）

骨骺生长停止术适宜于进行型巨指畸形，手指不断继续增大者。可采用骨骺阻滞，以阻止骨的纵向生长。其方法是通常用钻子破坏骨骺或切除骺板。

由于一侧软组织过度生长，手指向一侧偏斜，致使骨关节亦向一侧偏斜，可采用一侧骺干固定术，即将肥大侧的指骨下基底与骨骺部分切除，使其早期融合，可使手指侧偏畸形得以矫正。或采用截骨矫形术予以矫正。

（四）截骨术

一种简单的截骨术可用来缩短骨或缩短一部分（扇形）骨和纠正成角畸形。如 Tsuge 推荐的楔形截骨术联合骺切除，矫正畸形。采用侧正中切口，在中节指骨和远节指骨的近侧于骨骺端施行截骨。当骺切除后，在近侧干骨骺端施行截骨术，然后采用由 lisler 提出的纵形克氏针固定，或采用一根斜形克氏针固定。

（五）手指缩短

当病变的手指生长过长时，为改善其功能和外形，除将生长过度的组织予以部分切除外，亦应将手指适当缩短。

（六）截指

过火的巨指或巨手，不但本身失去功能，而且影响其他功能，可考虑截指或截肢。通过远侧指间关节截指是截指术最简单的方法，其优点是手指缩短效果良好，恢复工作快，手术简单，复发率低。然而，这种方法使关节和手指缩短较多，且失去了指甲，影响外形。

参 考 文 献

[1] 周军杰，陈昆，马平，等. 创伤骨科基础与临床治疗 [M]. 西安：西安交通大学出版社，2015.
[2] 王振杰. 实用急诊医学（第4版）[M]. 北京：科学出版社，2016.
[3] 赵铱民，陈景元，雷伟，等. 战场医学 [M]. 西安：第四军医大学出版社，2015.
[4] 汤文浩. 外科学 [M]. 南京：东南大学出版社，2015.
[5] 陈克敏，陆勇. 骨与关节影像学 [M]. 上海：上海科学技术出版社，2015.
[6] 张春才，许硕贵，纪方，等. 髋臼骨折治疗学新概念与新技术 [M]. 上海：上海科学技术出版社，2015.
[7] 威塞尔. 创伤骨科 [M]. 上海：上海科学技术出版社，2015.
[8] 任高宏. 临床骨科诊断与治疗 [M]. 北京：化学工业出版社，2015.
[9] 安田和则. 下肢骨折脱位手术技巧和难点解析 [M]. 郑州：河南科学技术出版社，2016.
[10] 解冰. 实用骨科诊治手册 [M]. 沈阳：辽宁科学技术出版社，2016.
[11] 曾炳芳. OTC中国创伤骨科教程 [M]. 上海：上海科学技术出版社，2015.
[12] 黄桂成，王拥军. 中医骨伤科学 [M]. 北京：中国中医药出版社，2016.
[13] 毕清泉. 重症监护学 [M]. 上海：第二军医大学出版社，2014.
[14] 魏睦新，刘军. 传世名方医治骨伤病的大医之法 [M]. 北京：科学技术文献出版社，2015.
[15] 卫中庆，汪宝林. 外科临床处方手册 [M]. 南京：江苏科学技术出版社，2015.
[16] 曾炳芳. OTC中国创伤骨科教程 [M]. 上海：上海科学技术出版社，2015.
[17] 马信龙. 骨科临床诊断学 [M]. 沈阳：辽宁科学技术出版社，2015.
[18] 吴克俭. 骨科住院医师袖珍手册 [M]. 北京：人民军医出版社，2015.
[19] 周军杰，陈昆，马平，等. 创伤骨科基础与临床治疗 [M]. 西安：西安交通大学出版社，2015.
[20] 范戴克. 足踝关节镜手术技术 [M]. 上海：上海科学技术出版社，2015.
[21] 刘秉锐，刘思法，金磊，等. 现代骨科诊疗学 [M]. 长春：吉林科学技术出版社，2015.
[22] 彭吾训. 实用创伤骨科临床问答 [M]. 贵阳：贵州科技出版社，2015.